临床医学研究中的统计分析和图形表达实例详解

主 审 马 骏

主 编 周登远

北京科学技术出版社

图书在版编目(CIP)数据

临床医学研究中的统计分析和图形表达实例详解/周登远主编. —2 版. —北京:北京
科学技术出版社,2017.7(2022.1 重印)
ISBN 978 - 7 - 5304 - 9030 - 3

Ⅰ. ①临… Ⅱ. ①周… Ⅲ. ①医学统计—统计分析—应用软件 Ⅳ. ①R195.1 - 39

中国版本图书馆 CIP 数据核字(2017)第 110359 号

策划编辑:于庆兰

责任编辑:杨 帆

责任校对:贾 荣

图文设计:永诚天地

责任印制:李 茗

出 版 人:曾庆宇

出版发行:北京科学技术出版社

社 址:北京西直门南大街 16 号

邮政编码:100035

ISBN 978 - 7 - 5304 - 9030 - 3

电话传真:0086 - 10 - 66135495(总编室)
0086 - 10 - 66113227(发行部)

网 址:www.bkydw.cn

印 刷:三河市国新印装有限公司

开 本:700mm×1000mm 1/16

字 数:587 千字

印 张:27

版 次:2017 年 7 月第 2 版

印 次:2022 年 1 月第 7 次印刷

定 价:85.00 元

编委会名单

主　审　马　骏（天津医科大学公共卫生学院）

主　编　周登远（天津市西青区中北镇社区卫生服务中心）

副主编　王红梅（天津市中医药研究院附属医院）

　　　　崔　壮（天津医科大学公共卫生学院）

　　　　朱嘉文（江苏省无锡市疾病预防控制中心）

　　　　程继旺（天津市中医药研究院附属医院）

编　者　（按姓氏拼音排序）

　　　　陈　阳（天津市红桥区疾病预防控制中心）

　　　　丁　军（天津市胸科医院）

　　　　房慧媚（上海夕阳老年护理院）

　　　　郭海霞（天津市中医药研究院附属医院）

　　　　焦振山（天津市中医药研究院）

　　　　贾真琳（天津医科大学公共卫生学院）

　　　　兰　岚（天津医科大学护理学院）

　　　　李晓莉（天津市中医药研究院附属医院）

　　　　李　妍（天津市中医药研究院附属医院）

　　　　李　志（天津市中医药研究院）

　　　　罗　欣（天津市中医药研究院附属医院）

　　　　王　莹（天津市中医药研究院）

　　　　杨　倩（天津市中医药研究院）

　　　　张立娜（天津市中医药研究院附属医院）

　　　　赵琳娜（天津中医药大学第一附属医院）

　　　　赵林胜　（天津市儿童医院）

再版前言

《临床医学研究中的统计分析和图形表达实例详解》自 **2011** 年上市以来,由于其简单、实用的特点,受到临床医生和医学科研工作者的欢迎,时隔 **6** 年,现进行修订改版。但是笔者发现,很多书改版之后,反而不如第 **1** 版精炼了,因为在第 **2** 版中,作者往往会在原有的章节内增加了很多比如公式、理论探讨的内容,书变厚了,但实质性的内容还是那些。因此,在本次编写《临床医学研究中的统计分析和图形表达实例详解》时,就本着保持其简单、实用风格,同时又符合科研进展的宗旨,对原有的核心章节未大幅增加,仅增加了量表分析和 Meta 分析两个篇章。由此,这还是那本临床医生看得懂、用得上的数据处理参考书籍。以下介绍一下本书的特点。

统计分析(第一至三篇)

统计分析的完整分析流程包括:统计方法选择—统计分析—统计图形绘制。

- 统计方法选择:传统的统计学教科书是以统计理论为框架,从分布开始谈起,不断深入;而统计软件教程则往往以软件界面为框架,逐个菜单栏进行介绍。这两种框架在实际运用中会产生一些问题,即要面临这些数据资料"能进行哪些统计分析"的问题,以及研究者提出的研究假设"需要采用何种统计分析"。所以"能做什么"和"想做什么"成为研究过程中研究者最关心的事情。本书以数据资料(能做什么)为框架,在各种资料中又以研究假设(想做什么)作为分类标准,详尽介绍了计量资料、计数资料、生存资料和诊断试验这四类临床科研中最常用的统计方法。本书还单独列出一章"统计方法的选择",以帮助大家更好、更迅速地选用恰当的统计方法。

- 统计分析:每个统计方法单独成节,采用 SPSS 中文版,由"方法原理—分析示例—研究假设—数据录入—操作流程—结果解释—注意事项"**7** 个步骤组成。读者只要按书中提示一步一步完成即可掌握该统计方法。

- 统计图表绘制:以往的书籍介绍统计图形习惯就图论图,逐一介绍了直方图、条图、饼图和线图等的绘制,但在实际应用中,对数据采用何种统计图形表达却是个难题。本书则以统计方法为框架,将统计分析和统计图形联系起来,让大家迅速选用合适的统计图形。所有章节均由"示例—该示例的图形表达—图形类型的选择—数据录入—坐标轴和图形调整—文字修饰"6个步骤组成。可以帮助读者迅速绘制出出版发表级的统计图。

量表（问卷）分析（第四篇）

随着公众对生活质量、健康状况等综合而抽象概念的日益重视，量表（问卷）的使用日渐广泛，但是鲜见这方面的系统介绍，该篇章系统介绍了量表（问卷）的制作和分析。

- 网络量表（问卷）制作：使用问卷星网站，以一个实例来说明一个网络量表（问卷）的制作、分发和回收过程，研究者可以通过微信、QQ、邮件等多种方式发放和回收问卷，相对传统的纸质问卷，大大扩大了问卷发放范围。
- 问卷分析篇：介绍了有特色的多选题分析。
- 量表分析篇：一份成熟的量表，不管是自制量表还是国外翻译过来的量表，在正式使用之前都需要进行区分度、信度和效度的检验。本书以一个简单的实例介绍了区分度、内部信度、外部信度、探索性因子分析（以上几种分析采用 SPSS 软件）和验证性因子分析（LISREL 8.7）分析流程，让大家迅速了解并掌握量表分析的基本技能。

Meta 分析（第五篇）

Meta 分析已经被科研工作者大量使用，但是最基本的 Meta 分析主要针对试验性研究。本书采用 RevMan 软件，以实例分别介绍了分类资料（结局指标为 RR、OR、RD）和连续资料（结局指标为 SMD、WMD）的分析步骤和结果解释。

本书以"一切为了应用"为出发点，深刻把握临床医生在科研中的实际需求，帮助大家迅速有效地掌握统计知识，打造出科研核心竞争力。

本书数据文件和联系方式

可关注新浪微博 @医学统计 或者 微信公众号 周登远（zhoudengyuan2019），获取数据文件下载方式，有何疑问，可以通过这两种方式，与作者沟通。

周登远

目　录

第一篇　预　备

第二篇　统计分析(SPSS 中文版)

第三篇　统计绘图(GraphPad Prism 5)

第一篇

预 备

第一章

统计学的基本概念

一、样本与总体

1. 总体(population) 是根据观察目的而确定的同质观察单位的全体,即同质的所有观察单位某种变量值的集合。

2. 样本(sample) 样本是总体中随机抽取部分观察单位实测值的集合。

科学研究一般是通过样本来推断总体特征,其做法是从研究总体中抽取少量有代表性的个体,称为抽样(sampling),对这些个体组成的样本(sample)进行深入的观察与测量,获取数据(data),利用统计知识,通过样本数据对研究总体的规律进行推断(inference)。

二、变异与同质

1. 变异(variation) 同质个体同指标之间的差异称为变异。

2. 同质(homogeneity) 指研究事物现象存在的共性。它是统计研究的基础,是资料整理和分析的前提。

三、变量的分类

变量(variable):总体中的个体特征总是通过一个或多个变量来描述,变异性的存在决定了我们要处理的是变量。本书把变量分为定性(qualitative)和定量(quantitative)两种。

1. 定性变量 又分为**分类变量**和**有序变量**(等级变量)。

(1)分类变量(categorical variable):又称名义变量(nominative variable)。例如,职业是一个分类变量,其可能的"取值"不是数字,而是工、农、商、学、兵等,这些成为分类变量的水平(level),为便于输入计算机,一般采用代码(code)1、2、3、4、5等来表示各水平。最简单也是最常用的变量为**二分类变量**(binary variable),如性别(男女)、疾病(有无)和结局(生死)等。

(2)有序变量(ordinal variable):分类变量在种种可能的"取值"中自然地存在

着次序。例如,问卷调查中常问对某件事情的满意程度给出 5 个答案:极不满意、有点满意、中度满意、很满意、极满意。有些临床体检或实验室检验常用"－、±、＋、++"和"+++"来表示测量结果。

2. 定量变量 又分为离散变量和连续变量。

(1)离散变量(discrete variable):离散型变量只能取整数值,如 1 个月中的手术患者数、一年里的新生儿数。

(2)连续变量(continuous variable):连续型变量可以取实数轴上的任何数值。有些变量的数值由测量而得到,它们大多属于连续变量,如血压、身高、体重等。而有一些测量值如红细胞数,虽然以"个"为单位时只能取整数值,但当数值很大而以"千"或"万"为单位时,又可以取小数值,所以通常把这些变量也称为连续变量。

有时为了数据分析的方便,人们将一种类型的变量转化为另一种类型,但变量只能由"高级"向"低级"转化:**定量变量—有序变量—分类变量—二分类变量**。

四、频率与概率

1. 频率(frequency) 指在相同条件下,进行有限 n 次重复试验,某随机事件 A 发生的次数 x 与 n 次试验的比值。频率是个变数,随样本变化而改变。

2. 概率(probability) 是描述随机事件 A 发生的可能性大小的度量。概率是一个定值。假设在相同的条件下,独立进行 n 次重复试验,随着 n 充分增加,频率摆动的幅度越来越小,则该事件 A 为随机事件,其频率可作为概率的估计值。

五、误差的分类

误差(error):可以分为随机误差和非随机误差。

1. 随机误差 又分为抽样误差和随机测量误差。

(1)抽样误差:由于产生的根本原因是生物个体的变异性,故抽样误差的分布具有规律性。

(2)随机测量误差:对同一观察单位的某项指标在同一条件下进行反复测量所产生的误差。

2. 非随机误差 又分为系统误差和过失误差。

(1)系统误差:可产生于设计人员、调查者或调查对象,也可由于考虑不当、汇总计算有误等造成,一般带有倾向性,其产生原因复杂,贯穿于研究的全过程并对研究结果有影响,很难用统计方法评价影响。

(2)过失误差:是错误,一般应杜绝。

六、统计分析的流程

1. 根据临床实践,提出研究问题,进行科研设计 在医学实践过程中提出科研问题,然后围绕提出的研究问题制订研究方案,统计分析人员应当从设计阶段就参与研究项目,而不是临床医生获得数据之后才想到统计分析。医学研究一般有**干预性研究**(intervention study)和**观察性研究**(observational study)两种。医学干预研究是人们通过规定对象的准入条件(entry criteria)、随机化、重复、匹配(match)以及盲法(blinding)等措施来控制主要的混杂因素。公共卫生方面的研究大多属于观察性研究,这类研究不可能人为地控制许多混杂因素,人们能做的主要是观察已经或将要发生的事情。对于混杂因素的处理办法是精心设计抽样方法、无误地记录可能有用的信息。

2. 进行科学研究,分析清楚资料的性质,并分解出其观察与变量 研究方案出来后,需要严格按照研究方案进行,资料大体上可以分为计量资料和计数资料。计量资料指测定每个观察单位的某项指标量的大小所得的资料;而将观察单位按照某种属性或类别分组计数,所得的各组观察单位数称为计数资料。分清楚资料类型后,需要将资料分解成观察与变量。变量在临床上称为指标,是指具有相同属性的测量值的集合;而观察是指对同一观察对象的不同属性的集合就构成了一条观察;观察与变量结合起来就能准确地描述二维空间的物体特征。区分资料为计量资料还是计数资料,然后将资料分解为观察与变量,这是资料分析的基础。

3. 结合以上两点,罗列出能够回答该问题的可选统计方法 根据研究目的和资料性质,选用相应的统计学方法,如计量资料中的 t 检验、方差分析、线性回归分析等,计数资料中的卡方检验、Logistic 回归分析等。不同的资料和研究目的有多种可供选择的统计方法;而多种不同的统计方法可以对应多种资料类型、回答多种问题,如秩和检验能处理不符合方差分析条件的计量资料,也可以分析等级资料。

4. 选用统计软件,尝试着进行相关的统计分析 大家经常认为,只要形成了数据表格,选对了统计方法,用软件一操作,就万事大吉了。其实,事情没有这么简单,统计分析是一个反复的过程,是一个系统工程,需要进行预分析、正式分析等,如针对一份计量资料我们首先考虑进行方差分析,但是分析过程中发现方差不齐,我们可以改做秩和检验。如在 Logistic 回归过程中,可以选用全部进入法和逐步回归法,我们可以两者均尝试一下,然后比较两种方法结果的差异,再根据专业知识和分析目的做出判断,可见统计分析不是一锤定音、一成不变的过程,而是不断尝试、不断思考、不断判断的过程。

5. 评估统计结果,结合专业来回答提出的研究问题 从统计结论到专业结论,大家都需要特别慎重,不可妄加推断、任意发挥。

第二章

统计方法的选择

　　统计方法的选择是个非常具有艺术性的问题。同样的数据可以采用不同的统计方法,而不同的数据也可以采用同一种统计方法,因此我们需要在统计方法的选择中把握其根本:**数据资料的性质决定"能做什么",而研究设计或研究目的则决定了"想做什么"**。本书将数据按性质分为计量资料和计数资料,对于两种资料又根据不同的研究设计或研究目的讨论其具体的统计方法。而生存分析和诊断试验两章则属于特定的分析方法,其数据特征和分析目的有其固定的特征,所以单独列出进行讨论。

　　需要特别说明的是,计量资料和计数资料只是对资料的一个通俗叫法,并不意味着计量资料中没有定性变量,或者计数资料中没有定量变量,只是我们测量和感兴趣的指标为定量变量(如每组病例的血压值)或定性变量(如每组中治愈的人数),我们就称之为计量资料或计数资料。下面就计量资料、计数资料、生存资料和诊断试验的统计学方法选择进行解释和讲解。

第一节　计量资料的统计方法选择

　　按照研究设计或研究目的的不同,计量资料可以分为三类。

　　● **成组设计**:其目的在于比较各组所代表的总体之间均数或中位数的差别,包括 t 检验、方差分析和秩和检验三种类型。

　　● **相关分析**:其目的在于研究两个变量之间联系的密切程度,又可分为线性相关和秩相关。

　　● **因果联系**:其目的在于探讨自变量和因变量之间的因果关系,因变量又称为结果变量,通常为身高、血压等连续变量;自变量又称解释变量,可以有多个自变量,自变量可以为连续变量、等级变量和分类变量,其分析方法称为线性回归分析。

一、成组设计

下表这组统计方法是成组设计中最简单的统计方法,也是应用非常广泛的统计方法。t 检验中要求数据来自于正态总体,如果这一前提条件被违反,则采用对应的非参数检验(秩和检验)。后面介绍的方差分析和秩和检验可以视为该表的扩展。

单组或两组计量资料的统计方法

设计名称	前提条件是否满足及假设检验方法的选择	
	满足	不满足
单组设计	单样本 t 检验	单样本秩和检验
配对设计	配对 t 检验	配对样本秩和检验
成组设计	成组 t 检验	两组独立样本秩和检验

在谈到复杂成组设计之前,有三个概念必须弄清楚。

- **因素**(factor):因素指对测量结果可能有影响的变量。一般来说,因素会有不止一个水平,而分析的目的就是比较同一因素内各水平之间的测量结果是否相同。在方差分析中,一般有一个或多个因素。

- **水平**(level):因素的不同取值称为水平,例如因素"性别"中有男、女两个水平。需要注意的是有时水平是人为划分的,比如身高被分为高、中、低三个水平。

- **交互作用**(interaction):如果一个因素的效应大小在另一因素的不同水平下明显不同,则称为两因素间存在交互作用。当存在交互作用时,单纯研究某个因素的作用是没有意义的,必须在另一个因素的不同水平下研究该因素的作用大小。有时两因素之间的交互作用无法测量,如在随机区组设计的方差分析中。

根据因素、水平和交互作用的不同,可以将方差分析分为如下几类。

方差分析的类型	因素	水平	交互作用
完全随机设计	1	>2	无
随机区组设计	2	>2	无
析因设计	2	≥2	考察

完全随机设计可以视为成组 t 检验的扩展,两者均为一个因素,但是成组 t 检验中的水平数为 2,而完全随机设计方差分析中的水平数大于 2。由于只有一个因

素,故不存在交互作用。

随机区组设计存在两个因素,但两个因素的地位并不相同。如考察不同饲料剂量对大鼠体重的影响,饲料是研究因素,而大鼠窝别为区组因素,区组因素是为了消除混杂因素而引入的,从研究设计上就要求饲料和窝别之间不存在交互作用,否则该设计不合理。

析因设计存在两个因素,且两个因素地位相同。如考察缝合方法和缝合时间对兔神经损伤后愈合的影响(测量指标为轴突通过率,为计量资料),分析时就应当考虑缝合方法和缝合时间是否存在交互作用。

复杂成组设计的统计方法选择

设计名称	前提条件是否满足及假设检验方法的选择	
	满足	不满足
完全随机设计	完全随机设计的方差分析	Kruskal – Wallis 秩和检验
随机区组设计	随机区组设计的方差分析	Friedman 秩和检验
析因设计	析因设计的方差分析	非参数较少,进行数据变换
重复测量设计	重复测量设计的方差分析	

此处需要注意方差分析的适用条件。

- **独立性**:要求各样本为相互独立的随机样本,才能保证变异的可加性(可分解性)。
- **正态性**:即所有观察值系从正态总体中抽样得出的。
- **方差齐**:指假设总的模型无意义时方差齐。

以上条件中,独立性要求最严,其次为正态性和方差齐性。在重复测量设计中,由于各次测量违反了独立性原则,所以采用特殊的重复测量的方差分析。

二、相关分析

1. 线性相关　两个随机变量之间的联系,即适用于二元正态分布的资料,常用 Pearson 相关系数表示。

2. 秩相关　对于不服从双变量正态分布的资料,还有总体分布未知的资料和原始数据用等级表示的资料,常用 Spearman 秩相关系数表示。

三、因果联系

1. 简单线性回归　因变量(结果变量)为连续变量,自变量(解释变量)也只有一个连续变量。

2. 多重线性回归 因变量(结果变量)为连续变量,自变量(解释变量)有多个变量,可以为连续变量、等级变量和分类变量。统计软件只能处理连续变量,分类变量可以变为哑变量处理,等级变量可以按连续变量或哑变量处理。

第二节 计数资料的统计方法选择

R×C 表:包括四格表和列联表,是计数资料中最常见的一种类型。

因果联系:其目的在于探讨自变量和因变量之间的因果关系,因变量又称为结果变量,通常为二分类变量、多分类变量和等级变量。本书只谈到最常用的二分类变量。自变量又称为解释变量,可以有多个自变量。自变量可以为连续变量、等级变量和分类变量,其分析方法称为 Logistic 回归。

一、R×C 表

四格表统计分析

	统计方法
一般四格表	χ^2 检验、Fisher 精确检验
配对四格表	McNemar 检验、Kappa 检验

列联表的统计分析方法

变量的统计性质及其专业属性	列联表分类	可选用的统计方法
X,Y 皆为分类变量且属性不同	双向无序表	χ^2 检验、Fisher 精确检验
X 为分类变量,Y 为有序变量	单向有序表	秩和检验、Ridit 分析、有序变量的 Logistic 回归
X,Y 皆为有序变量且属性不同	双向有序表	关心组间差别,按单向有序的列联表处理; 是否相关,用 Spearman 秩相关或典型相关分析; 是否存在直线变化,用线性趋势检验
X,Y 皆为有序变量且属性相同	双向有序表	一致性检验(即 Kappa 检验)

注:几乎所有列联表资料都可以用对数线性模型或 Logistic 回归模型来分析。

列联表的类别判断是难理解的地方,看看以下的 4 个例子就会一目了然。

例 1 双向无序列联表

研究问题:两种血型划分是否独立,即 ABO 血型与 MN 血型类别的构成比有无差别。

某地 6094 人 ABO 和 MN 血型结果

ABO 血型	人数			
MN 血型	M	N	MN	合计
O	431	490	902	1823
A	388	410	800	1598
B	495	587	950	2032
AB	137	179	325	641
合计	1451	1666	2977	6094

例 2　单向有序列联表

研究问题:三种药物的疗效有无差别。

A、B、C 三种药物疗效的观察结果

疗效	例数			
药物	A	B	C	合计
治愈	15	4	1	20
显效	49	9	15	73
好转	31	50	45	126
无效	5	22	24	51
合计	100	85	85	270

例 3　双向有序且属性不同的列联表

研究问题 1:三个年龄组的晶状体混浊程度是否相同。

研究问题 2:年龄与晶状体混浊程度是否相关。

研究问题 3:随着年龄的增加,晶状体混浊程度是否呈现某种变化趋势。

眼晶状体混浊程度与年龄的关系

晶状体混浊程度	眼数			
年龄	20 –	30 –	40 –	合计
+	215	131	148	494
++	67	101	128	296
+++	44	63	132	239
合计	326	295	408	1029

例 4 双向有序且属性相同的列联表

研究问题:两种测量方法的一致性到底有多大。

两种方法检查室壁收缩运动的符合情况

对比法测定结果	冠心病患者数			
核素法	正常	减弱	异常	合计
正常	58	2	3	63
减弱	1	42	7	50
异常	8	9	17	34
合计	67	53	27	147

二、因果联系

本书只探讨了二分类 Logistic 回归,如果需要进行多分类 Logistic 回归或等级 Logistic 回归,请参阅相关书籍。条件 Logistic 回归和非条件 Logistic 回归中的因变量(结果变量)均为二分类变量,自变量(解释变量)有多个变量,可以为连续变量、等级变量和分类变量。统计软件只能处理连续变量,分类变量可以变为哑变量处理,等级变量可以按连续变量或哑变量处理。

非条件 Logistic 回归:指病例组和对照组采用非匹配设计。

条件 Logistic 回归:指为病例组的每个研究对象匹配一个同样特征的未患病者作为该病例的对照,又称 1:1 配对设计,该设计能提高研究效能。

第三节 生存资料的统计方法选择

生存数据是一类特殊的数据,其**数据类型(能做什么)**和**研究目的(想做什么)**都是固定的,是一个货真价实的二合一产品。生存数据同时考虑了结局以及达到终点所需要的时间,并且能够处理失访的研究对象(又称截尾值),这是生存分析最大的特点。按照研究目的和资料的不同又可分为三类。

1. 生存描述 采用寿命表法,适用于分段统计的资料,即将整个观察时间划分成很多小的时间段,然后统计各时间段内发生终点事件(如死亡)和失访的数目。

2. 成组设计 采用 Kaplan - Meier 法,资料为各研究对象出现终点事件的具体时间或者发生失访的具体时间,其研究目的为比较两组或多组的研究对象生存曲线,一般需要同时绘制生存曲线图。

3. 因果联系 采用 Cox 回归,其因变量(结果变量)为观察时间以及到达该观察时间时终点事件是否发生(如死亡或失访),而自变量(解释变量)可有多个变量,可以为连续变量、等级变量和分类变量。统计软件只能处理连续变量,分类变量可以变为哑变量处理,等级变量可以按连续变量或哑变量处理。

第四节 诊断试验资料的统计方法选择

诊断试验是指对疾病进行诊断和鉴别诊断的试验方法,按照其目的一般可分为以下两类。

1. 准确度检验 即常见的 ROC 曲线,其资料要求为连续变量或等级变量,在经过金标准判断后,计算其灵敏度和特异度等指标,可以探讨两种试验诊断方法的检测效果。

2. 一致性检验 即绘制 Bland - Altman 图,其资料要求两种检测方法的检测结果为连续变量,用图表示两种检测方法的一致性。

两个容易迷惑的问题:

Q:为什么本书没有讲解统计描述部分?

A:一般而言,在科研资料分析中,很少出现单纯的统计描述,而是统计描述和统计推断同时进行,先对资料进行描述,然后对资料进行推断。SPSS 统计分析结果也同时包含了统计描述和统计推断,所以本书没有单独列出统计描述部分,各种数据的描述也在相应的统计分析部分给出。

Q:多重线性回归、Logistic 回归和 Cox 回归之间是否存在某种联系?

A:三者均属于回归分析,其目的在于探讨多个自变量(解释变量)对因变量(结果变量)的影响。其联系见下表。

回归分析	因变量(结果变量)	自变量(解释变量)
多重线性回归	连续变量	存在多个变量,可以为连续变量、等级变量和分类变量,分类变量转换为哑变量进行处理,等级变量按连续变量或哑变量进行处理
Logistic 回归	二分类变量、多分类变量或等级变量	
Cox 回归	时间变量和二分类变量	

第三章

数据文件的建立

　　建立数据文件,将研究中所获得的数据转变为 SPSS 统计软件可以分析的. sav 格式数据库,这是统计分析的第一步,但不巧的是,很多临床研究人员在这里就卡住了。本章就将介绍分别用 SPSS 和 EpiData 3.1 软件建立数据文件,简单的、少量的数据就用 SPSS 建立,复杂的、大量的数据就用 EpiData 建立。在以后章节的每一个统计方法示例中,均会详细给出如何用 SPSS 建立数据文件,通过这样手把手的帮助,一切都变得简单了。

第一节　用 SPSS 建立数据文件

一、SPSS 数据录入的两个窗口

打开 SPSS 软件,出现了 SPSS 主窗口,主窗口又分为变量视图窗口和数据视图窗口。

　　1. 变量视图窗口

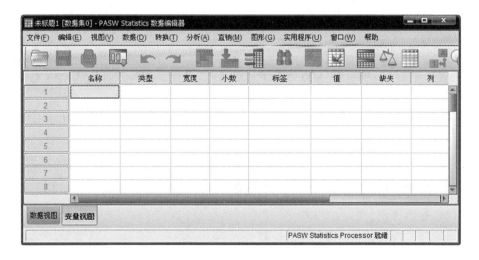

数据录入的第一步是**建立变量**,并对其进行设定,这一切均在变量视图窗口进行,其常用的选项包括名称、类型、标签、值几项,其中**名称**和**类型**为变量的基本属性,而标签和值只会使结果显示更直观。下面分别介绍。

名称:即变量名,这项在变量设定中最为重要,是变量的唯一识别号,相当于变量的身份证。以前版本的 SPSS 一般要求为英文字母和数字,现在也可以采用中文,但我们还是习惯采用英文字母,如"年龄"变量名为 age。

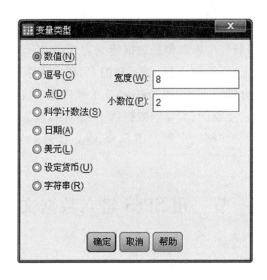

类型:变量类型有数值、逗号、点、科学计数法、日期、美元、设定货币和字符串几项,但常用的为数值、字符串和日期三项,默认为数值,一般设为数值即可。如果原始数据为中文字符,如"甲、乙、丙"等或"+、++、+++",则需要将类型设为字符串。日期类型一般在生存分析时采用,实际上,SPSS 中的日期型变量存贮是该时间与 1582 年 10 月 14 日零点相差的秒数,如 1582 年 10 月 15 日存储的是 60 × 60 × 24 = 86 400。大家需要注意的是,SPSS 日期型变量的输入格式有 dd – mm – yyyy、dd – mm – yy、mm/dd/yyyy、mm/dd/yy 多种,你需要选择与你要输入的原始表格最相近的格式,这样就能减少录入错误。

标签:也就是给变量取一个别名,一般用中文来表示,如变量名为 name,则标签为"姓名",以便于识别。

值:表示变量下各水平的具体含义,如变量"sex",类型为"数值",标签为"性别",其变量有两个水平 1 和 2,其中 1 代表"男",2 代表"女",见下图。

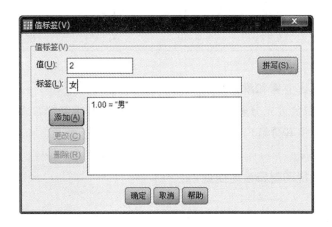

2. 数据视图窗口

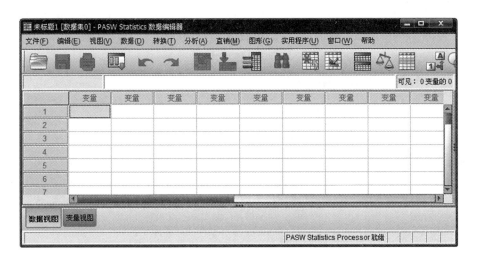

在变量视图窗口设定好了变量,现在可以在数据视图窗口输入数据,纵向为变量,横向观察,如设置了变量 id、sex、age,第一条观察可能为 1、1、35,横向与纵向联合起来形成二维数据表格。

二、计量资料的数据文件建立

示例

分别测得 5 例老年人慢性支气管炎患者及 5 例健康人的尿类固醇排出量(mg/dl)如下,试比较两组的均数有无差别。

患者	2.90	5.41	5.48	4.60	4.03
健康人	5.18	8.79	3.14	6.46	3.72

Step 1:**分解出变量和观察**

对于数据,需要首先分解出变量与观察。但这个步骤就把很多同学给难倒了。如本例当中则可将其分解出两个变量:组别 group(包括患者组和健康人组),还有尿类固醇排出量 x。

Step 2:**变量视图窗口设定变量**

	名称	类型	宽度	小数	标签	值
1	group	数值(N)	8	2	组别	{0,健康人}…
2	x	数值(N)	8	2	尿类固醇排除量	无

名称,group;类型,数值;标签,组别;值,0 = "健康人",1 = "患者"。

名称,x;类型,数值;标签,尿类胆固醇排出量。

Step 3:**数据视图窗口输入数值**

	group	x
1	1.00	2.90
2	1.00	5.41
3	1.00	5.48
4	1.00	4.60
5	1.00	4.03
6	.0	5.18
7	.0	8.79
8	.0	3.14
9	.0	6.46
10	.0	3.72

注意:不同的统计方法,对数据表中的变量和观察有不同的要求。如若为配对 t 检验,则要求两个变量为 patient(病例组)和 control(对照组),大家也不要担心,每个例子本书都给出了详细的数据录入步骤,大家只需要照猫画虎即可。

三、计数资料的数据文件建立

示例

两种药物治疗慢性咽炎,其治疗的具体效果见下表。

两种药物治疗慢性咽炎的疗效

药物(drug)	疗效(effect)		合计
	有效(effect = 1)	无效(effect = 0)	
A(drug = 1)	1	2	3
B(drug = 2)	4	3	7
合计	5	5	10

(一)方法 1

Step 1:分解出变量和观察

四格表是计数资料中最常见的数据形式,也是 R×C 表的基本格式,一般将其分解为治疗分组(drug)、疗效分组(effect)、权重变量(weight)。

Step 2:变量视图窗口设定变量

	名称	类型	宽度	小数	标签	值
1	drug	数值(N)	8	0	药物	{1, A药}...
2	effect	数值(N)	8	0	疗效	{0, 无效}...
3	weight	数值(N)	8	0	权重	无

名称,drug;类型,数值;标签,药物;值,1 = "A 药物",2 = "B 药物"。

名称,effect;类型,数值;标签,疗效;值,0 = "无效",1 = "有效"。

名称,weight;类型,数值;标签,权重。

Step 3:数据视图窗口输入数值

	drug	effect	weight
1	1	1	1
2	1	0	2
3	2	1	4
4	2	0	3

(二)方法 2

Step 1:分解出变量和观察

四格表是计数资料中最常见的数据形式,也是 R×C 表的基本格式,有些原始的记录只有两个变量,**药物**(drug)、**疗效**(effect),没有权重变量(weight)这个值。

Step 2:变量视图窗口设定变量

	名称	类型	宽度	小数	标签	值
1	drug	数值(N)	8	0	药物	{1, A药}...
2	effect	数值(N)	8	0	疗效	{0, 无效}...

名称,drug;类型,数值;标签,药物;值,1 = "A 药物",2 = "B 药物"。

名称,effect;类型,数值;标签,疗效;值,0 = "无效",1 = "有效"。

Step 3:数据视图窗口输入数值

	drug	effect
1	1	1
2	1	0
3	1	0
4	2	1
5	2	1
6	2	1
7	2	1
8	2	0
9	2	0
10	2	0

(三)两种数据库建立方法的区别

从输入的角度讲,方法 1 要简单,也比较常见。

从使用的角度讲,在进行分析之前,方法 1 必须指定权重变量,即需要进行如下操作:

数据（D）—加权个案（W）

频率变量（F）：权重 weight

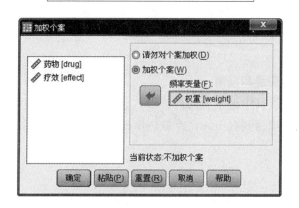

第二节 EpiData 数据录入

用SPSS建立简单的数据文件进行分析处理,但是如果在原始资料收集时,数据很多而且复杂,如流行病学调查,此时通常采用 EpiData 作为数据录入工具。本章以 EpiData 3.1 为介绍对象,通过一个简单的示例让大家掌握 EpiData 的使用方法。

下面是一个纸质的调查问卷表,调查员通过询问,将原始数据记录在调查问卷上,然后通过 Epidata 3.1 将问卷内容转化为电子数据库,以便通过 SPSS 等统计软件进行处理。

EpiData 调查问卷示例

1. 姓名

2. 年龄 ___ 岁

3. 性别:男 女

4. 您现在是否患有糖尿病?
   ①是　②否(跳转至第7题)

5. 您现在所选择的降糖方案为以下哪一种?
   ①只服用降糖药　②只注射胰岛素　③口服降糖药+注射胰岛素

6. 您现在是否患有高血压?
   ①是　②否

一、数据录入

Step 1:建立 QES 文件

单击"1 打开文件",出现下拉菜单,选择"建立新 QES 文件",下方的灰色区域和工具栏均由灰色转变为激活状态。

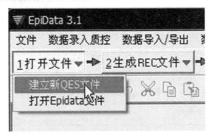

我们就可以根据调查表的内容,在空白区域内定义数据,编辑 QES 文件,完成后如下图所示。编写 QES 文件时要注意:QES 文件的内容应尽量与调查表保持一致,这样能减少以后的录入错误。

编写 QES 文件时,每一个变量都由三部分信息组成。

变量名:变量名一定要以英文字母开头,如实例中的 n1、n2 等。如果一个问题里有多个小问题,可再细分为 n1a、n1b……

变量标记:可用中文形式解释该变量。

变量值:为需要录入的数据区域。根据变量的字段类型不同,变量值的定义方式也会发生相应变化。

> **文本类型**用"_____"定义;一个中文字占两个字符,一个英文字母占一个字符。

> **数字类型**用"#"定义,一个#代表一个数字。如可能取值为个位数,则将变量定义为#。如可能取值为如 12.3 的保留一位小数的数字,则将变量定义为##.#。

> **日期类型**用"< yyyy/mm/dd >"定义,表示年/月/日的意思。

注意:如果是一道选择题,则在编写 QES 文件时,还会出现第四部分信息,即选项解释。选项解释主要用于解释对选项的赋值情况。

对于各变量的设定,需要点击快捷菜单栏中的字段编辑器🔲,如文本变量的设定,按字段编辑器,弹出如下对话框:

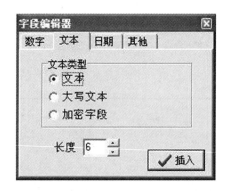

设定长度为6,即三个中文字符长度。其他变量依次进行设定,形成如下文件:

```
n1 姓名 _____
n2 年龄 ##岁
n3 性别 #1=男 2=女
n4 是否糖尿病 #1=是 2=不是
n5 降糖方案 #1=只服降糖药 2=只注射胰岛素 3=降糖药+胰岛素
n6 是否高血压 #1=是 2=不是
```

Step 2:生成 REC 文件

成功编写完 QES 文件后,可单击"2 生成 REC 文件",也可以在下拉菜单中选择"数据格式预览",确认数据的内容无误、格式美观后,再点击"2 生成 REC 文件"

下的"生成 REC 文件"。

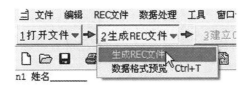

　　软件会自动弹出一个对话框,提示先保存 QES 文件,按按钮"是"保存文件。

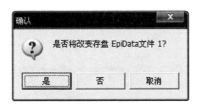

　　然后软件弹出对话框,可以自己根据需要设定存放 REC 文件的位置,名称默认与 QES 文件一致,单击"确定"。

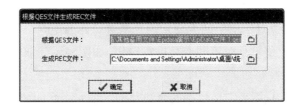

　　又弹出一个文件标记的对话框,可根据实际情况酌情标记文件,也可以不标记,点"确定"后就会弹出 REC 文件已生成的信息,点击"确定",就成功建立了关于该调查表的 REC 文件。

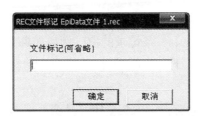

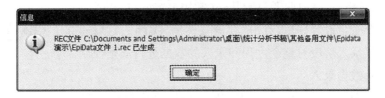

Step 3：建立 CHK 文件

单击"3 建立 CHK 文件"，打开刚才生成的 REC 文件，则出现如下图所示的界面。CHK 文件是录入质控文件，用于在录入数据的过程中进行质量控制，以保证数据录入的合法性和准确性。能够对输入的数据进行逻辑查错是 EpiData 作为专业数据录入软件的强大之处。

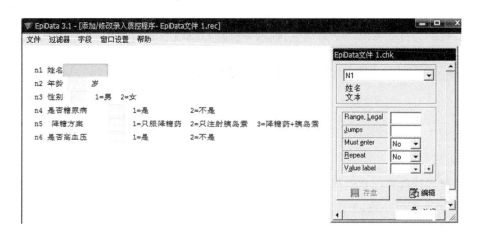

下面就界面右边对话框中的主要常用选项进行详细说明。

- 第一个下拉菜单是对不同变量进行设定，如图显示为 N1，设定完毕存盘后再选 N2 进行设定

- Range，Legal：用来定义数据的合法范围。如 n3、n6 的合法范围为 1～2；n5 的合法范围为 1～3。

- Jumps：用来定义跳转问题的选项。如在 n4 选择"2 = 不是"的情况下，则应自动跳过 n5，跳转至 n6。因此，在 n4 的 Jump 项里输入"2＞n6"表示选择 2 就跳到 n6。

- Must enter：有"YES"和"NO"两个选项，选择"YES"则表示该题目必须录入，否则就有可能会出现缺失值。

- Repeat：指重复出现上一条记录的值。例如如果上一份问卷录入时 n3 选择的是 2 = 男性，那么在录入下一份问卷时，系统会自动在 n3 问题的黄色框中出现 2，重复上一条记录的值。

- Value label：用来对有范围的变量定义其变量值的意义。该项与 Range，Legal 项的意义相似，一般两者只用其一（常用 Range，Legal）。

将各个变量设置好后，点击"存盘"，然后"关闭"，这就建立了 CHK 文件，可在下面的数据录入阶段对整个过程和录入的数据进行质量控制。

Step 4：数据录入

左键单击"4 数据录入"，打开 REC 文件，即可进行数据录入。每一条记录输

完后,会自动弹出是否将记录存盘的对话框(见下图),单击"是",记录就可自动保存并进入下一条记录。

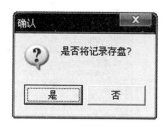

数据双录入是指两个人独立对同一数据资料进行录入,然后对两个人的录入结果进行差异比对并纠错,以保证数据的准确性和可靠性。双录入的具体操作是先将建立好的数据库备份到另外一个盘或电脑中,然后双人录入。数据录入完成后,在数据处理阶段,利用"一致性检验"进行差异比对,然后对照源数据,修改不同的数据即可。

Step 5:**数据处理**

单击"5 数据处理"出现下拉菜单。

1. **显示 REC 文件结构**　点击后会显示出该 REC 文件的大小、最近版本、字段数、记录数、是否使用质控程序,以及在 REC 文件中的字段(编号、名、变量标记、字段类型、宽度、录入质控)等信息。

2. **数据一览表**　可查看已经录入的数据情况。

3. **一致性检验**　在双录入数据后,比较两次录入结果的差异情况时使用。

Step 6:**数据导出**

数据录入完成后,需将数据导出,以便采用统计软件进行分析。EpiData 提供多种软件支持,可将数据导出为 TXT、DBF、Stata、Excel、SPSS、SAS 类型的文件,也可将其导出为另一 REC 文件。数据导出后,就可用相应的软件对其进行统计分析处理了。下面介绍如何导出为 SPSS 数据库。

在"6 数据导出"的下拉菜单中,选"导出为 SPS 文件(SPSS 文件)",系统自动跳出对话框,让你选择 REC 文件,接着对 REC 文件中导出的内容进行选择,如下图所示,一般不用选择,只是需要注意导出的位置,以利于查找。

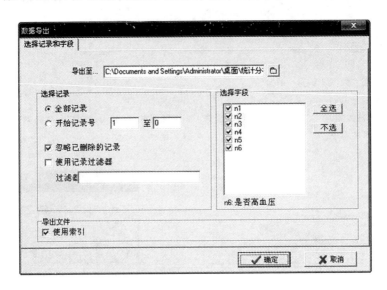

Step 7:在 SPSS 中生成 SPSS 数据库

EpiData 生成 SPSS 文件并非是我们熟悉的 SPSS 数据文件(. sav 文件),而是 SPSS 语法文件(. SPS 文件),所以我们需要在 SPSS 软件中进行以下操作。

- 文件(F)—打开(O)—语法(S)
- 在弹出的对话框中,打开由 EpiData 生成的 SPS 文件
- 弹出 SPSS 语法编辑窗口,该窗口里出现如下提示:
  ********** 将下一行解除注释,并存盘 ******************
  * SAVE OUTFILE="C:\Documents and Settings\Administrator\桌面\统计分析书稿\其他备用文件\Epidata 演示\演示文件.sav".
  ****
- 按照提示,去除注释,如下所示:
  SAVE OUTFILE="C:\Documents and Settings\Administrator\桌面\统计分析书稿\其他备用文件\Epidata 演示\演示文件.sav".
- 窗口内容全部选中,按运行按钮▶,则在数据窗口生成数据库

二、注意事项

7 个步骤并非都是必需的,step 3 建立 CHK 文件为质量控制设置,step 5 数据处理为了进行双录入检测,因此可以省略。

第二篇

统计分析（SPSS 中文版）

第四章

t 检验

《隋唐演义》里的程咬金只有三板斧,而我们很多科研工作者面对数据却只有两板斧:t 检验和卡方检验。这说明我们的统计知识普及还任重道远,同时也说明了这两种方法的重要性。在本章闪亮登场的就是大名鼎鼎的 t 检验。

t 检验是最简单的假设检验(hypothesis testing)方法,也是统计学中里程碑式的一个杰作。最早是由 W. S. Gosset 在 1908 年以笔名"Student"发表的一篇关于 t 分布的论文中提出的,开创了利用小样本计量资料进行统计推断的先河。

t 检验的适用条件如下。

(1)随机样本,即数据的独立性。

(2)来自于正态分布的总体,即各样本所代表的总体呈正态分布。

(3)各样本所代表的总体方差相等。

SPSS 主要在分析下拉菜单中的比较均值项进行 t 检验,所包含的具体统计过程如下。

(1)均值:该过程实际上更倾向于对样本进行描述,它可以对需要比较的各组进行统计描述,进行检验前的预分析。

(2)单样本 t 检验:进行样本均数与已知总体均数的比较。

(3)独立样本 t 检验:进行两样本均数差别的比较,即通常所说的两组资料 t 检验。

(4)配对样本 t 检验:进行配对资料的均数比较,即配对 t 检验。

(5)单因素 ANOVA:进行多组样本均数的比较,即成组设计的方差分析。

本章只介绍单样本 t 检验、配对样本 t 检验和独立样本 t 检验,而均值过程所进行的统计描述,其他过程均包括,单因素 ANOVA 放在方差分析章节中进行讲解。

第一节　单样本 t 检验

一、方法原理

单样本 t 检验是研究样本均数与总体均数是否相等,可以构成如下假设检验:

$H_0:\mu=\mu_0$,样本均数与假定总体均数的差异完全由抽样误差造成。

$H_1:\mu\neq\mu_0$,样本均数与假定总体均数的差异除了由抽样误差造成外,确实也反映了实际的总体均数与假定的总体均数间的差异。

如果 H_0 成立,即样本均数与总体均数的差别仅反映抽样误差,则这种差别一般不会太大,即 $|t|$ 值不会太大;如 $|t|$ 值很大,超过了事先规定的界值,则有理由怀疑 H_0 的成立。

二、分析示例

10 例男性硅沉着病患者的血红蛋白(g/dl)如下,已知男性健康成人的血红蛋白正常值为 $14.02g/dl$,问硅沉着病患者的血红蛋白是否不同于一般人?

病例号	1	2	3	4	5	6	7	8	9	10
血红蛋白	11.3	15.0	15.0	13.5	12.8	10.0	11.0	12.0	13.0	14.0

三、研究假设

H_0:所有硅沉着病患者的血红蛋白均数 $=14.02$

H_1:所有硅沉着病患者的血红蛋白均数 $\neq14.02$

$a=0.05$

四、数据录入

1. 变量视图

名称,x;标签,血红蛋白。

	名称	类型	宽度	小数	标签	值
1	x	数值(N)	8	1	血红蛋白	无

2. 数据视图

	x
1	11.3
2	15.0
3	15.0
4	13.5
5	12.8
6	10.0
7	11.0
8	12.0
9	13.0
10	14.0

五、操作流程

分析 — 比较均值 — 单样本 *t* 检验

检测变量（T）：血红蛋白 x

检验值（V）：键入 14.02

确定

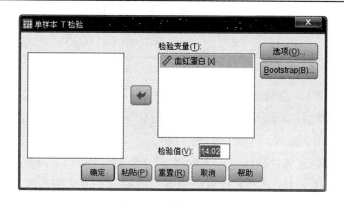

这是单样本 *t* 检验的主对话框,非常简单,将变量血红蛋白 x 选入检验变量(T),检验值(V)中填入需要比较的总体均数,此处为 14.02,其他均按默认值即可。

六、结果解释

单个样本统计量

	N	均值	标准差	均值的标准误
血红蛋白	10	12.763	1.6892	.5342

正态分布的连续变量一般采用均数和标准差相结合的方式进行描述,本例当中为 12.763 ± 1.6892。

此处注意标准差和标准误的区别与联系。

1. 区别

(1)**含义不同**:标准差描述了观察值之间的变异度大小,标准差越大,则观察值越分散;标准差越小,则观察值越集中,均数的代表性就越强。标准误描述了样本均数之间的变异度大小。标准误越大,样本均数与总体均数的差异越大,抽样误差越大。

(2)**用途不同**:标准差表示观察值的变异度大小,标准误反映抽样误差的大小。

2. 联系 两者均是变异度指标,样本均数的标准差即标准误,两者成正比。

注意:我们进行统计描述时,一般采用均数和标准差相结合的形式,但是由于标准差数值上大于标准误,如本例标准差为1.6892,而标准误则为0.5342,所以有人偷梁换柱,用均数和标准误相结合的形式描述资料,这种做法欠妥。

单个样本检验

	检验值 = 14.02					
	t	df	Sig.(双侧)	均值差值	差分的95% 置信区间	
					下限	上限
血红蛋白	−2.353	9	.043	−1.2569	−2.465	−.048

上表为单样本 t 检验表,从左到右依次为 t 值(t)、自由度(df)、P 值(Sig 双侧)、两均数的差值(mean difference)、差值的95%可信区间(95% confidence interval of the difference)。

综合以上两表,统计描述 $\bar{x} \pm s = 12.8 \pm 1.69$,统计推断 $t = -2.353$, $P < 0.05$,因此拒绝 H_0 而接受 H_1,认为硅沉着病患者与健康成年男子的血红蛋白不同,结合具体的均数值,可以认为硅沉着病患者的血红蛋白低于健康成年男子。

七、注意事项

单样本 t 检验是一个非常稳健的统计方法,只要数据分布不呈强烈的偏态分布,也没有明显的极端值,其分析结果都是稳定的。

第二节 配对 t 检验

一、方法原理

配对 t 检验是单样本 t 检验的扩展,其原理为将配对设计的差值均数与总体均数0进行比较。常见的配对设计见于以下4种情况:①同一受试对象处理前后的数据;②同一受试对象两个不同部位的数据;③同一样品用两种方法(仪器等)检验的结果;④配对的两个受试对象分别接受两种处理。其目的在于推断两种处理(方法等)的结果有无差别。

二、分析示例

某地区随机抽取12名贫血儿童家庭,实行健康教育干预3个月,干预前后儿童的血红蛋白(%)测量结果如下表所示,试问干预前后该地区贫血儿童的血红蛋白(%)平均水平有无变化?

干预前的血红蛋白	36	46	53	57	65	60	42	45	25	55	51	59
干预后的血红蛋白	45	64	66	57	70	55	70	45	50	80	60	60

三、研究假设

H_0:干预前后血红蛋白差值的总体均数为0,即该干预对血红蛋白值的改变无影响。

H_1:干预前后血红蛋白差值的总体均数不为0,即该干预对血红蛋白值的改变有影响。

$a = 0.05$

四、数据录入

1. 变量视图

名称,id;标签,序号。

名称,x1;标签,干预前。

名称,x2;标签,干预后。

	名称	类型	宽度	小数	标签	值
1	id	数值(N)	8	0	序号	无
2	x1	数值(N)	8	0	干预前	无
3	x2	数值(N)	8	0	干预后	无

2. 数据视图

	id	x1	x2
1	1	36	45
2	2	46	64
3	3	53	66
4	4	57	57
5	5	65	70
6	6	60	55
7	7	42	70
8	8	45	45
9	9	25	50
10	10	55	80
11	11	51	60
12	12	59	60

五、操作流程

分析—比较均值—配对样本 t 检验

成对变量（V）： 干预前 x1 干预后 x2

确定

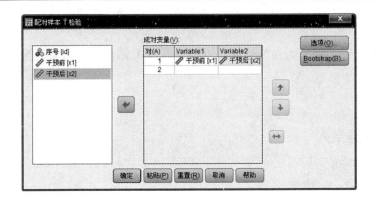

这是配对样本 t 检验的主对话框,虽然配对样本 t 检验的过程实际上和单样本 t 检验过程重复(等价于已知总体均数为 0 的情况),但配对样本 t 检验过程适用的数据输入格式和前者不同,因此仍有存在价值。主对话框非常简单,只需要将配对的两个变量选入即可(按计算机键盘 CTRL 同时选上 x1 和 x2 两个变量即可)。

六、结果解释

成对样本统计量

		均值	N	标准差	均值的标准误
对 1	干预前	49.50	12	11.334	3.272
	干预后	60.17	12	10.599	3.060

干预前后两组的统计描述,干预前 $\bar{x} \pm s = 49.5 \pm 11.33$,干预后 $\bar{x} \pm s = 60.2 \pm 10.60$。

成对样本相关系数

		N	相关系数	Sig.
对 1	干预前 & 干预后	12	.482	.112

此处给出了配对变量间的相关性分析,即 Pearson 相关系数,但此处意义并不大。

成对样本检验

		成对差分							
		均值	标准差	均值的标准误	差分的 95% 置信区间		t	df	Sig.（双侧）
					下限	上限			
对 1	干预前 – 干预后	−10.667	11.179	3.227	−17.769	−3.564	−3.305	11	.007

该表是对 x1（干预前）、x2（干预后）形成的新的变量进行单样本 t 检验,其假设检验为差值是否为 0,其差值的均数为 −10.667,标准差为 11.179,差值的 95% 可信区间为（−17.769,−3.564）,$t = -3.305$,$P = 0.007 < 0.01$,故可以认为健康教育前后该地区儿童的血红蛋白（%）有变化,且血红蛋白（%）有所增加。

七、注意事项

本设计属于一个有缺陷的科研设计,因为治疗前后的血红蛋白改变还受到时间因素的影响,重新设计研究方案时可以增加设置同期对照,如安慰剂对照来排除时间因素的影响,但统计方法也随之发生改变。

第三节　成组 t 检验

一、方法原理

有时无法将受试对象逐个配对,可将受试对象随机分成两组,每组接受不同处理,检验两组均数,以达到比较的目的。成组 t 检验可以构成如下假设检验:

$H_0 : \mu_1 = \mu_2$,两个样本均数的差异完全是由抽样误差造成的,两个总体均数相同。

$H_1 : \mu_1 \neq \mu_2$,两个样本均数的差异除由抽样误差造成外,两个总体均数确实存在差异。

由于 H_0 假设的是两样本来自于同一总体,因此两样本 t 检验在推导过程中除了要求总体服从正态分布外,还要求两样本各自所在的总体方差相同。如果这些应用条件不满足,情况较轻时可以采用校正 t 检验的结果,否则应使用变量转换使之满足条件,或采用非参数检验过程。

二、分析示例

某妇产医院的研究者欲探讨孕妇在孕期补充钙制剂对血清骨钙素(ng/ml)的影响,选取孕妇的年龄、基础骨钙素值接近。孕周在 26~28 周的 30 名孕妇随机分成两组,每组 15 人。试验组孕妇补充选定的某种钙制剂,对照组孕妇采用传统膳食,产后 40~50 天内测定两组孕妇血清骨钙素的改变值,结果如下。

| 试验组 | 10.2 | 8.9 | 10.1 | 9.2 | -0.8 | 10.6 | 6.5 | 11.2 | 9.3 | 8.0 | 10.7 | 9.5 | 12.7 | 14.4 | 11.9 |
| 健康人 | 5.0 | 6.7 | -1.4 | 4.0 | 7.1 | -0.6 | 2.8 | 4.3 | 3.7 | 5.8 | 4.6 | 6.0 | 4.1 | 5.1 | 4.7 |

三、研究假设

H_0:两组产妇骨钙素改变值的总体均数相等。

H_1:两组产妇骨钙素改变值的总体均数不等。

$a = 0.05$

四、数据录入

1. 变量视图

名称,group;标签,组别。

名称,x;标签,骨钙素改变值。

	名称	类型	宽度	小数	标签	值
1	group	数值(N)	8	0	组别	无
2	x	数值(N)	8	1	骨钙素改变值	无

2. 数据视图（部分）

	group	x
1	1	10.2
2	1	8.9
3	1	10.1
4	1	9.2
5	1	-.8
6	1	10.6
7	1	6.5
8	1	11.2
9	1	9.3
10	1	8.0
11	1	10.7
12	1	9.5
13	1	12.7

五、操作流程

分析—比较均值—独立样本 t 检验

检验变量(T)：骨钙素改变值 x

分组变量（G）：组别 group

选中变量 group：定义组（D）

　　使用指定值（U）:组 1：键入 1| 组 2：键入 2—继续

确定

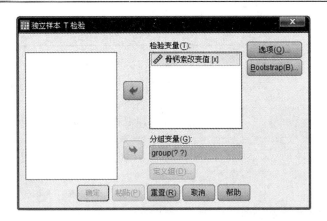

这是独立样本 t 检验的主对话框,也非常简单明了,检验变量(T)为骨钙素改变值 x,分组变量(G)为 group,不过分组变量需要按定义组(D)进行进一步定义,见下图。

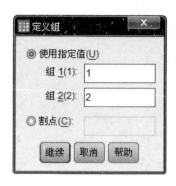

这是定义组的对话框,本例当中明确了两组的具体赋值 1 和 2,只需要填入即可。如果分组变量赋值不明确,而需要按照某个取值的分界线来进行比较,可以采用切割点(cut point)来指定,在此指定分界值,系统将会将记录自动分成小于分界值和大于等于分界值的两组来进行比较。

六、结果解释

组统计量

	组别	N	均值	标准差	均值的标准误
骨钙素改变值	1	15	9.493	3.4250	.8843
	2	15	4.127	2.3741	.6130

本表给出了两组的统计量描述值,试验组(group = 1) $\bar{x} \pm s$ = 9.5 ± 3.43,对照组(group = 2) $\bar{x} \pm s$ = 4.1 ± 2.37。

独立样本检验

		方差方程的 Levene 检验		均值方程的 t 检验						
		F	Sig.	t	df	Sig.(双侧)	均值差值	标准误差值	差分的95%置信区间 下限	差分的95%置信区间 上限
骨钙素改变值	假设方差相等	.374	.546	4.988	28	.000	5.3667	1.0760	3.1626	7.5708
	假设方差不相等			4.988	24.930	.000	5.3667	1.0760	3.1503	7.5831

该表分为两大部分,第一部分为 Levene 方差齐性检验,用于判断两总体方差是否齐,这里的检验结果为 $F = 0.374$,$P = 0.546 > 0.05$,可见本例中方差齐;第二部分则给出了两组在总体方差齐和不齐两种情况下的 t 检验结果,由于前面的方差齐性检验结果为方差齐,第二部分就选用方差相等时的 t 检验结果,即上面一行列出的 $t = 4.988$,$P < 0.01$(注意此处表格虽然标注 P 值为 0.000,但并不意味着 $P = 0$,而是由于受到显示的小数位限制,所以必须标注 $P < 0.01$)。从而认为两组产妇骨钙素改变值的总体均数有差异,且孕期补钙者骨钙素改变值较大。

七、注意事项

成组 t 检验要求数据来源于方差相同的正态总体,正态性要求分组考虑,而非合并考察。t 检验对于资料的正态性有一定的耐受能力,如果资料只是少许偏离正态,结果仍然稳健,但如果数据分布严重偏离正态,均数不能很好代表数据的集中趋势,就要考虑数据变换或非参数检验。

第五章

方差分析

一、基本思想

方差分析(analysis of variance，ANOVA)由英国著名统计学家 R. A. Fisher 提出，又称变异数分析或 F 检验，是一种以 F 值为统计量的计量资料的假设检验方法，它是将总方差(严格的说是离均差平方和)分解成两个或多个部分方差和总自由度分解成相应各部分自由度为手段，目的在于推断两组或多组的总体均数是否相等或检验两个或多个样本均数间的差异是否有统计学意义。

二、基本概念

1. 总变异(total variation)　全部观察值或变量值大小不同，这种变异称为总变异。

2. 组间变异(variation between groups)　指各个处理组的样本均数不同，与总体均数也不同，组间变异产生的原因包括处理因素和随机误差(含个体差异和测量误差)。

3. 组内变异(variation within groups)　各个处理组内部观察值或变量值大小不同，这种变异称为组内变异，组内变异反映了部分随机误差。

4. 处理因素导致的变异　由于研究目的的需要，我们对不同的试验组施加不同影响，如采用不同的治疗方法，从而使各组之间的均数出现差异，这是我们希望看到的变异。

5. 随机误差　由于试验对象的个体差异和测量误差等原因，使不同观察对象出现不同的测量结果，这是我们不希望看到的变异，但又是不可避免的因素。

三、基本概念之间的关系

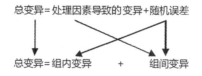

如图所示,我们需要了解的是处理因素导致的变异和随机误差,但是我们能够测量的却是组内变异和组间变异,因此我们计算 F 值:

$$F = 组间变异/组内变异$$

如果处理因素导致的变异存在,则 F 值比 1 大得多。

如果处理因素导致的变异不存在,则理论上 $F=1$,即组间变异和组内变异均只包括随机误差。但实际上,F 值不正好等于 1,而是在 1 的周围波动,但不会是负数。

四、SPSS 方差分析模块

SPSS 主要在分析下拉菜单项中的一般线性模型(General Linear Model,GLM)中实现,其包含的具体统计过程如下。

1. 单变量(Univariate)　当因变量只有一个时,采用单变量方差分析,我们通常的完全随机设计的方差分析、随机区组设计的方差分析、析因设计的方差分析均采用此项,堪称方差分析中的大哥大。

2. 多变量(Multivariate)　当因变量不止一个时,采用多变量方差分析。

3. 重复度量(Repeated Measures)　很多试验中对同一受试对象多次观察,这样的数据称为重复数据,重复数据需采用重复度量的方差分析。大家对这种数据经常误用单变量方差分析或多变量方差分析,其结果是不准确的。

4. 方差分量估计(Variance Components)　用于对层次数据拟合方差成分模型,它是普通线性模型向随机效应的进一步扩展,是一种可以考察各个层次因素的变异大小,从而为那些层次上可能存在组内聚集性、如何可能减少数据变异提供信息的统计方法,也就是现在热门的多水平模型的最原始的形式。

但本章将完全随机设计资料的方差分析采用比较均值项中的单因素 ANOVA 过程进行运算,当然也可采用一般线性模型项中的单变量过程来计算。

第一节　完全随机设计资料的方差分析

一、方法原理

完全随机设计(completely randomized design)是将同质的受试对象随机地分配到各处理组,再观察其试验效应。各组样本含量可以相等,也可以不相等。完全随机设计常见的统计学检验为单因素方差分析(one - way ANOVA),所解决的是一个因素(factor)之下的多个不同水平(level)之间的关系问题,可视为独立样本 t 检验的扩展,因为独立样本 t 检验是分析一个因素下两个水平之间的关系。从 SPSS 运算模块将单因素方差分析与独立样本 t 检验一同归于比较均数模块也可以看出其关系。

二、分析示例

为研究钙离子对体重的影响作用,某研究者将 36 只肥胖模型大鼠随机分为 3 组,每组 12 只,分别给予高脂正常剂量钙(0.5%)、高脂中剂量钙(1.0%)和高脂高剂量钙(1.5%)三种不同的饲料,喂养 9 周。测其喂养前后体重的差值。问三组不同喂养方式下大鼠的体重改变是否不同?

三种不同喂养方式下大鼠体重喂养前后的差值

正常钙 (0.5%)	中剂量钙 (1.0%)	高剂量钙 (1.5%)
332.96	253.21	232.55
297.64	235.87	217.71
312.57	269.3	216.15
295.47	258.9	220.72
284.25	254.39	219.46
307.97	200.87	247.47
292.12	227.79	280.75
244.61	237.05	196.01
261.46	216.85	208.24
286.46	238.03	198.41
322.49	238.19	240.35
282.42	243.49	219.56

三、研究假设

H_0:三组不同喂养方式下大鼠体重改变的总体平均水平相同。

H_1:三组不同喂养方式下大鼠体重改变的总体平均水平不全相同。

$a = 0.05$

四、数据录入

1. 变量视图

	名称	类型	宽度	小数	标签	值
1	group	数值(N)	8	0	喂养组别	无
2	x	数值(N)	8	2	体重差值	无

名称,group;标签,喂养组别。

名称,x;标签,体重差值。

2. 数据视图(部分)

	group	x
1	1	332.96
2	1	297.64
3	1	312.57
4	1	295.47
5	1	284.25
6	1	307.97
7	1	292.12
8	1	244.61
9	1	261.46
10	1	286.46
11	1	322.49
12	1	282.42
13	2	253.21

五、操作流程

分析—比较均值—单因素 ANOVA

因变量列表（E）: 体重差值 x

因子（F）: 喂养组别 group

两两比较（H）:☑ LSD ☑ S-N-K —继续

选项（O）:☑描述性 ☑方差同质性检验—继续

确定

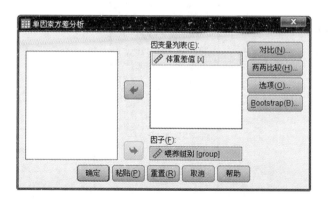

这是单因素方差分析的主对话框,其形式也与独立样本 t 检验类似,我们将**因变量**体重差值 x 选入因变量列表(E)中,再将**分组变量**喂养组别 group 选入因子(F)中。

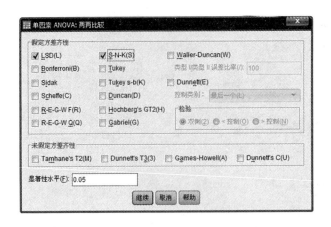

如果总体上有差别,即代表三种不同喂养模式下大鼠体重改变的总体平均水平不全相等,那么到底是哪些组之间的体重改变的总体平均水平不相等,我们采用两两比较从而得出结论。两两比较的方法很多,其选择依赖于研究设计和数据类型,有以下几点参考意见。

1. 验证性研究 即在设计阶段就根据研究目的或专业知识而计划好的某些均数的两两比较,常用 LSD 法或 Bonferroni 法。

2. 探索性研究 即研究阶段未计划进行多重比较,在方差分析得到有统计意义的 F 值后进行两两比较。若进行多个试验组与一个对照组的比较时,用 Dunnett 法;进行任一两组比较且样本含量相同,用 Tukey 法或 SNK 法;若进行任一两组比较但样本含量不同,用 Scheffe 法,但此法比较保守,即可能总的方差有意义但找不出有差异的任何两个样本。

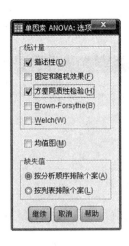

描述性(D)主要给出几组数据的均数和标准差,而方差同质性检验(H)即方差齐性检验。

六、结果解释

1. 各组数据的统计描述,正常钙组(group = 1)$\bar{x} \pm s = 293.4 \pm 24.62$,中剂量钙组(group = 2)$\bar{x} \pm s = 239.5 \pm 18.72$,高剂量钙组(group = 3)$\bar{x} \pm s = 224.8 \pm 23.24$。

描述

体重差值

	N	均值	标准差	标准误	均值的 95% 置信区间		极小值	极大值
					下限	上限		
1	12	293.3683	24.62068	7.10738	277.7251	309.0116	244.61	332.96
2	12	239.4950	18.72159	5.40446	227.5999	251.3901	200.87	269.30
3	12	224.7817	23.24461	6.71014	210.0127	239.5506	196.01	280.75
总数	36	252.5483	36.93959	6.15660	240.0498	265.0469	196.01	332.96

2. 方差齐性检验结果,Levene 统计量为 0.319,$P = 0.729 > 0.05$,因此可以认为各样本所在总体的方差齐。

方差齐性检验

体重差值

Levene 统计量	df1	df2	显著性
.319	2	33	.729

3. 这是最重要的一个统计结果,给出了单因素方差分析的结果,即常说的各组总体上是否有差异。本表中 $F = 31.355$、$P < 0.01$,因此可以认为三种不同喂养方式下大鼠的体重改变不全相同。特别注意其字眼"不全相同",即各组当中只要有两组出现差异,则可认为总体有差异。

ANOVA

体重差值

	平方和	df	均方	F	显著性
组间	31291.796	2	15645.898	31.355	.000
组内	16466.867	33	498.996		
总数	47758.663	35			

4. 如果总体有差异,那么大家关心各组之间的情况,需要进行两两比较,也称为"**事后比较**(Post Hoc)",下面给出了两种常见的两两比较的方法:LSD 法和 SNK 法。大家在实际中选用其中一种即可。

多重比较(LSD 法)

因变量:体重差值

(I) 喂养组别	(J) 喂养组别	均值差 (I − J)	标准误	显著性	95% 置信区间 下限	95% 置信区间 上限
LSD 1	2	53.87333*	9.11954	.000	35.3195	72.4272
	3	68.58667*	9.11954	.000	50.0328	87.1405
2	1	− 53.87333*	9.11954	.000	− 72.4272	− 35.3195
	3	14.71333	9.11954	.116	− 3.8405	33.2672
3	1	− 68.58667*	9.11954	.000	− 87.1405	− 50.0328
	2	− 14.71333	9.11954	.116	− 33.2672	3.8405

注: * 均值差的显著性水平为 0.05。

LSD 法(最小二乘法)的两两比较结果比较清楚,三组两两比较有三组数据:

正常钙组(group = 1)和中剂量钙组(group = 2)比较:均数差为 53.87, $P < 0.01$;

正常钙组(group = 1)和高剂量钙组(group = 3)比较:均数差为 68.59, $P < 0.01$;

中剂量钙组(group = 2)和高剂量钙组(group = 3)比较:均数差为 14.71, $P = 0.116 > 0.05$。

体重差值(SNK 法)

	喂养组别	N	alpha = 0.05 的子集 1	alpha = 0.05 的子集 2
Student – Newman – Keuls[a]	3	12	224.7817	
	2	12	239.4950	
	1	12		293.3683
显著性			.116	1.000

注:将显示同类子集中的组均值。

[a] 将使用调和均值样本大小等于 12.000。

这是 SNK 法的两两比较结果,这个表格比较令人费解,简单说来,该表在纵向将各组均数按从小到大进行排列,高剂量组(group = 3)均数为 224.7817 最小,居于顶端;而正常剂量组(group = 1)均数为 293.3683 最大,居于底端。而横向则被分成若干亚组,不同亚组间的 P 值小于 0.05,而同一亚组间的各组均数比较的 P 值大于 0.05,可见 SNK 法无法获知准确的 P 值,只能知道两组比较的 P 值是否大于 0.05。本例当中亚组 1 包括了高剂量组(group = 3)和中剂量组(group = 2),因此两者比较的 $P > 0.05$;而正常剂量组(group = 1)位于亚组 2,亚组 1 和亚组 2 之间的 $P < 0.05$,因此正常剂量组(group = 1)和中剂量组(group = 2)比较 $P < 0.05$,正常剂量组(group = 1)和高剂量组(group = 3)比较 $P < 0.05$。

七、注意事项

以下将着重谈谈方差分析的适用条件。

1. **独立性**　准确表述为研究对象是来自于所研究因素各水平之下的**独立随机抽样**(independence),这个条件要求最为严格。因为独立性被违反,则方差分析的误差项的固定也随之发生改变,不能简单以组内变异作为误差项。独立性的考察一般可以分析研究设计及其数据收集方法来解决,最常见的违反独立性的设计为对同一观察对象的多个时间点进行观察,可用重复测量的方差分析。

2. **正态性**　准确表述为每个水平下的因变量应当服从**正态分布**(normality),需要注意的是正态性和方差齐性的检验是针对所有单元格(单元格指的是各研究因素各水平的交叉组合)而言,并非就整体而言,单因素方差分析就是指各组的数据都符合正态分布。Box 和 Anderson 等人的研究表明,正态性得不到满足时,方差分析的结论并不会受到太大影响,也就是说,方差分析对于正态性的要求是稳健的(robust)。

3. **方差齐性**　方差齐性也是针对所有单元格而言的,在各组间样本含量相差不太大时,方差轻微不齐仅会对方差分析的结论有少许影响。一般而言,只要最大/最小方差之比小于 3,分析结果都是稳定的。

在方差分析中,各组在样本含量上的均衡性将会为分析计算提供很大的便利,也在一定程度上弥补了正态性或方差齐性得不到满足时对检验效能所产生的影响,这一点在多因素分析时体现得尤为明显,因此在试验设计时应当注意均衡性的问题。当然,很多均衡性的试验设计在执行过程中产生了不均衡的数据。

第二节 随机区组设计资料的方差分析

一、方法原理

随机区组设计(randomized block design)又称**配伍组设计**,它通常将受试对象按性质(如动物的性别、体重,患者的病情、性别、年龄等非实验因素)相同或相近组成 b 个区组,每个区组中的 k 个受试对象分别随机分配到 k 个处理组中去。区组选择的原则在于区组间差别越大越好,组内差别越小越好。随机区组设计将受试对象分组后,进一步控制了个体差异,因此其检验效能高于完全随机设计的方差分析。

二、分析示例

为探索丹参对肢体缺血再灌注损伤的影响,将 30 只纯种新西兰实验用兔按窝别相同分为 10 个区组,每个区组的 3 只随机接受三种不同的处理,即在松止血带前分别给予丹参 2ml/kg、丹参 1ml/kg、生理盐水 2ml/kg,并分别测定松止血带前及松后 1 小时血中的白蛋白含量(g/L)。算出白蛋白的减少量如表所示。问三种处理的效果是否不同?

三种方案处理后兔血中的白蛋白减少量(g/L)

区组	丹参 2 ml/kg	丹参 1 ml/kg	生理盐水 2ml/kg
1	2.21	2.91	4.25
2	2.32	2.64	4.56
3	3.15	3.67	4.33
4	1.86	3.29	3.89
5	2.56	2.45	3.78
6	1.98	2.74	4.62
7	2.37	3.15	4.71
8	2.88	3.44	3.56
9	3.05	2.61	3.77
10	3.42	2.86	4.23

三、研究假设

研究问题1：三组兔的白蛋白减少量是否相同？

研究问题2：如果总体有差别，那么是哪些组之间出现差别？

四、数据录入

1. 变量视图

名称，b；标签，区组。

名称，k；标签，处理。

名称，x；标签，蛋白质减少量。

	名称	类型	宽度	小数	标签	值
1	b	数值(N)	8	0	区组	无
2	k	数值(N)	8	0	处理	无
3	x	数值(N)	8	2	蛋白质减少量	无

2. 数据视图（部分）

	b	k	x
1	1	1	2.21
2	2	1	2.32
3	3	1	3.15
4	4	1	1.86
5	5	1	2.56
6	6	1	1.98
7	7	1	2.37
8	8	1	2.88
9	9	1	3.05
10	10	1	3.42
11	1	2	2.91
12	2	2	2.64

五、操作流程

```
分析——一般线性模型—单变量
因变量（D）: 蛋白质减少量 x
固定因子（F）: 处理 k
随机因子（A）: 区组 b

模型（M）:设定（C）

    类型（P）:主效应

    模型（M）框: b k — 继续

两两比较（H）: 两两比较检验（P）:k

    ☑ SNK—继续

选项（O）:☑描述统计（D）—继续

确定
```

1. 分析

因变量(D):选入需要分析的因变量(dependent variable),因变量通常指我们所关心的测量变量,如本例当中的蛋白质减少量 x。

固定因子(F)和随机因子(A):两者均指我们的处理因素和区组因素,也就是通常所说的自变量。**固定因子**(fixed factor)指该因子在样本中所有可能的水平都出现了,即该因子的所有可能水平均列出了,无须进行外推,如本例三种方案处理兔,有且只有三种方案,所以属于固定因子。而**随机因子**(random factor)指该因子的所有可能的水平在样本中没有都出现,需要进行外推,如本例中按窝别分为 10 个区组,我们认为窝别不止 10 种,因此属于随机因子。可见固定因子和随机因子是由试验设计决定的,所以你可以根据试验设计的不同,将同一个因素视为固定因子或随机因子均可。

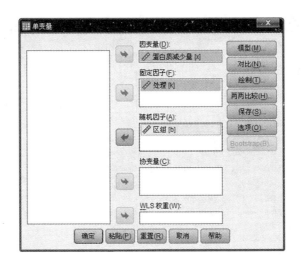

2. 模型设置

这是方差分析模型设定部分,又可以分为全模型(full model)和设定模型(specified model),**全模型**包括所有自变量的主效应和交互作用,而**设定模型**则自由设定。在随机区组设计当中需要自己设定模型,模型当中只包括了主效应,即不考虑区组因素和处理因素的交互作用。

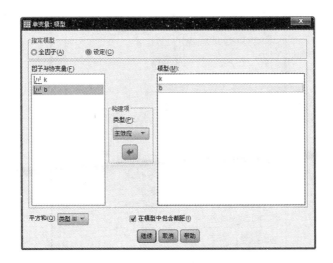

3. 两两比较

这是两两比较的选项,我们只需要对处理因素之间是否存在差异感兴趣,因此在两两比较中选入 k,选用 SNK 法作为两两比较的统计方法。

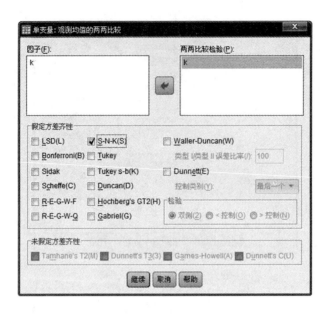

4. 选项

我们需要获得各种处理的均数和标准差,因此选择描述统计(D)。

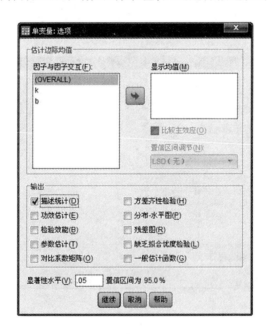

六、结果解释

1. 下表给出了处理因素和区组因素的水平和例数,如处理组的水平为1(丹参2 ml/kg)、2(丹参1 ml/kg)、3(生理盐水),各水平的例数均为10;而区组的水平从1到10,各水平的例数均为3。

主体间因子

		N
处理	1	10
	2	10
	3	10
区组	1	3
	2	3
	3	3
	4	3
	5	3
	6	3
	7	3
	8	3
	9	3
	10	3

2. 下表给出了各种组合的均数和标准差,我们所关注的是处理因素各水平的均数和标准差,其具体数值为丹参 2 ml/kg $(k=1)$ $\bar{x} \pm s = 2.6 \pm 0.52$,丹参 1 ml/kg $(k=2)$ $\bar{x} \pm s = 3.0 \pm 0.40$,生理盐水 $\bar{x} \pm s = 4.2 \pm 0.40$。

描述性统计量

因变量:蛋白质减少量

处理	区组	均值	标准偏差	N
1	1	2.2100	.	1
	2	2.3200	.	1
	3	3.1500	.	1
	4	1.8600	.	1
	5	2.5600	.	1
	6	1.9800	.	1
	7	2.3700	.	1
	8	2.8800	.	1
	9	3.0500	.	1

续表

处理	区组	均值	标准偏差	N
	10	3.4200	.	1
	总计	2.5800	.52375	10
2	1	2.9100	.	1
	2	2.6400	.	1
	3	3.6700	.	1
	4	3.2900	.	1
	5	2.4500	.	1
	6	2.7400	.	1
	7	3.1500	.	1
	8	3.4400	.	1
	9	2.6100	.	1
	10	2.8600	.	1
	总计	2.9760	.39761	10
3	1	4.2500	.	1
	2	4.5600	.	1
	3	4.3300	.	1
	4	3.8900	.	1
	5	3.7800	.	1
	6	4.6200	.	1
	7	4.7100	.	1
	8	3.5600	.	1
	9	3.7700	.	1
	10	4.2300	.	1
	总计	4.1700	.40061	10
总计	1	3.1233	1.03660	3
	2	3.1733	1.21150	3
	3	3.7167	.59138	3
	4	3.0133	1.04290	3
	5	2.9300	.73817	3

续表

处理	区组	均值	标准偏差	N
	6	3.1133	1.35902	3
	7	3.4100	1.19147	3
	8	3.2933	.36295	3
	9	3.1433	.58561	3
	10	3.5033	.68879	3
	总计	3.2420	.81023	30

3. 这是一个典型的方差分析结果表,处理因素(k)的方差分析结果 $F = 32.636$、$P < 0.01$,可认为三种不同的处理效果不同,即三个总体均数中至少有两个不同。至于三个总体均数中哪些不同,需要用多个均数间的两两比较方法。区组因素(b)中 $F = 0.824$、$P = 0.602 > 0.05$,即不能认为 10 个区组的总体均数不同。

主体间效应的检验

因变量:蛋白质减少量

源		Ⅲ型平方和	df	均方	F	Sig.
截距	假设	315.317	1	315.317	1822.001	.000
	误差	1.558	9	.173[a]		
k	假设	13.702	2	6.851	32.636	.000
	误差	3.778	18	.210[b]		
b	假设	1.558	9	.173	.824	.602
	误差	3.778	18	.210[b]		

注:[a]MS(b);[b]MS(错误)。

4. 下表对主体间效应的检验做进一步的解释,但是对我们来说意义并不太大。

期望均方[a,b]

源	方差成分		
	Var(b)	Var(误差)	二次项
截距	3.000	1.000	截距, k
k	.000	1.000	k
b	3.000	1.000	
误差	.000	1.000	

注:[a] 对于每个源,期望的平方均值等于单元格中系数之和乘以方差成分,加上一个在二次项单元中包含效应的二次项;[b] 期望均方基于Ⅲ型平方和。

5. 又出现了令人头疼的 SNK 法两两比较结果,下表在纵向将各组均数按从小到大进行排列,丹参 2 ml/kg($k=1$)均数为 2.5800 最小,居于顶端;而生理盐水组($k=3$)均数为 4.1700 最大,居于底端。而横向则被分成若干亚组,不同亚组间的 P 值小于 0.05,而同一亚组间的各组均数 P 值大于 0.05,可见 SNK 法无法获知准确的 P 值,只能知道两组比较的 P 值是否大于 0.05。本例当中亚组 1 包括了丹参 2 ml/kg($k=1$)和丹参 1 ml/kg($k=2$),因此两组比较的 $P>0.05$,而生理盐水组($k=3$)位于亚组 2,亚组 1 和亚组 2 之间的 $P>0.05$,因此丹参 2 ml/kg($k=1$)和生理盐水组($k=3$)比较 $P<0.05$,丹参 1 ml/kg 组($k=2$)和生理盐水组($k=3$)比较 $P<0.05$。

蛋白质减少量

Student – Newman – Keuls[a,b]

处理	N	子集	
		1	2
1	10	2.5800	
2	10	2.9760	
3	10		4.1700
Sig.		.069	1.000

注:已显示同类子集中的组均值。

基于观测到的均值。

误差项为均值方(错误)= .210。[a] 使用调和均值样本大小 = 10.000。[b] Alpha = .05。

七、注意事项

1. 随机区组设计中并没有考察其正态性与方差齐性,是因为无法考察。

2. 不管区组变量是否具有统计学意义,都应当保留在方程当中。

3. 作为区组变量,应当从设计上考虑与实验因素不存在交互作用,如果不能肯定是否存在交互作用,则应当采用析因设计、正交设计等更加复杂的统计模型。

第三节　析因设计资料的方差分析

一、方法原理

析因设计(factorial design)是将两个或多个试验因素的各水平进行全面组合,能够分析各试验因素的**单独效应**(simple effect)、**主效应**(main effect)和因素间的**交互效应**(interaction)。完全随机设计只考虑一个试验因素,而随机区组设计添加了一个区组因素,但是区组因素并不是感兴趣的试验因素,而且该设计假定区组因素和试验因素间不存在交互作用。析因设计则考察了多个试验因素,并且能够分析各因素间的交互作用,这是析因设计最大的优点。

二、分析示例

研究者欲研究煤焦油(因素 A)以及作用时间(因素 B)对细胞毒性的作用,煤焦油含量分别为 3 μg/ml(a_1)和 75 μg/ml(a_2)两个水平,作用时间分别为 6 小时(b_1)和 8 小时(b_2)。将统一制备的 16 盒已培养好的细胞随机分为四组,分别接受 A、B 不同组合情况下的四种处理(a_1b_1、a_1b_2、a_2b_1、a_2b_2),测得处理液吸光度的值(%),结果如下:

四种不同处理情况下吸光度的值(%)

煤焦油(3 μg/ml)a_1		煤焦油(75 μg/ml)a_2	
时间(6 小时)	时间(8 小时)	时间(6 小时)	时间(8 小时)
b_1	b_2	b_1	b_2
0.163	0.127	0.124	0.101
0.199	0.168	0.151	0.192
0.184	0.152	0.127	0.079
0.198	0.150	0.101	0.086

三、研究假设

研究问题1:煤焦油含量为 3 和 75 $\mu g/ml$ 吸光度的总体均数是否相等?

研究问题2:作用时间 6 和 8 小时吸光度的总体均数是否相等?

研究问题3:不同煤焦油含量对不同作用时间的吸光度测量值有无影响?

四、数据录入

1. 变量视图

名称,a;标签,煤焦油,值 1 = 3 $\mu g/ml$;2 =75 $\mu g/ml$。

名称,b;标签,时间,值 1 =6 小时;2 =8 小时。

名称,x;标签,吸光度。

	名称	类型	宽度	小数	标签	值
1	a	数值(N)	8	0	煤焦油	{1, 3ug/ml}...
2	b	数值(N)	8	0	时间	{1, 6小时}...
3	x	数值(N)	8	3	吸光度	无

注意:此处对值赋予了标签,这样在结果中便将值用标签来替代,一目了然。但值赋标签只对输出产生影响,并不影响统计结果。

2. 数据视图

	a	b	x
1	1	1	.163
2	1	1	.199
3	1	1	.184
4	1	1	.198
5	1	2	.127
6	1	2	.168
7	1	2	.152
8	1	2	.150
9	2	1	.124
10	2	1	.151
11	2	1	.127
12	2	1	.101
13	2	2	.101
14	2	2	.192
15	2	2	.079
16	2	2	.086

五、操作流程

分析—一般线性模型— 单变量
因变量(D)：吸光度 x
固定因子(F)：煤焦油 a，时间 b

模型（M）：☑全因子（A）— 继续

选项（O）：☑描述统计（D）— 继续

确定

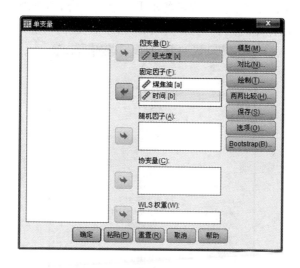

　　因变量(D)：选入需要分析的**因变量**（dependent variable），因变量通常指我们所关心的测量变量，如本例当中的吸光度 x。

　　固定因子(F)和随机因子(A)：即通常所说的自变量。**固定因子**（fixed factor）指该因子在样本中所有可能的水平都出现了，即该因子的所有可能水平均列出了，无须进行外推；而**随机因子**（random factor）指该因子的所有可能的水平在样本中没有都出现，需要进行外推。可见固定因子和随机因子是由试验设计决定的，所以你可以根据试验设计的不同，将同一个变量视为固定因子或随机因子均可。本例中研究者关心煤焦油含量和作用时间均无须外推，可视为固定因子。

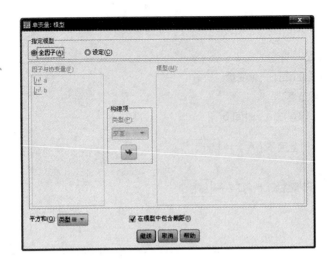

析因设计指两个或多个实验因素各水平的全面组合,即全因子模型,本例包括煤焦油 a(主效应)、作用时间 b(主效应)和两因素的交互作用。

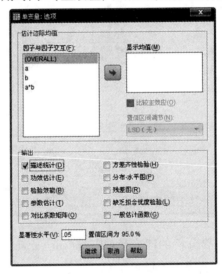

我们一般需要获知各组均数和标准差,因此选定描述统计(D)。

六、结果解释

1. 下表给出了两处理因素的水平和例数,如煤焦油组的水平为 1(3 μg/ml)、2(75 μg/ml),各水平的例数均为 8,而时间组的水平为 1(6 小时)、2(8 小时),各水平的例数均为 8。该表的出现是由于我们在变量视图窗口对值设定了标签,因此给出了值标签简表。

主体间因子

		值标签	N
煤焦油	1	3 μg/ml	8
	2	75 μg/ml	8
时间	1	6 小时	8
	2	8 小时	8

2. 下表给出了各种组合的描述性统计量,即 3 μg/ml + 6 小时、3 μg/ml + 8 小时、75 μg/ml + 6 小时、75 μg/ml + 8 小时、3 μg/ml、75 μg/ml、6 小时、8 小时的所有数据的均数、标准差,共计 9 组,大家根据需要进行选取。

描述性统计量

因变量:吸光度

煤焦油	时间	均值	标准偏差	N
3μg/ml	6 小时	.18600	.016793	4
	8 小时	.14925	.016879	4
	总计	.16763	.025077	8
75μg/ml	6 小时	.12575	.020451	4
	8 小时	.11450	.052475	4
	总计	.12013	.037357	8
总计	6 小时	.15588	.036569	8
	8 小时	.13188	.040587	8
	总计	.14388	.039324	16

3. 最重要的方差分析结果出来了,首先看煤焦油(a)和作用时间(b)交互效应的 $F = 0.696$、$P = 0.421 > 0.05$,故尚不能认为两个因素间存在交互作用。接着看 a、b 两因素的主效应,煤焦油(a)中 $F = 9.655$、$P = 0.009 < 0.01$,认为煤焦油含量为3 和 75 μg/ml 两组的总体均数不同,即煤焦油含量对吸光度有影响;而作用时间(b)中 $F = 2.465$、$P = 0.142 > 0.05$,可认为 6 小时作用时间和 8 小时两组的总体均数相同,即作用时间对吸光度无影响。

主体间效应的检验

因变量:吸光度

源	III型平方和	df	均方	F	Sig.
校正模型	.012[a]	3	.004	4.272	.029
截距	.331	1	.331	354.335	.000
a	.009	1	.009	9.655	.009
b	.002	1	.002	2.465	.142
a * b	.001	1	.001	.696	.421
误差	.011	12	.001		
总计	.354	16			
校正的总计	.023	15			

注:[a] $R^2 = .516$(调整 $R^2 = 0.396$)。

第四节 重复测量资料的方差分析

一、方法原理

重复测量资料(repeated measurement data)是同一受试对象的同一观察指标在不同时间点上进行多次测量所得的资料,常用来分析观察指标在不同时间点上的变化。

重复测量资料与随机区组设计资料的区别如下。

1. 重复测量资料中同一受试对象的数据具有相关性,即不具有独立性;而随机区组设计资料同一区组内的数据不具有相关性,即具有独立性。

2. 从试验设计来看,重复测量资料中的处理因素在受试对象(看成区组)间为随机分配,但受试对象(看成区组)内的各时间点往往是固定的,不能随机分配。随机区组设计资料中每个区组内的受试对象彼此独立,处理只在区组内随机分配,同一区组内的受试对象接受的处理各不相同。

二、分析示例

某研究者欲研究青光眼结膜成纤维细胞增殖表达情况,在某医院随机抽取了20例青光眼患者和24例对照,取两组研究对象的眼角膜细胞进行培养,分别在3、7、14和21天四个时间点观察平均细胞数。

某研究者观察 20 例青光眼患者和 24 例对照的成纤维细胞数

分组	受试对象	细胞培养时间（天）			
		3	7	14	21
1	1	0.1917	1.6667	1.6500	0.7000
1	2	2.5938	2.8000	2.4000	3.8000
1	3	1.2000	4.3750	4.5250	0.2167
1	4	2.1792	1.9375	1.6688	0.6400
1	5	1.0000	1.4500	1.7750	0.4250
1	6	2.2000	4.7000	3.9667	1.7000
1	7	6.6167	5.5667	1.5625	2.5100
1	8	6.6000	4.4333	2.4125	1.6875
1	9	5.8000	4.6167	2.9875	5.9500
1	10	8.0500	7.1000	4.9500	5.0000
1	11	0.7250	2.1917	2.8000	1.7250
1	12	4.4375	6.4563	5.5250	6.9333
1	13	3.0625	7.1250	5.1000	0.9833
1	14	5.4708	4.4000	3.2500	2.2000
1	15	1.6000	0.8500	3.3750	1.8750
1	16	6.3500	8.8667	4.5000	5.9000
1	17	6.5500	6.5667	3.8375	5.0700
1	18	11.0500	4.7833	4.9750	2.8875
1	19	10.9333	7.7750	5.2875	9.2000
1	20	8.9000	11.2000	7.4000	8.9167
2	21	1.3375	0.9750	0.6125	0.0000
2	22	0.2188	0.0857	0.1000	0.0000
2	23	2.3000	2.0833	1.3833	1.7250
2	24	0.9333	0.4667	0.5250	0.4750
2	25	0.6000	0.4750	0.1375	0.0750
2	26	2.0000	0.6000	0.3800	0.3600
2	27	1.4167	0.5625	0.4000	0.3875
2	28	1.0500	0.9375	0.3300	0.2800
2	29	0.1833	0.1500	0.0500	0.0333
2	30	3.9500	1.9125	1.3500	1.0000
2	31	3.7750	3.7667	0.8667	1.5000
2	32	1.3333	2.0500	1.5333	0.4167

续表

分组	受试对象	细胞培养时间（天）			
		3	7	14	21
2	33	4.3000	3.1375	4.0000	0.3250
2	34	0.4563	0.2643	0.2286	0.1000
2	35	1.9333	3.8000	4.1500	3.2250
2	36	1.8167	0.6333	0.5250	0.5000
2	37	0.8500	1.1500	0.3250	0.5375
2	38	2.8500	3.3000	2.5700	1.1800
2	39	1.2167	0.6625	2.3750	1.3375
2	40	3.8500	3.3250	0.8600	3.3100
2	41	1.1000	1.6200	0.5500	0.2000
2	42	10.0500	4.1750	2.9000	2.9800
2	43	9.7750	7.7000	2.4833	3.1000
2	44	5.2000	3.9333	4.2167	1.7500

三、研究假设

研究问题 1：两组眼角膜培养细胞数的总体均数是否相等？

研究问题 2：不同时间观察细胞数的总体均数是否相等？

研究问题 3：处理和时间有无交互作用？

四、数据录入

1. 变量视图

名称，group；标签，分组。

名称，subject；标签，受试对象。

名称，time1；标签，3 天。

名称，time2；标签，7 天。

名称，time3；标签，14 天。

名称，time4；标签，21 天。

	名称	类型	宽度	小数	标签	值
1	group	数值(N)	8	0	分组	无
2	subject	数值(N)	8	0	受试对象	无
3	time1	数值(N)	8	4	3天	无
4	time2	数值(N)	8	4	7天	无
5	time3	数值(N)	8	4	14天	无
6	time4	数值(N)	8	4	21天	无

2. 数据视图（部分）

	group	subject	time1	time2	time3	time4
1	1	1	.1917	1.6667	1.6500	.7000
2	1	2	2.5938	2.8000	2.4000	3.8000
3	1	3	1.2000	4.3750	4.5250	.2167
4	1	4	2.1792	1.9375	1.6688	.6400
5	1	5	1.0000	1.4500	1.7750	.4250
6	1	6	2.2000	4.7000	3.9667	1.7000
7	1	7	6.6167	5.5667	1.5625	2.5100
8	1	8	6.6000	4.4333	2.4125	1.6875
9	1	9	5.8000	4.6167	2.9875	5.9500
10	1	10	8.0500	7.1000	4.9500	5.0000
11	1	11	.7250	2.1917	2.8000	1.7250
12	1	12	4.4375	6.4563	5.5250	6.9333
13	1	13	3.0625	7.1250	5.1000	.9833

五、操作流程

```
分析—一般线性模型—重复度量
重复度量定义因子：被试内因子名称：cell
                 级别数（L）：4— 添加（A） — 定义（F）
群体内部变量（W）:3天（time1）对应 __?__(1)
                 7天（time2）对应 __?__(2)
                 14天（time3）对应 __?__(3)
                 21天（time4）对应 __?__(4)
因子列表（B）：分组 group
 模型（M） :☑全因子（F）— 继续
 选项（O） :☑统计描述（D）— 继续
 确定
```

1. 重复测量需要预先设定**组内因素**,也称**内因子**,默认的名称为因子1,此处设定为 cell,级别数代表重复测量的次数,此处为4,添加之后完成了初步的设定,还需要进一步定义。

组内因素(within - subject factor):在重复测量的方差分析模型中,对同一个体相同变量的不同次测量结果被视为一组,称为受试者内因素,如本例当中设定的 cell,就包括了 time1、time2、time3、time4 这样一组变量。可见,组内因素并非是在原始数据输入时就产生的,而是在运算过程中对一组重复测量的变量进行定义而产生的。

组间因素(between - subject factor):对于受试个体,在重复测量时保持恒定的因素被称为受试者间因素,如本例当中的分组变量 group。

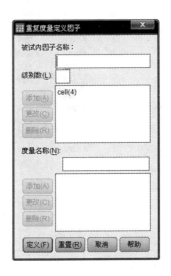

2. 下图为重复测量的方差分析主对话框,我们需要对内因子进行进一步定义,同时可见,由于重复测量的变量为因变量,这里的因变量有4个变量,我们需要在群体**内部变量**(W)——设定,而**因子列表**(B)相当于自变量,即该研究中的分组变量 group,我们将其选入。可见,重复测量方差分析与其他方差分析的区别在于由于多次测量,因此出现多个因变量,我们需要对这些因变量进行设定。

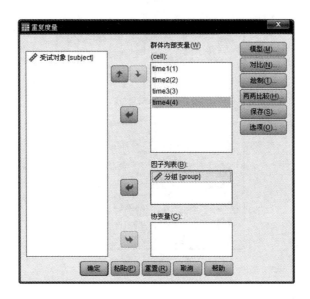

3. 我们需要考虑处理因素、时间变量和两者的交互作用,因此为全模型,此处默认即可。

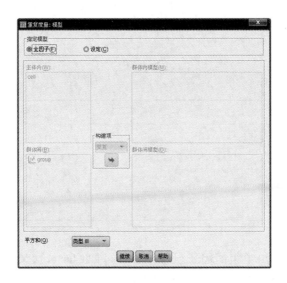

4. 各组的统计描述值是必不可少的,因此选定描述统计(D)。

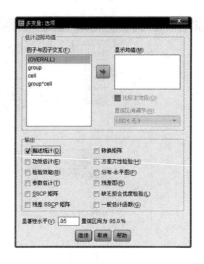

六、结果解释

1. 下表给出了**组内因素**(within – subject factor),又称主体内因子的基本情况,通俗来讲,即重复测量的变量,本例指 time1 至 time4 的 4 次观察到的平均细胞数。内因子的定义是重复测量分析中的一个关键步骤。

主体内因子

度量:MEASURE_1

cell	因变量
1	time1
2	time2
3	time3
4	time4

2. 下表该表给出了**组间因子**(between – subject factor),又称主体间因子的基本情况,即试验中感兴趣的因素,本例当中指分组变量(青光眼患者和对照),整个检验中没考虑变量 subject,因为它实际为一个记录 ID,没有任何统计学上的意义。

主体间因子

		N
分组	1	20
	2	24

3. 表中给出了各变量组合下的描述性统计量均数、标准差和例数,大家可按照需要进行挑选。

描述性统计量

	分组	均值	标准偏差	N
3 天	1	4.775525	3.3609525	20
	2	2.603996	2.6381808	24
	总计	3.591055	3.1480752	44
7 天	1	4.943030	2.7071660	20
	2	1.990242	1.8365822	24
	总计	3.332418	2.6934111	44
14 天	1	3.697400	1.5840600	20
	2	1.368829	1.3556006	24
	总计	2.427270	1.8620658	44
21 天	1	3.416000	2.7909175	20
	2	1.033229	1.1063795	24
	总计	2.116307	2.3530601	44

4. 下表给出了多变量检验结果,相当于将 4 次重复测量视为 4 个因变量而进行多元方差分析,此处意义并不大。

多变量检验[b]

效应		值	F	假设 df	误差 df	Sig.
cell	Pillai 的跟踪	.446	10.745[a]	3.000	40.000	.000
	Wilks 的 Lambda	.554	10.745[a]	3.000	40.000	.000
	Hotelling 的跟踪	.806	10.745[a]	3.000	40.000	.000

续表

效应		值	F	假设 df	误差 df	Sig.
	Roy 的最大根	.806	10.745[a]	3.000	40.000	.000
cell * group	Pillai 的跟踪	.082	1.187[a]	3.000	40.000	.327
	Wilks 的 Lambda	.918	1.187[a]	3.000	40.000	.327
	Hotelling 的跟踪	.089	1.187[a]	3.000	40.000	.327
	Roy 的最大根	.089	1.187[a]	3.000	40.000	.327

注:[a] 精确统计量;

[b] 设计:截距 + group;

主体内设计:cell。

5. 下表为**球形检验**(sphericity assumption)的结果,以判断各组重复测量的数据之间是否存在相关性:

H_0:重复测量数据之间不存在相关性,数据符合 Huynh – Feldt 条件。

H_1:重复测量数据之间存在相关性,数据不符合 Huynh – Feldt 条件。

$a = 0.10$

所谓 Huynh – Feldt 条件,就是指同一个体的多次重复测量结果间实际不存在相关性,资料的协方差矩阵成为 H 型协方差结构。

对于球形检验,通常规定的检验水准 $a = 0.10$,以降低犯 II 类错误的概率。

若 $P > 0.10$,则认为数据为球形数据,多次测量结果之间不存在相关性,一般采用单变量方差分析即可;若 $P < 0.10$,则认为数据不符合球形数据,多次测量结果之间存在相关性,则采用重复测量的方差分析,校正系数 Epsilon 分别为 Greenhouse – Geisser、Huynh – Feldt 和下限。本例当中 $P = 0.003 < 0.10$,说明数据不符合球形数据,即不符合 Huynh – Fledt 条件,重复测量数据之间存在相关性,则统计结果需要进行校正。

Mauchly 的球形度检验[b]

度量:MEASURE_1

主体内效应	Mauchly 的 W	近似卡方	df	Sig.	Epsilon[a]		
					Greenhouse – Geisser	Huynh – Feldt	下限
dimension1 cell	.642	18.075	5	.003	.763	.829	.333

注:检验零假设,即标准正交转换因变量的误差协方差矩阵与一个单位矩阵成比例。

[a] 可用于调整显著性平均检验的自由度。在"主体内效应检验"表格中显示修正后的检验;

[b] 设计:截距 + group;

主体内设计:cell。

6. 下表为一元方差分析的结果, 表中输出的是采用一元方差分析对内因子 (本例为四个时期) 对于组间因素 (group) 及它们之间的交互作用有无统计学意义进行检验, 并且给出了非校正 (采用的球形度) 和校正 (Greenhouse – Geisser、Huynh – Feldt、下限) 的统计结果, 三种校正方法推荐采用 Greenhouse – Geisser 的校正结果。本例的球形检验中 $P < 0.10$, 说明需要进行校正, 内因子 cell 校正后的 $F = 11.704$、$P < 0.01$, 说明不同时间观察细胞数的总体均数不全相同; 而交互作用 cell * group 经校正后 $F = 0.676$, $P > 0.05$, 说明处理和时间无交互作用。

主体内效应的检验

度量: MEASURE_1

源		III 型平方和	df	均方	F	Sig.
cell	采用的球形度	65.929	3	21.976	11.704	.000
	Greenhouse – Geisser	65.929	2.290	28.792	11.704	.000
	Huynh – Feldt	65.929	2.487	26.511	11.704	.000
	下限	65.929	1.000	65.929	11.704	.001
cell * group	采用的球形度	3.810	3	1.270	.676	.568
	Greenhouse – Geisser	3.810	2.290	1.664	.676	.530
	Huynh – Feldt	3.810	2.487	1.532	.676	.542
	下限	3.810	1.000	3.810	.676	.415
误差 (cell)	采用的球形度	236.591	126	1.878		
	Greenhouse – Geisser	236.591	96.175	2.460		
	Huynh – Feldt	236.591	104.449	2.265		
	下限	236.591	42.000	5.633		

7. 在重复测量的数据中, 除了影响因素外, 研究者有时只关心随着时间变化, 所测量指标的变化趋势, 而不提供各次测量间两两比较的结果。这里的假设检验为线性、二次或三次曲线拟合成立, 故要求检验无统计学意义, 以 cell 为例, 其线性拟合的 $P < 0.01$, 二次曲线拟合 $P = 0.843$, 三次曲线拟合 $P = 0.054$, 说明二次方曲线拟合最好。

主体内对比的检验

度量:MEASURE_1

源	cell	Ⅲ型平方和	df	均方	F	Sig.
cell	线性	61.959	1	61.959	23.392	.000
	二次	.080	1	.080	.040	.843
	三次	3.891	1	3.891	3.952	.053
cell * group	线性	4.931E-5	1	4.931E-5	.000	.997
	二次	1.442	1	1.442	.721	.401
	三次	2.369	1	2.369	2.406	.128
误差（cell）	线性	111.244	42	2.649		
	二次	83.994	42	2.000		
	三次	41.353	42	.985		

8. 下表给出了**组间因素**的比较,即青光眼组和对照组的比较,$F = 17.843$,$P < 0.01$,说明两组眼角膜培养细胞数的总体均数不同。

主体间效应的检验

度量:MEASURE_1

转换的变量:平均值

源	Ⅲ型平方和	df	均方	F	Sig.
截距	1548.506	1	1548.506	104.725	.000
group	263.837	1	263.837	17.843	.000
误差	621.029	42	14.786		

第五节　协方差分析

一、方法原理

实验设计的目的就是排除非处理因素的干扰和影响,从而准确获得处理因素的实验效应。而实际工作中,某些因素在实验阶段无法控制,比如两种药物治疗高血压,而舒张压必然受到年龄的影响。年龄在该研究中为混杂因素,在统计分析中称为协变量,对该数据需要采取协方差分析。协方差分析(analysis of covariance)

是将直线回归和方差分析结合起来的一种统计方法,其中协变量一般为连续性变量,并假设协变量和因变量之间存在线性关系,且这种线性关系在各组一致,即各组协变量与因变量所建立的回归直线基本平行。

进行协方差分析应当符合平型性假设。

(1)各组协变量与因变量之间呈线性关系。

(2)各组残差正态。

(3)各组回归斜率相等,即各组回归线应平行。

其中第三点最为重要,如果拒绝平行性要求,则需要对资料进行处理,或者选用其他分析方法。

二、分析实例

某医生欲了解成年人体重正常者与超重者的血清胆固醇有何不同,而胆固醇含量与年龄有关,资料见下表:

某研究者观察正常体重组和超重组的胆固醇情况

正常组		超重组	
年龄	胆固醇	年龄	胆固醇
48	3.5	58	7.3
33	4.6	41	4.7
51	5.8	71	8.4
43	5.8	76	8.8
44	4.9	49	5.1
63	8.7	33	4.9
49	3.6	54	6.7
42	5.5	65	6.4
40	4.9	39	6
47	5.1	52	7.5
41	4.1	45	6.4
41	4.6	58	6.8
56	5.1	67	9.2

三、研究假设

研究问题1:体重和年龄之间是否存在交互作用?

研究问题2:正常体重组和对照组两组研究对象的胆固醇是否相等?

四、数据录入

1. 变量视图

名称,group;标签,组别;值,0 = 正常组;1 = 超重组。

名称, age ;标签,年龄。

名称, chol;标签,胆固醇。

	名称	类型	宽度	小数	标签	值
1	group	数值	8	0	组别	{0, 正常组}...
2	age	数值	8	0	年龄	无
3	chol	数值	8	1	胆固醇	无

2. 数据视图(部分)

在数据视图窗口,视图菜单下选择值标签,就可以显示值标签内容了。

	group	age	chol
1	正常组	48	3.5
2	正常组	33	4.6
3	正常组	51	5.8
4	正常组	43	5.8
5	正常组	44	4.9
6	正常组	63	8.7
7	正常组	49	3.6
8	正常组	42	5.5
9	正常组	40	4.9
10	正常组	47	5.1
11	正常组	41	4.1
12	正常组	41	4.6

五、操作流程和结果解释

Step1 预分析:线性趋势的判断

(1)操作流程

```
图形—旧对话框—散点/点状
散点图/点图：简单分布—定义
简单散点图： Y 轴：胆固醇 [chol]
              X 轴：年龄 [age]
              设定标记：组别 [group] —确定
确定
```

这是散点图的主界面，Y 轴设定为胆固醇(chol)，X 轴设定为年龄(age)，而在设置标记处选入分组变量组别(group)。

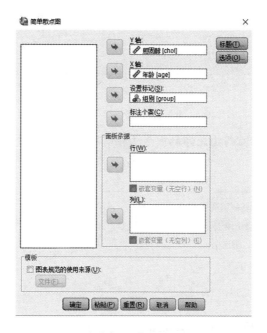

(2)结果解释

从下图我们可以看出如下信息。

- 正常组和超重族的年龄分布基本相同,没有明显的偏差。
- 两组中年龄和胆固醇都有明显的直线趋势。
- 两组中直线趋势的斜率相同。

从这几点,初步判断资料符合协方差分析的要求,可以继续分析。

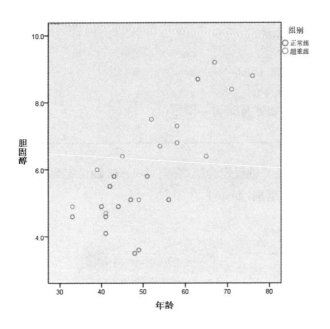

Step2 预分析:检验各组总体斜率是否相等

(1)操作流程

分析——一般线性模型——单变量

因变量（D）: 胆固醇 chol

固定因子（F）: 组别 group

协变量（c）: 年龄 age

模型（M）:定制（C）

　　　模型（M）框：group age group*age——继续

确定

这是方差分析的主界面,将结果变量胆固醇(chol)选入**因变量**,分组变量组别(group)选入**固定因子**,而将**协变量**选入年龄(age)。

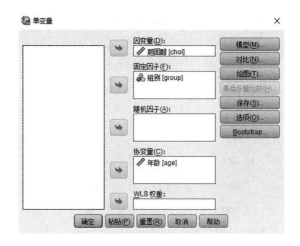

下图为模型设定,该步骤主要考察年龄和分组这两个变量之间是否存在交互作用,所以需要纳入 age * group,即代表交互因素。

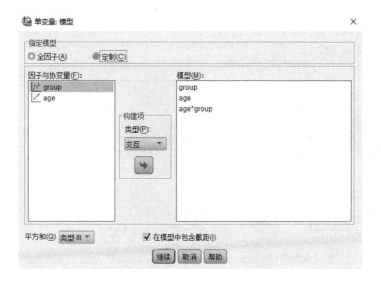

(2)结果解释

从下表可以看出,交互项 group * age 的 $P = 0.935 > 0.05$,显示交互作用无统计学意义,也就是两组的斜率基本上相等,证明 age 是混杂因素,可进行协方差分析。若交互作用有统计学意义,则需要对资料进行一定处理,再做协方差分析,或者选用其他方法分析。

主体间效应的检验

因变量:胆固醇

源	Ⅲ类平方和	自由度	均方	F	显著性
校正的模型	43.002[a]	3	14.334	14.988	.000
截距	1.202	1	1.202	1.257	.274
group	.247	1	.247	.259	.616
age	19.053	1	19.053	19.922	.000
group * age	.006	1	.006	.007	.935
错误	21.040	22	.956		
总计	980.940	26			
校正后的总变异	64.042	25			

注:[a] $R^2 = 0.671$(调整后的 $R^2 = 0.627$)。

Step3 正式分析:比较修正均数有无差别

(1)操作流程

分析——一般线性模型——单变量

因变量(D): 胆固醇 chol

固定因子(F): 组别 group

协变量(c): 年龄 age

模型(M):定制(C)

模型(M)框: group age —— 继续

选项(O): 显示平均值(M): group

☑ 比较主效应—— 继续

确定

此处和 step 2 一样,对因变量胆固醇 chol、自变量组别 group、协变量年龄 age 进行设定。

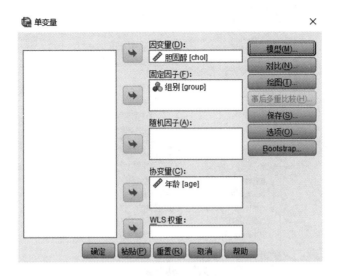

　　下图详细设定模型,由于在 step 2 当中发觉交互作用 age * group 没有统计学意义,因此去除,在模型中只需要选入 group 和 age 两个变量。

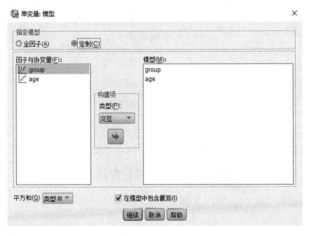

　　下图显示平均值,也就是对协变量年龄进行计算,获取平均年龄,在此基础上,对 group 两组的胆固醇均数进行修正,而比较主效应则是对两组的修正均数进行方差分析。

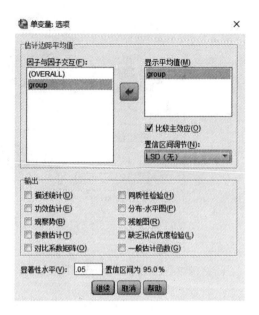

（2）结果解释

下表就是数据简单概要,正常组和超重组均为 13 人。

主体间因子

		值标签	数字
组别	0	正常组	13
	1	超重组	13

下表正式的分析结果,可见变量 group $P = 0.038 < 0.05$,变量 age $P < 0.01$,两者均有统计学意义,表示 group 和 age 对胆固醇含量均有影响。

主体间效应的检验

因变量:胆固醇

源	III类平方和	自由度	均方	F	显著性
校正的模型	42.995[a]	2	21.498	23.493	.000
截距	1.527	1	1.527	1.668	.209
group	4.458	1	4.458	4.872	.038
age	24.380	1	24.380	26.642	.000
错误	21.047	23	.915		
总计	980.940	26			
校正后的总变异	64.042	25			

注:[a] $R^2 = 0.671$(调整后的 $R^2 = 0.643$)。

下表是两组的修正均数及其对应的可信区间,显然超重组的胆固醇均值较高。下方提示该修正均数是按照年龄 50.2308 来计算的。

估算

因变量:胆固醇

组别	平均值	标准错误	95% 置信区间	
			下限值	上限
正常组	5.491[a]	.276	4.919	6.062
超重组	6.386[a]	.276	5.815	6.958

注:[a] 按下列值对模型中显示的协变量进行求值:年龄 = 50.23。

下表是把年龄转化成相等后,不同胆固醇值 Y 的修正均数、标准误以及各组修正均数是否相等的假设检验结果。可见,在扣除了 X 对 Y 的影响之后,两组的胆固醇的差别具有统计学意义。此处采用的是 LSD 法,即所有均数和对照比相比,大家也可以根据分析目的在对话框中选用其他两两比较方法。

成对比较

因变量: 胆固醇

(I)组别	(J)组别	平均值差值 (I−J)	标准错误	显著性[b]	差值的 95% 置信区间[b]	
					下限值	上限
正常组	超重组	−.895*	.406	.038	−1.735	−.056
超重组	正常组	.895*	.406	.038	.056	1.735

注:基于估计边际平均值。

* 均值差的显著性水平为 0.05;[b] 调节多重比较:最小显著差异法(相当于没有调节)。

下表是对修正均数按照方差分析法进行检验,结论和主体间效应的检验结果一致,变量 group $P = 0.038$。

单变量检验

因变量:胆固醇

	平方和	自由度	均方	F	显著性
对比	4.458	1	4.458	4.872	.038
错误	21.047	23	.915		

注:F 检验组别的效应。此检验基于估计边际平均值之中的线性无关成对比较。

秩和检验

假设检验的方法可以分为参数检验（parametric test）和非参数检验（nonparametric test）。

参数检验：若统计推断方法要求样本来自的总体分布已知（如正态分布），在这种假设基础上才能对总体参数（如总体均数）进行估计或检验，因此称为参数检验。但该检验对于分布有严格的要求（正态性、方差齐性等），一旦不满足这些条件就非常麻烦，我们常用的 t 检验和方差分析均属于参数检验。

非参数检验：若不依赖于特定的总体分布，也不对总体参数进行推断的一类统计方法称为非参数检验，又称任意分布检验（distribution – free test）。

1. 非参数检验适用的资料类型

（1）总体分布非正态或分布形式未知的计量资料（尤其 $n < 30$ 时）。

（2）等级资料（见列联表章节）。

（3）个别数据偏大或数据的一端或两端未确定数值的资料，如大于 150 mg。

（4）各组数据离散程度相差悬殊的资料，即方差不齐的资料。

2. 非参数检验的检验效能 非参数检验的适用范围非常广泛，但是由于检验的是分布而不是参数，所以损失了部分资料信息，故通常认为非参数方法的检验效能低下。但实际上，根据国外的一项研究，它的检验效能大约为参数检验的 95%，并非低得不能接受，因此当数据可能违背参数检验条件时，最好直接采用相应的非参数检验方法。

3. 非参数检验的方法 非参数检验的方法很多，有符号检验、游程检验、等级相关分析、秩和检验、卡方检验等。本章讲述基于秩次基础上的秩和检验（rank sum test）。

4. 非参数检验分析模块 SPSS 主要在分析下拉菜单项中的非参数检验中实现，其包含的具体统计过程如下。

（1）单样本：单样本秩和检验。

（2）独立样本：两组或多组独立样本秩和检验。

（3）相关样本：配对样本秩和检验。

第一节 单样本秩和检验

一、方法原理

Wilcoxon 符号秩和检验常用于不满足 t 检验条件的单样本连续变量资料的比较,其目的是推断样本中位数与已知总体中位数(常为标准值或大量观察的稳定值)是否相等。类似于参数检验中的单样本 t 检验,只是因为不是正态或分布未知,所以不能比较均数,而是比较中位数。

二、分析示例

已知某地正常人尿铅含量的中位数为 2.50 μmol/L。今在该地随机抽取 16 名工人,测定尿铅含量见下表,问该厂工人的尿铅含量是否高于当地正常人?

某厂 16 名工人与当地正常人的尿铅含量(μmol/L) 比较

0.62	0.78	2.13	2.48	2.54	2.68	2.73	3.01
3.13	3.27	3.54	4.38	4.38	5.05	6.08	11.27

三、研究问题

H_0:差值的总体中位数等于 0,即该厂工人的尿铅含量与正常人相同。

H_1:差值的总体中位数大于 0,即该厂工人的尿铅含量高于正常人。

单侧 $a = 0.05$

四、数据录入

1. 变量视图

名称,x;标签,血铅含量。

名称	类型	宽度	小数	标签	值
x	数值(N)	8	2	血铅含量	无

2. 数据视图

	x
1	.62
2	.78
3	2.13
4	2.48
5	2.54
6	2.68
7	2.73
8	3.01
9	3.13
10	3.27
11	3.54
12	4.38
13	4.38
14	5.05
15	6.08
16	11.27

五、操作流程

分析—非参数检验—单样本

目标：自动比较观察数据和假设检验（U）

字段：检验字段（T）:血铅含量

设置：自定义检验（T）

　　比较中位数和假设中位数（Wilcoxon 符号秩和检验）

　　假定中位数：2.5

运行（R）

1. 下图指出了非参数检验对于数据的要求:非参数检验不假定你的数据呈正态分布。至于目的,默认为自动比较观察和假设数据,我们先不用管它,因为还需要在其他地方进行设置。

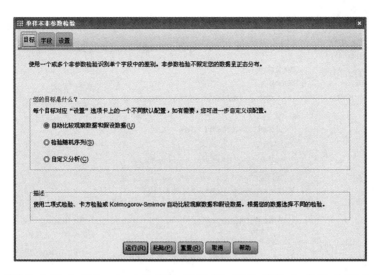

2. 下图为字段选项卡,由于为单变量数据,因此系统自动将分析变量血铅含量 x 选入,不用我们操心。

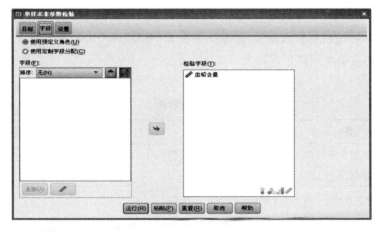

3. 下图是对检验方法的设定,单样本秩和检验类似于单样本 t 检验,单样本 t 检验是推断样本均数和总体均数是否相等,而单样本秩和检验是推断样本中位数与已知总体中位数是否相等,因此我们选用比较中位数选项,即 Wilcoxon 符号秩和检验,并设定假设中位数为 2.5,即比较样本所代表的总体中位数是否与 2.5 相等。

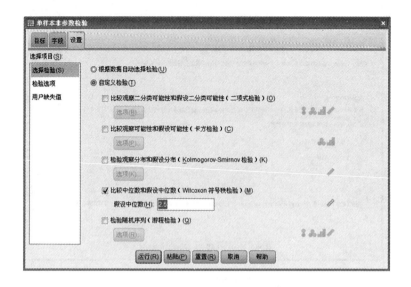

六、结果解释

1. 下表为假设检验摘要,原假设为血铅含量的中位数等于 2.5,检验方法为单样本 Wilcoxon 带符号秩次检验,检验结果为 $P = 0.038 < 0.05$,拒绝原假设,可认为该厂工人的血铅含量高于正常人。

假设检验摘要

	原假设	检验	显著性水平	决策
1	血铅含量的中位数等于 2.5	单样本 Wilcoxon 带符号秩次检验	0.038	拒绝原假设

注:显示渐进显著性。显著性水平为 0.05。

2. 在结果窗口双击假设检验摘要表格,弹出详细结果窗口,其结果如下图:

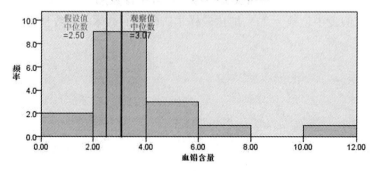

单样本 Wilcoxon 带符号秩次检验

图形横轴显示了血铅含量,纵轴则标出了该含量所对应的频率,同时给出了总体中位数为 2.50,而观察值中位数为 3.07,至于是否有统计学意义,还需要进一步分析。

3. 下表给出了具体统计量的值为 108,也就是正秩和或负秩和的值 T 为 108,$P = 0.038 < 0.05$,注意统计软件标注的为双侧检验,此处可以类推为单侧检验结果。

总计 N	16
检验统计	108.000
标准误	19.326
标准化检验统计	2.070
渐进显著性水平(双侧检验)	0.038

注意:检验水准有单侧和双侧之分,例如对立假设为两个总体均数不相等,因为 $\mu_1 \neq \mu_2$ 包含 $\mu_1 > \mu_2$ 和 $\mu_1 < \mu_2$ 两种情形,故称为双侧检验;如果凭借专业知识有充分把握可以排除某一侧,对立假设为 $\mu_1 > \mu_2$ 或 $\mu_1 < \mu_2$,就称为单侧检验。为了稳妥起见,一般情况下均采用双侧检验。但是本例结合专业知识,工厂工人的血铅含量不可能低于正常人,因此为单侧检验。

第二节　配对样本秩和检验

一、方法原理

配对设计资料主要是对差值进行分析,通过检验配对样本的差值是否来自于中位数为 0 的总体来判断两个总体中位数是否相等,即两种处理的效应是否相同。其基本思想为在配对样本中,由于随机误差的存在,各对差值的产生不可避免,假定两种处理的效应相同,则差值的总体分布为对称分布,并且差值的总体中位数为 0。若此假设成立,样本差值的正秩和与负秩和应相差不大,均接近 $n(n+1)/4$;当正负秩和相差悬殊,超出抽样误差可解释的范围时,则有理由怀疑该假设,从而拒绝 H_0。

二、分析示例

对 11 份工业污水测定氟离子浓度(mg/L),每份水样同时采用电极法及分光光度法测定,就总体而言,这两种方法的测定结果有无差别?

两法测定 11 份工业污水中的氟离子浓度结果

样品号	氟离子浓度	
	电极法	分光光度法
1	10.5	8.8
2	21.6	18.8
3	14.9	13.5
4	30.2	27.6
5	8.4	9.1
6	7.7	7.0
7	16.4	14.7
8	19.5	17.2
9	127.0	155.0
10	18.7	16.3
11	9.5	9.5

三、研究假设

H_0:差值的总体中位数等于 0。

H_1:差值的总体中位数不等于 0。

$a = 0.05$

四、数据录入

1. 变量视图

名称,x1;标签,电极法。

名称,x2;标签,分光光度计。

名称	类型	宽度	小数	标签	值
x1	数值(N)	8	1	电极法	无
x2	数值(N)	8	1	分光光度计	无

2. 数据视图

	x1	x2
1	10.5	8.8
2	21.6	18.8
3	14.9	13.5
4	30.2	27.6
5	8.4	9.1
6	7.7	7.0
7	16.4	14.7
8	19.5	17.2
9	127.0	155.0
10	18.7	16.3
11	9.5	9.5

五、操作流程

分析—非参数检验—相关样本

目标：自动比较观察数据和假设检验（U）

字段：检验字段（T）:电极法，分光光度计

设置：自定义检验（C）

比较中位数和假设中位数差
Wilcoxon 匹配对等符号秩（二样本）（W）

运行（R）

1. 下图指出了非参数检验对于数据的要求:非参数检验不假定数据呈正态分布。至于目的,默认为自动比较观察和假设数据,我们先不用管它,因为还需要在其他地方进行设置。

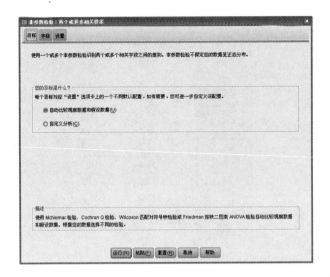

2. 下图为字段选项卡,配对变量必定选入两个变量,即将变量电极法 x1 和分光光度计 x2 均选入。

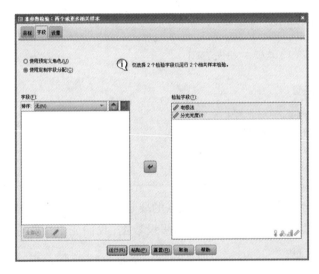

3. 下图是对检验方法的设定,研究目的在于比较两个样本差值所代表的总体中位数是否为 0,所对应的配对样本 t 检验则是两样本差值所代表的总体均数是否为 0。而配对样本秩和检验又包括符号检验和 Wilcoxon 匹配对符号秩,符号检验只利用了正、负号,其检验效率低下。Wilcoxon 匹配对符号秩为常用的配对设计差值的秩和检验,它利用了资料的秩序大小,因此采用 Wilcoxon 匹配对符号秩检验。

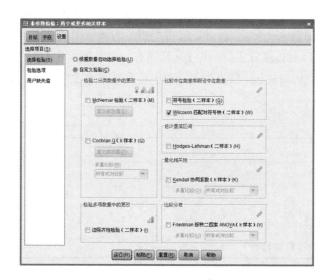

六、结果解释

1. 下表对检验结果做了简单介绍,原假设为电极法和分光光度计差值所代表的总体中位数为 0,检验方法为相关样本 Wilcoxon 带符号的秩次检验,即配对秩和检验,$P = 0.092 > 0.05$,因此可认为电极法和分光光度计两种方法的测定结果无差别。

假设检验摘要

	原假设	检验	显著性水平	决策
1	电极法和分光光度间差值的中位数等于 0	相关样本 Wilcoxon 带符号秩次检验	0.092	保留原假设

注:显示渐进显著性。显著性水平为 0.05。

2. 在结果窗口双击假设检验摘要表格,弹出详细结果窗口,其结果如下图:

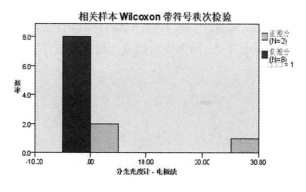

分光光度计 – 电极法得到一个新变量,该变量可能为正值也可能为负值,我们将所有值按照绝对值的大小分别进行排序,得到相应的频率图。从图上可以看出,得到的正值较少($n=2$)而负值较多($n=8$),并且还有一对差值为0,这样共计11对。

3. 下表给出的具体统计量值为11,即正秩和或负秩和 T 值为11,$P=0.092 > 0.05$。

总计 n	11
检验统计	11.000
标准误	9.804
标准化检验统计	-1.683
渐进显著性水平(双侧检验)	0.092

第三节 两组独立样本秩和检验

一、方法原理

Wilcoxon 秩和检验(Wilcoxon rank sum test)的目的是推断连续变量资料或有序变量资料的两个独立样本所代表的两个总体分布是否有差别。理论上零假设 H_0 为两总体分布相同,即两样本来自于同一总体;其对立假设 H_1 为两总体分布不同。由于秩和检验对两总体分布形状的差别不敏感,对位置相同、形状不同但类似的两总体分布,推断不出两总体分布形状有差别,故对立的备择假设 H_1 不能为两总体分布不同,而只能为两总体分布位置不同。故在实际应用中检验假设 H_0 可写作两总体分布位置相同,也可简化为两总体中位数相等。

二、分析示例

用两种药物杀灭钉螺,每批用 200 ~ 300 只活钉螺,用药后清点钉螺的死亡数,并计算死亡率(%),结果见下表,问两种药物杀死钉螺的效果有无差别?

两种药物杀灭钉螺死亡率(%)的比较

甲药死亡率(%)	乙药死亡率(%)
32.5	16.0
35.5	22.5
40.5	26.0
40.5	28.5
49.0	32.5
49.5	38.0
51.5	40.5

三、研究假设

H_0:两种药物杀灭钉螺死亡率的总体中位数相等。

H_1:两种药物杀灭钉螺死亡率的总体中位数不相等。

$a = 0.05$

四、数据录入

1. 变量视图

名称,group;标签,药物;值,1 = 甲,2 = 乙。

名称,x;标签,死亡率。

	名称	类型	宽度	小数	标签	值
1	group	数值(N)	8	0	药物	{1, 甲}...
2	x	数值(N)	8	1	死亡率	无
3						

2. 数据视图

	group	x
1	1	32.5
2	1	35.5
3	1	40.5
4	1	40.5
5	1	49.0
6	1	49.5
7	1	51.5
8	2	16.0
9	2	22.5
10	2	26.0
11	2	28.5
12	2	32.5
13	2	38.0
14	2	40.5

五、数据视图

```
分析—非参数检验—独立样本

目标：自动比较不同组间的分布

字段：检验字段（T）:死亡率

      组（G）：药物

设置：自定义检验（C）

      Mann-Whitney U（二样本）（H）

运行（R）
```

1. 下图指出了非参数检验对于数据的要求:非参数检验不假定数据呈正态分布。至于目的,默认为自动比较不同组间的分布,我们先不用管它,因为还需要在其他地方进行设置。

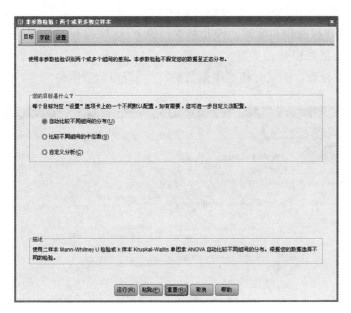

2. 下图为字段选项卡,检验字段(测量指标)框选入死亡率,而组(分组变量)框则选入药物。值得注意的是,有时检验字段的类型必须为数值,组变量的类型必须为字符,变量类型可以在变量视图窗口进行修改。

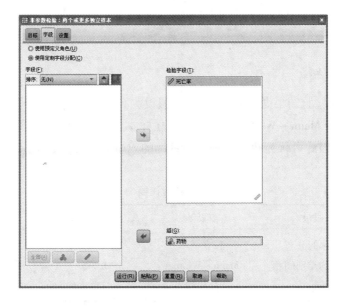

3. 统计类型采用默认的 Mann－Whitney U,即我们常用的两样本秩和检验,该方法是和成组 t 检验相对应的一种非参数检验方法,在检验时利用了大小次序,即检验 A 样本中的数值是否多数大于 B 样本。此处不应选择中位数检验,该方法检验各个样本是否来自于具有相同中位数的总体,但检验效能最低。

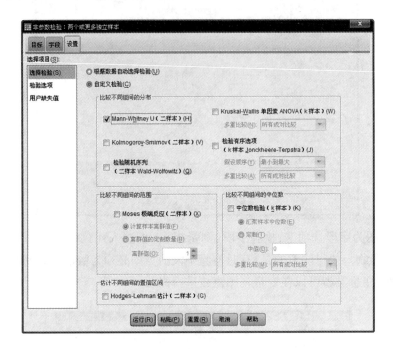

六、结果解释

1. 下表对检验结果做了简单介绍,原假设为死亡率的分布在药物的类别间相同,检验方法为 Mann－Whitney,即两组独立样本的秩和检验,其检验结果为 $P = 0.015 < 0.05$,因此可认为两种药物杀死钉螺的效果有差别。

假设检验摘要

	原假设	检验	显著性水平	决策
1	死亡率的分布在药物的类别间相同	独立样本 Mann－Whitney U 检验	0.015	拒绝原假设

注:显示渐进显著性。显著性水平为 0.05。

2. 在结果窗口双击假设检验摘要表格,弹出详细结果窗口,其结果如下图:

独立样本 Mann–Whitney U 检验

药物

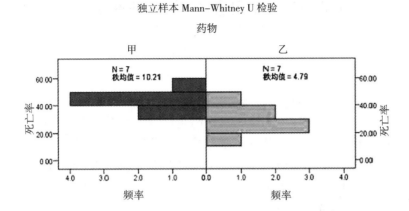

上图为条图,显示了两组的死亡率的频率分布情况,图上很明显,甲组的死亡率最为集中于40%,乙组最为集中于20%,两组差异比较明显,但是具体统计结果如何,还需要进一步的统计分析。

3. 下表为两组秩和检验结果,给出了 Mann – Whitney U 统计量,Wilcoxon W 统计量近似法计算出的 P 值(渐进显著性)和确切概率法计算的 P 值(精确显著性),可见 $P < 0.05$,说明两组死亡率的分布差别具有显著性,结合实际数据,可以推断甲药组的死亡率高于乙药组。

总计 n	14
Mann – Whitney U	5.500
Wilcoxon W	33.500
检验统计	5.500
标准误	7.783
标准化检验统计	−2.441
渐进性显著性水平(双侧检验)	0.015
精确显著性水平(双侧检验)	0.011

第四节　多组独立样本秩和检验

一、方法原理

多组独立样本比较的秩和检验是由 Kruskal 和 Wallis 在 Wilcoxon 两样本秩和检验的基础上扩展而来的,又称 Kruskal – Wallis H 检验,用于推断连续变量或有序分类变量的多个总体分布有无差别。多组连续变量独立样本的比较首选单因素方差分析,但是根据经验,本例中生存月数通常不服从正态分布,不满足方差分布的条件,故用 Kruskal – Wallis H 秩和检验。而多组有序分类变量的比较详见于列联表章节中的单向有序的列联表分析。

二、分析示例

某医院用三种不同的方法治疗 15 例胰腺癌患者,每种方法各治疗 5 例,治疗后的生存月数见下表,问这三种方法对胰腺癌患者的疗效有无差别?

三种方法治疗胰腺癌患者的生存月数比较

甲法	乙法	丙法
3	6	2
4	9	3
7	10	5
8	12	7
8	13	8

三、研究假设

H_0:三种方法治疗后患者生存月数的总体中位数相等。

H_1:三种方法治疗后患者生存月数的总体中位数不全相等。

$a = 0.05$

四、数据录入

1. 变量视图

名称,treat;标签,治疗方法;值,1 = 甲法,2 = 乙法,3 = 丙法。

名称,month;标签,生存月数。

	名称	类型	宽度	小数	标签	值
1	treat	数值(N)	8	0	治疗方法	{1, 甲法}...
2	month	数值(N)	8	0	生存月数	无
3						

2. 数据视图

	treat	month
1	1	3
2	1	4
3	1	7
4	1	8
5	1	8
6	2	6
7	2	9
8	2	10
9	2	12
10	2	13
11	3	2
12	3	3
13	3	5
14	3	7
15	3	8

五、操作流程

分析—非参数检验—独立样本

目标：自动比较不同组间的分布

字段：检验字段（T）:死亡率

　　　组（G）：药物

设置：自定义检验（C）

　　　Mann-Whitney U（二样本）（H）

运行（R）

1. 下图指出了非参数检验对于数据的要求:非参数检验不假定数据呈正态分布。至于目的,默认为自动比较不同组间的分布,我们先不用管它,因为还需要在其他地方进行设置。

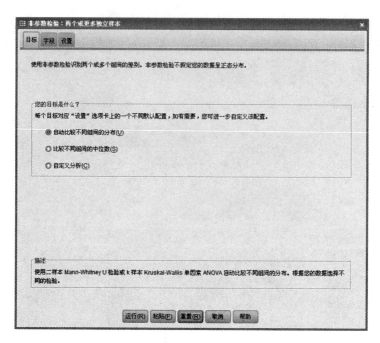

2.下图为字段选项卡,检验字段(测量指标)框选入生存月数,而组(分组变量)框则选入治疗方法。值得注意的是,有时检验字段的类型必须为数值,组变量的类型必须为字符,变量类型可以在变量视图窗口进行修改。

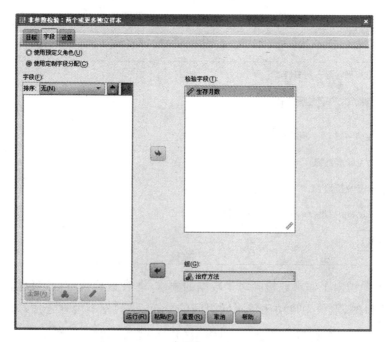

3. 在选择检验类型中,我们选用 Kruskal – Wallis 单因素 ANOVA,也就是常用的多样本比较的秩和检验,此处出现了 ANOVA,即方差分析,提示该检验与方差分析存在着某种联系,其实 Kruskal – Wallis 单因素 ANOVA 其方法就是首先将各组数据一起进行排序,将排序的结果形成新的秩变量,然后对新生成的秩变量进行常规的单因素 ANOVA。我们不应选择中位数检验,它虽然直接检验多个样本所代表的各总体的中位数是否相同,但是检验效能很低,很难发现组间的差别。

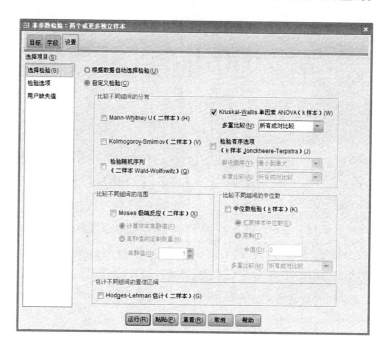

六、结果解释

1. 下表对检验结果做了简单介绍,原假设为各组的生存月数的分布相同,检验方法为独立样本 Kruskal – Wallis 检验,即多组独立样本的秩和检验,检验结果为 $P = 0.041 < 0.05$,因此可以认为三种治疗的生存月数有差别。

假设检验摘要

	原假设	检验	显著性水平	决策
1	生存月数的分布在治疗方法的类别间相同	独立样本 Kruskal – Wallis 检验	0.041	拒绝原假设

注:显示渐进显著性。显著性水平为 0.05。

2. 在结果窗口双击假设检验摘要表格,弹出详细结果窗口,其结果如下图:

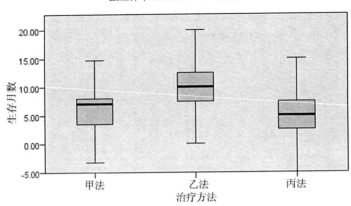

独立样本 Kruskal–Wallis 检验

这是常见的箱式图(box plot),常用于描述不符合正态分布的连续变量的分布特征,它表现了连续型变量的 5 个特征值,即最小值、下四分位数(Q_1,即 25% 百分位数)、中位数(M,median)、上四分位数(Q_3,即 75% 百分位数)和最大值。由 Q_1 和 Q_3 构成箱式图的"箱体"部分,箱体的距离为**四分位数间距**(interquartile range,IQR)。Q_1 和最小值之间、Q_3 和最大值之间分别构成"箱子"的上、下两条"触须",箱体中间的横线为该组的**中位数**。但该图大家需要特别注意,纵轴所代表的生存月数并非原始数据,而是排序后形成的生存月数秩次,图形能帮助大家直观地感受各组之间的数据分布。

3. 下表给出了具体的统计值,检验统计量校正 H 为 6.388,$P = 0.041 < 0.05$。

总计 N	15
检验统计	6.388
自由度	2
渐进显著性水平(双侧检验)	0.041

注:检验统计量已针对节进行调整。

七、注意事项

1. 从操作界面可以看出,多组秩和检验只是参数方差分析对非参数分析的一个简单延伸,但是与参数检验比较而言,秩和检验的统计方法较少,如当例题中各组总体出现差异时($P < 0.05$),无法进行两两比较来发现哪些组之间存在差异,因

此我们可以对数据进行排秩,然后以秩次作为测量变量,应用参数统计方法进行统计分析更为实用。操作如下。

转换（T）—个案排序（K）

变量（V）: 生存月数（month）—确定

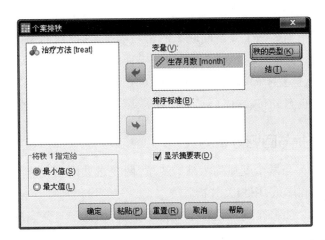

2. 操作完成后,结果窗口显示已创建了新变量 Rmonth,因此我们只需对 Rmonth 采用普通的方差分析（ANOVA）即可。

已创建的变量[a]

源变量	函数	新变量	标签
month[b]	秩	Rmonth	Rank of month

注:[a] 相同的值的平均秩用于结;[b] 秩按升序排列。

第七章

相关分析

相关分析用于描述两个变量间联系的密切程度,它反映的是当控制了其中一个变量的取值后,另一个变量还有多大的变异程度。相关分析有一个显著的特点是变量不分主次,被置于同等地位。线性相关仅适用于二元正态分布,秩相关则适用于不服从二元正态分布、总体分布未知或等级资料。

一、相关分析与回归分析的关系

1. 相关分析　当两个变量均为结局变量,两变量共同变化,即互相依赖关系,如一个人的身高和体重,用相关分析。

2. 回归分析　当一个变量依赖于另一个变量,如儿子与父亲的身高有某种依赖关系,用回归分析。

二、SPSS 相关分析模块

SPSS 主要在分析下拉菜单项中的相关中实现,其包含的具体统计过程如下:

1. 双变量(bivariate)　用于进行两个/多个变量间的参数/非参数相关分析,如果是多变量,则给出两两相关的分析结果。这是最常用的相关分析过程,本章中的线性相关和秩相关均在此过程中进行。

2. 偏相关(partial)　如果需要进行相关分析的两个变量其取值均受到其他变量的影响,就可以利用偏相关分析对其他变量进行控制,输出控制其他变量影响后的相关系数。

3. 距离(distance)　此过程可对同一变量内部各观察单位间的数值或各个不同变量间进行相似性或不相似性(距离)分析,前者可用于检测观察值的接近程度,后者则常用于考察各变量的内在联系和结构。该过程一般不单独使用,而是作为因子分析、聚类分析和多维尺度分析的预分析过程,以帮助了解复杂数据集的内在结构,为进一步分析做准备。

第一节　线性相关

一、方法原理

两个随机变量 X、Y 之间呈线性趋势的关系称为线性相关(linear correlation),又称简单相关(simple correlation),其统计学指标为 Pearson 积矩相关系数(Pearson product moment coefficient)。

二、分析示例

某地一项膳食调查中,随机抽取了 14 名 40~60 岁的健康女性,测得每人的基础代谢(kJ/d)与体重(kg)数据,试分析这两项指标间有无关联?

14 名中年健康女性的基础代谢与体重的测量值

编号	基础代谢 (kJ/d)	体重 (kg)	编号	基础代谢 (kJ/d)	体重 (kg)
1	4175.6	50.7	8	3970.6	48.6
2	4435.0	53.7	9	3983.2	44.6
3	3460.2	37.1	10	5050.1	58.6
4	4020.8	51.7	11	5355.5	71.0
5	3987.4	47.8	12	4560.6	59.7
6	4970.6	62.8	13	4874.7	62.1
7	5359.7	67.3	14	5029.2	61.5

三、研究假设

研究问题:基础代谢与体重的直线相关系数。

四、数据录入

1. 变量视图

名称,x1;标签,基础代谢。

名称,x2;标签,体重。

	名称	类型	宽度	小数	标签	值
1	x1	数值(N)	8	1	基础代谢	无
2	x2	数值(N)	8	1	体重	无

2. 数据视图

	x1	x2
1	4175.6	50.7
2	4435.0	53.7
3	3460.2	37.1
4	4020.8	51.7
5	3987.4	47.8
6	4970.6	62.8
7	5359.7	67.3
8	3970.6	48.6
9	3983.2	44.6
10	5050.1	58.6
11	5355.5	71.0
12	4560.6	59.7
13	4874.4	62.1
14	5029.2	61.5

五、操作流程

(一)操作流程散点图(预分析)

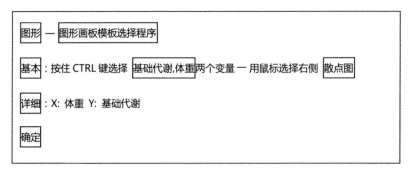

1. 图形画板模板选择程序是一个傻瓜式的操作界面,下图的基本界面是用来设定入选变量和图形的,多个变量的选择需要按计算机键盘上的 Ctrl 键,此处同时选择基础代谢和体重两个变量,右侧则选择需要的图形散点图。

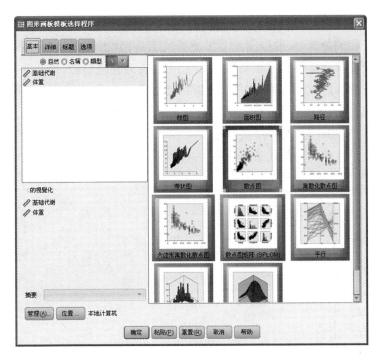

2. 详细对话框需要设定 X 和 Y 轴,如果按照默认,图形 X 轴为基础代谢、Y 轴为体重,因此我们需要重新设置,将 X 轴设为体重、Y 轴设为基础代谢。

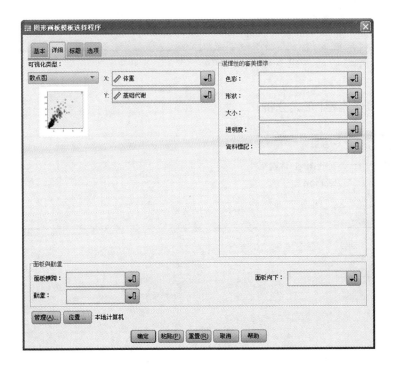

3. 结果解释

在进行相关分析时,散点图是非常重要的工具,分析前必须制作散点图,以初步判断两个变量间是否存在相关趋势、该趋势是否为直线趋势,以及数据中是否存在异常点。忽视散点图而直接进行分析可能会得出错误的结论。从图上可以看出,同一基础代谢的人,体重有的要重一些,而有的又要轻一些,但是从总的趋势来看体重越重,基础代谢越高,反之体重越轻,基础代谢越低,说明基础代谢与体重之间可能存在呈线性趋势的联系,且变化方向相同。

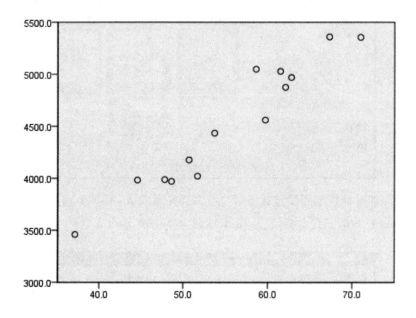

(二)操作流程(正式分析)

分析—相关—双变量
变量(V):基础代谢x1 体重x2
相关系数:☑ Pearson

确定

1. 这里有相关系数的三个选项,主要体现在对两个变量的要求不同。

(1) Pearson:又称**线性相关系数**(linear correlation coefficient),是定量表述两个连续变量间线性关系密切程度和相关方向的统计指标。

(2) Kendall 的 tau – b(K)和 Spearman:两者均为**等级相关**。

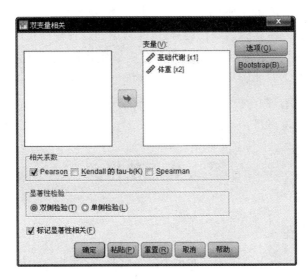

2. 结果解释

在下表的结果中,可见 Pearson 相关系数大小为 0.964,该数值给出了两个信息,相关性的大小为 0.964,相关系数绝对值为 0 ~ 1,值越大,相关性越强;并且给出了相关的方向,由于 0.964 > 0,说明两个变量为正相关,即体重越重,则基础代谢越高。对相关系数的双侧检验的 $P < 0.01$,说明该相关系数具有统计学意义。

相关性

		基础代谢	体重
基础代谢	Pearson 相关性	1	.964 **
	显著性(双侧)		.000
	N	14	14
体重	Pearson 相关性	.964 **	1
	显著性(双侧)	.000	
	N	14	14

注: ** 在 0.01 水平(双侧)上显著相关。

注意:Pearson 相关系数用于描述线性相关,其数值介于 – 1 ~ 1,当两个变量的相关性达到最大,散点呈一条直线时取值为 −1 或 1,正负号表明了相关的方向;如两变量完全无关,则取值为 0。

六、注意事项

1. 进行直线相关分析前,必须先制作散点图,以初步判断两个变量之间是否存在相关趋势、该趋势是否为线性趋势,以及数据中是否存在异常点。

2. 相关分析不一定是因果关系,如某对夫妇生儿种树,儿长树高,相关关系有统计学意义,可两者并非因果关系,是由于时间变量与两者的潜在联系造成了身长与树高相关的假象。两个变量之间的相关系数有统计学意义,欲下因果关系的结论,还需从专业角度做进一步的研究。

第二节　秩相关

一、方法原理

Pearson 相关分析仅适用于二元正态分布资料,对那些不服从双变量正态分布的资料,还有总体分布未知的资料和原始数据用等级表示的资料,均不宜用 Pearson 相关系数来描述相关性,可采用**秩相关**(rank correlation),也称**等级相关**来描述两个变量间的程度和方向。这类分析对原变量的分布不做要求,属非参数统计方法。其中最常用的统计量为 Spearman 秩相关系数,又称等级相关系数。

二、分析示例

某研究者观测了 10 例 6 个月 ~7 岁的贫血患儿的血红蛋白与贫血体征,研究其相关性,结果见下表,试进行秩相关分析。

贫血患儿的血红蛋白含量(g/dl)和贫血体征

患者编号	1	2	3	4	5	6	7	8	9	10
血红蛋白含量	5.0	5.8	6.1	7.3	8.8	9.1	11.1	12.3	13.5	13.8
贫血体征	+++	++	+	−	++	++	−	−	−	−

三、研究假设

研究问题:血红蛋白和贫血体征之间的相关性。

四、数据录入

1. 变量视图

名称,x1;标签,血红蛋白含量。

名称,x2;标签,贫血体征。

	名称	类型	宽度	小数	标签	值
1	x1	数值(N)	8	1	血红蛋白含量	无
2	x2	数值(N)	8	1	贫血体征	无

2. 数据视图

贫血体征为等级变量,我们需要用数值来表示,0 代表 – ,1 代表 + ,2 代表 + + ,3 代表 + + + 。

	x1	x2
1	5.0	3.0
2	5.8	2.0
3	6.1	1.0
4	7.3	.0
5	8.8	2.0
6	9.1	2.0
7	11.1	.0
8	12.3	.0
9	13.5	.0
10	13.8	.0

五、操作流程

分析—相关—双变量

变量（V）:血红蛋白含量 x1 贫血体征 x2

相关系数 : ☑ Spearman

确定

这里有相关系数的三个选项,主要体现在对两个变量的要求不同。

（1）Pearson:又称线性相关系数（linear correlation coefficient）,是定量描述两个连续变量间线性关系密切程度和相关方向的统计指标。

（2）Kendal 的 tau – b（K）和 Spearman:Spearman 相关系数（秩相关系数）和

Kendall 等级相关系数均对数据进行排序,但区别在于秩相关是以复合样本整体进行排序,而 Kendall 等级相关则以每个样本单独进行排序,考察其方向的一致性。Spearman 等级相关系数比较常用。

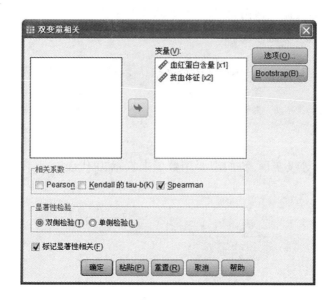

六、结果解释

在下面的结果中,可见 Spearman 相关系数为 - 0.741,该数值给出了两个信息,相关性的大小为 0.741,相关系数绝对值大小为 0 ~ 1,值越大,相关性越强;并且给出了相关的方向,由于 - 0.741 < 0,说明两个变量为负相关,即血红蛋白含量越高,则贫血体征越低。对相关系数的双侧检验的 $P = 0.014 < 0.05$,说明该相关系数具有统计学意义。

相关系数

			血红蛋白含量	贫血体征
Spearman 的 rho	血红蛋白含量	相关系数	1.000	- .741 *
		Sig. (双侧)	.	.014
		N	10	10
	贫血体征	相关系数	- .741 *	1.000
		Sig. (双侧)	.014	.
		N	10	10

注: * 在置信度(双测) 为 0.05 时,相关性是显著的。

七、注意事项

1. 对于相同的数据，Spearman 相关系数和 Kendall 相关系数的绝对值均小于 Pearson 相关系数，显然是由于在秩变换或者数据有序分类处理时损失信息所导致的。

2. Spearman 相关系数的计算公式可以完全套用 Pearson 相关系数的计算公式，但公式中的 X 和 Y 用对应的秩次代替即可。

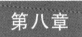

线性回归分析

一、模型概述

Pearson 积矩相关系数或 Spearman 秩相关系数描述两者之间的关系,重点研究两个变量之间联系的强度和方向,两变量均为结果变量,不分主次。但在实际研究中,我们常需要通过可测或易测的变量对未知或难测的变量进行估计,以达到预测的目的。例如用患病幼儿月龄预测其体重,从而方便医生制订用药剂量,降低了幼儿因称重带来的不便;用身高或体重这些容易测量的指标来估计体表面积等相对难测的指标等。回归分析(regression analysis)就是研究一个变量如何随另一些变量变化的常用方法。

二、因变量与自变量

被估计或被预测的变量称为**因变量**(dependent variable)或反应变量(response variable)或结果变量,常用 y 表示。y 所依存的变量称为**自变量**(independent variable)或解释变量(explanatory variable)或预测因子(predictor),常用 x 表示。

三、模型解释

因变量只能有一个,自变量可以有一个或多个,若自变量为 p 个,那么 p 个自变量用向量形式表示为$(x_1,x_2,\cdots,x_p)$,设有 n 例观察对象,第 i 例$(i=1,2,\cdots n)$的一组观察值为$(y_i,x_{i1},x_{i2},\cdots,x_{ip})$。当自变量和因变量之间存在线性关系时,应用线性模型就能很好地刻画它们之间的关系:

$$y_i = \hat{y}_i + e_i = b_0 + b_1 x_{i1} + \cdots + b_p x_{ip} + e_i$$

可见,实测值 y_i 由两部分组成。第一部为**估计值**,用 $\hat{y}$ 表示,读作 y hat,即给定各自变量取值时,因变量 y 的估计值,表示能由自变量决定的部分;第二部分为**残差** e_i,是因变量实测值 y 与估计值 $\hat{y}$ 之间的差值,表示不由自变量决定的部分。残差对于数据是否符合线性回归分析的条件、判断当前建立的模型是否成立、是否还有别的变量需要引入模型等一系列问题有重要的参考价值。

模型如果剔除残差 e_i,就可以得到公式 $\hat{y}_i = b_0 + b_1 x_{i1} + \cdots + b_p x_{ip}$。

b_0 为**截距**(intercept),在回归方程中又称为常数项(constant),表示各自变量取值为 0 时 y 的估计值。

$b_n x_{in}$ 中 b_n 为**偏回归系数**(partial regression coefficient),简称回归系数,表示其他自变量不变,x_{in} 每改变一个单位时,我们所预测的 y 的平均变化量。

第一节 简单线性回归分析

一、方法原理

简单线性回归分析就是寻找因变量数值随自变量的变化而变化的直线趋势,并在散点图上找到一条这样的直线,相应的方程被称为直线回归方程,通过回归方程解释两个变量之间的关系更为精确。如果将两个事物的取值分别定义为变量 x 和 y,则可用回归方程 $\hat{y} = a + bx$ 来描述关系,并有两点需要注意:

1. 变量 x 称为自变量,而 y 为因变量,一般来讲应当有理由认为由于 x 的变化而导致 y 发生变化。

2. $\hat{y}$ 不是一个确定的数值,而是对应于某个确定 x 的群体的 y 值平均值的估计。

二、分析示例

某地一项膳食调查中,随机抽取了 14 名 40～60 岁的健康女性,测得每人的基础代谢(kJ/d)与体重(kg)数据,试拟合直线回归模型?

14 名中年健康女性的基础代谢与体重的测量值

编号	基础代谢 (kJ/d)	体重 (kg)	编号	基础代谢 (kJ/d)	体重 (kg)
1	4175.6	50.7	8	3970.6	48.6
2	4435.0	53.7	9	3983.2	44.6
3	3460.2	37.1	10	5050.1	58.6
4	4020.8	51.7	11	5355.5	71.0
5	3987.4	47.8	12	4560.6	59.7
6	4970.6	62.8	13	4874.7	62.1
7	5359.7	67.3	14	5029.2	61.5

三、研究假设

研究问题:基础代谢与体重之间的回归分析。

四、数据录入

1. 变量视图

名称，y；标签，基础代谢。

名称，x；标签，体重。

	名称	类型	宽度	小数	标签	值
1	y	数值(N)	8	1	基础代谢	无
2	x	数值(N)	8	1	体重	无

2. 数据视图

	y	x
1	4175.6	50.7
2	4435.0	53.7
3	3460.2	37.1
4	4020.8	51.7
5	3987.4	47.8
6	4970.6	62.8
7	5359.7	67.3
8	3970.6	48.6
9	3983.2	44.6
10	5050.1	58.6
11	5355.5	71.0
12	4560.6	59.7
13	4874.4	62.1
14	5029.2	61.5

五、操作流程

(一)操作流程(预分析)——散点图

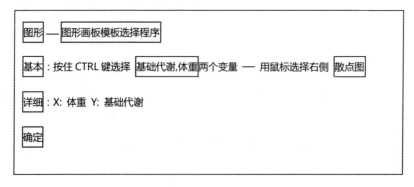

1. 图形画板模板选择程序是一个傻瓜式的操作界面,下图的基本界面是用来设定入选变量和图形的,多个变量的选择需要按计算机键盘上的 Ctrl 键,同时选择

基础代谢和体重两个变量,右侧则选择需要的图形散点图。

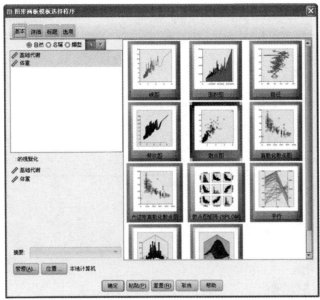

2. 详细对话框需要设定 X 和 Y 轴,如果按照默认,图形默认 X 轴为基础代谢、Y 轴为体重,因此我们需要重新设置,将 X 轴设为体重、Y 轴设为基础代谢。

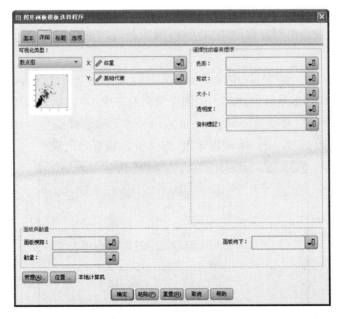

3. 结果解释

从下图可以看出,因变量 Y 基础代谢和自变量 X 之间呈直线趋势,线性关系(linear)成立。

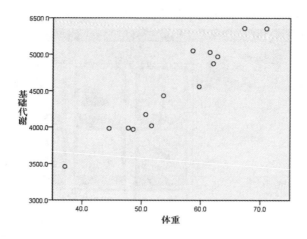

(二)操作流程(正式分析)

```
分析——回归——线性
因变量(D)框:基础代谢y
自变量(I)框:体重x

确定
```

1. 该图为线性回归方程的主对话框,因为是简单回归分析,因此设定非常简单。

(1)因变量(D):因变量(dependent variable)又称反应变量(response variable),在简单线性回归和多重线性回归当中因变量只有一个,本例指基础代谢。

(2)自变量(I):自变量(independent variable)又称解释变量(explanatory variable)或预测因子(predictor),本例指体重,即体重影响基础代谢。

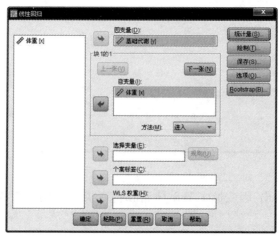

2. 结果解释

（1）该表格是拟合过程中变量进入/退出模型的情况记录，由于我们只引入了一个自变量，所以只出现了模型1（在多重回归中会依次出现多个回归模型）。该模型中体重 X 为进入变量，没有移出的变量，具体的进入/退出方法为输入（enter），即全部进入模型。这个表如果在多重线性回归中，对拟合方法的选择不同而产生，则对于简单线性回归没有多大意义。

输入/移去的变量[a]

模型	输入的变量	移去的变量	方法
1	体重[b]	.	输入

注：[a] 因变量：基础代谢；[b] 已输入所有请求的变量。

（2）该表为拟合模型的拟合优度情况简报，其重要指标为 R 方（R square），称为决定系数（coefficient determination），为相关系数的平方。R^2 的取值在 0~1，且无单位，它反映了回归贡献的相对程度，即在因变量 Y 的总变异中回归关系所能解释的比例。在实际应用中，通过决定系数反映回归的实际效果。如本例中，$R^2 = 0.930$，说明 40~60 岁健康妇女的体重信息大约可以解释自身基础代谢信息量的 93%，还有剩余的 7% 的信息则通过体重以外的其他因素来解释，说明用体重来预测基础代谢量的实际效果较佳。

模型汇总

模型	R	R 方	调整 R 方	标准估计的误差
1	.964[a]	.930	.924	165.1311

注：[a] 预测变量：（常量），体重。

（3）该表继续对拟合模型进行检验，其假设检验为总体回归系数 β 是否为 0，在本例当中指基础代谢与体重之间是否存在线性关系，其检验方法为方差分析或 t 检验。本例中 $F = 158.361$，$P < 0.05$，说明 $\beta = 0$ 不成立，基础代谢和体重之间存在线性关系。

Anova[a]

模型		平方和	df	均方	F	Sig.
1	回归	4318227.549	1	4318227.549	158.361	.000[b]
	残差	327219.463	12	27268.289		
	总计	4645447.012	13			

注：[a] 因变量：基础代谢；[b] 预测变量：（常量）体重。

4. 下表为线性回归分析中最重要的一个表格,给出了常数项和变量的系数(包括非标准化系数和标准系数),并对其是否有统计学意义进行检验,一般常数项检验值不用看,t 检验的结果与前面表格的方差分析结果是一致的。最后得到的回归方程为 $Y = 1106.788 + 61.423X$。

系数^a

模型		非标准化系数		标准系数	t	Sig.
		B	标准误差	试用版		
1	(常量)	1106.788	274.534		4.032	.002
	体重	61.423	4.881	.964	12.584	.000

注:^a 因变量:基础代谢。

六、注意事项

1. 进行直线回归分析前先制作**散点图**,以初步判断两个变量之间是否存在回归趋势、该趋势是否为线性趋势,以及数据中是否存在异常点。

2. 相关分析和回归分析具有密切的联系,如果要用统计指标对变量联系的密切程度进行描述,则应当进行**相关分析**;如果希望反映一个变量变化时对另一个变量的影响大小,则应当使用**回归分析**。相关系数大小反映了两个变量之间的密切程度,而回归系数反映了 x 和 y 对应的平均数量变化关系,两者的正负号和假设检验是一致的,但两者没有定量的对应关系。

3. 估计值与每个实测值之间的差被称为**残差**,它刻画了应变量 y 除自身 x 以外的其他所有未进入该模型或未知但可能与 y 有关的随机和非随机因素共同引起的变异,但不能由 x 直接估计的部分。

4. 回归方程中的参数 a 和 b 一般通过**最小二乘法原理**估计出来,所谓最小二乘法的原理就是指使得坐标中每一对 x 变量和 y 变量所对应的点到回归直线纵向距离的平方和,或者说残差平方和最小。

第二节　多重线性回归分析

一、方法原理

多重线性回归(multiple linear regression)是研究一个连续性因变量和多个自变量之间的线性关系的统计学分析方法,是简单线性回归的延伸和拓展,其基本原理与简单线性回归一致。

二、分析示例

为了研究有关糖尿病患者体内脂联素水平的影响因素,某医生测定了 30 名患者的体重指数 BMI(kg/m²)、病程 DY(年)、瘦素 LEP(ng/ml)、空腹血糖 FPG(mmol/L)及脂联素 ADI(ng/ml)水平,数据见下表。

脂联素水平与相关因素的测量数据

体重指数 (X_1)	病程 (X_2)	瘦素 (X_3)	空腹血糖 (X_4)	脂联素 (Y)	体重指数 (X_1)	病程 (X_2)	瘦素 (X_3)	空腹血糖 (X_4)	脂联素 (Y)
24.22	10.0	5.75	13.6	29.36	24.14	5.0	10.21	7.4	16.01
24.22	3.0	9.32	6.2	14.31	26.45	4.0	19.31	5.1	19.03
19.03	15.0	2.50	11.1	26.08	25.22	2.3	8.65	7.6	17.46
23.39	3.0	5.66	9.7	19.62	27.22	3.0	8.54	8.6	20.36
19.49	4.0	2.83	7.3	42.82	25.93	6.0	7.21	8.9	15.92
24.38	6.0	6.86	7.3	22.76	26.99	12.0	8.75	7.0	15.34
19.03	2.9	3.22	7.7	31.00	25.71	7.0	13.07	13.5	8.05
21.11	9.0	4.90	6.0	17.28	28.41	4.0	8.90	13.5	12.31
23.32	5.0	3.54	6.7	30.25	26.39	4.0	23.26	8.2	5.59
24.34	2.0	4.51	7.2	24.28	28.73	10.0	19.05	6.9	8.59
23.82	8.0	8.47	9.1	18.94	27.46	16.0	19.44	6.5	8.89
22.86	20.0	9.92	8.1	16.08	27.99	10.0	17.33	6.1	14.10
24.49	12.0	6.01	7.0	29.50	28.41	2.0	14.59	6.8	11.74
23.37	6.0	4.31	6.3	25.64	30.69	1.5	22.06	8.1	5.18
20.81	7.0	3.46	7.1	32.26	29.39	3.0	20.56	7.5	6.12

三、研究假设

研究问题:研究脂联素水平 Y 与相关因素(体重指数 X1、病程 X2、瘦素 X3、空腹血糖 X4)之间的关系。

四、数据录入

1. 变量视图

名称,X1;标签,体重指数。

名称,X2;标签,病程。

名称,X3;标签,瘦素。

名称,X4;标签,空腹血糖。

名称,Y;标签,脂联素。

	名称	类型	宽度	小数	标签	值
1	X1	数值(N)	8	2	体重指数	无
2	X2	数值(N)	8	2	病程	无
3	X3	数值(N)	8	2	瘦素	无
4	X4	数值(N)	8	2	空腹血糖	无
5	Y	数值(N)	8	2	脂联素	无

2. 数据视图（部分）

	X1	X2	X3	X4	Y
1	24.22	10.00	5.75	13.60	29.36
2	24.22	3.00	9.32	6.20	14.31
3	19.03	15.00	2.50	11.10	26.08
4	23.39	3.00	5.66	9.70	19.62
5	19.49	4.00	2.83	7.30	42.82
6	24.38	6.00	6.86	7.30	22.76
7	19.03	2.90	3.22	7.70	31.00
8	21.11	9.00	4.90	6.00	17.28
9	23.32	5.00	3.54	6.70	30.25
10	24.34	2.00	4.51	7.20	24.28
11	23.82	8.00	8.47	9.10	18.94
12	22.86	20.00	9.92	8.10	16.08

五、操作流程

分析—回归—线性回归
　因变量（D）：脂联素Y
　自变量（I）：体重指数X1，病程X2，瘦素X3，空腹血糖X4
　方法（M）：逐步

绘制（T）　直方图（H）正态概率图（R）—继续

确定

1. 下图为线性回归方程的主对话框，设定与简单线性回归类似：

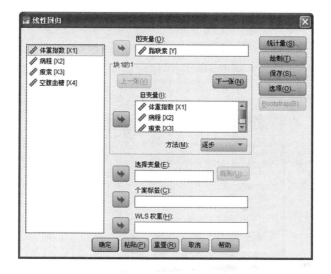

　　（1）**因变量（D）**：因变量（dependent variable）又称反应变量（response variable），在简单线性回归和多重回归当中因变量只有一个，本例指脂联素 Y。

　　（2）**自变量（I）**：自变量（independent variable）又称解释变量（explanatory variable）或预测因子（predictor），本例指体重指数 X_1、病程 X_2、瘦素 X_3 和空腹血糖 X_4 四个变量。

　　（3）**方法（M）**：多重线性回归有进入、逐步、删除、向前和向后，本例选择逐步法。下面重点介绍两种常用的方法，即进入法和逐步法。

　　①**进入法**（enter）：即候选自变量全部纳入模型，不做任何筛选，进入法为默认选项。进入法的结果使所有候选变量的 P 值均显示出来，当然也包括无统计学意义的变量，仅适用于自变量个数不太多的情况。

② **逐步法**(stepwise)：又称逐步回归法,对自变量按照一定的纳入和排除标准反复进行引入、剔除过程,直到没有变量被引入,也没有变量被剔除为止。从实际运用上说,逐步法运用最广。

2. 下图为线性回归图形绘制。线性回归模型有四个基本条件。

(1)**线性趋势**:自变量和因变量的关系是线性的,如果不是,则不能采用线性回归来分析,这可以通过散点图来判断。

(2)**独立性**:可表述为因变量 Y 的取值互相独立,它们之间没有联系。反映到模型中,实际上就要求残差间相互独立,不存在自相关。

(3)**正态性**:就自变量的任何一个线性组合,因变量 Y 服从正态分布,实际要求残差服从正态分布。

(4)**方差齐性**:就自变量的任何一个线性组合,因变量 Y 的方差均相同,实质要求残差的方差齐。

故残差分析是回归诊断的一个重要环节,考察残差是否服从正态分布可以通过绘制标准化残差的直方图和正态概率图(P-P图)进行,因变量与自变量间关系非线性、残差方差不齐、观察值间不独立等情况均会导致残差的直方图和正态概率图表现出非正态。

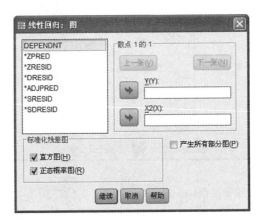

六、结果解释

1. 下面的表格依次列出了模型筛选过程,模型 1 引入了变量瘦素 X3,而模型 2 引入了变量体重指数 X1,另外两个变量均未达到进入标准,最终没有纳入。右侧注明的方法为步进法(stepwise),即逐步回归法,其纳入标准为小于 0.050,排除标准为大于 0.100。

输入/移去的变量[a]

模型	输入的变量	移去的变量	方法
1	瘦素	.	步进(准则:F-to-enter 的概率 ≤ .050,F-to-remove 的概率 ≥ .100)
2	体重指数	.	步进(准则:F-to-enter 的概率 ≤ .050,F-to-remove 的概率 ≥ .100)

注:[a] 因变量:脂联素。

2. 下表为拟合模型的拟合优度情况简报,其重要指标为 R 方(R Square),称为**决定系数**(coefficient determination),为相关系数的平方。R^2 的取值在 0~1,且无单位,它反映了回归贡献的相对程度,即在因变量 y 的总变异中回归关系所能解释的比例。在实际应用中,通过决定系数反映回归的实际效果。如模型 1 含有变量瘦素,$R^2 = 0.657$,说明瘦素可以解释脂联素信息的 65.7%,而模型 2 含有变量瘦素和体重指数,说明这两个变量可解释脂联素信息的 70.7%。可见,从上至下随着新变量的引入,模型可解释的变异占总变异的比例越来越大。

模型汇总

模型	R	R 方	调整 R 方	标准估计的误差
1	.811[a]	.657	.645	5.45091
2	.841[b]	.707	.685	5.13104

注:[a] 预测变量:(常量)瘦素;[b] 预测变量:(常量)瘦素体重指数。

3. 下表继续对各拟合模型进行检验,即两个模型是否有统计学意义。模型 1 中 F = 53.626、$P < 0.01$,模型 2 中 F = 32.560、$P < 0.01$,可见两个模型均有统计学意义。

Anova[a]

模型		平方和	*df*	均方	F	Sig.
1	回归	1593.353	1	1593.353	53.626	.000[b]
	残差	831.948	28	29.712		
	总计	2425.301	29			
2	回归	1714.458	2	857.229	32.560	.000[c]
	残差	710.844	27	26.328		
	总计	2425.301	29			

注:[a] 因变量:脂联素;[b] 预测变量:(常量)瘦素;[c] 预测变量:(常量)瘦素,体重指数。

4. 这是线性回归分析中最重要的一个表格,给出了模型 1 和模型 2 的常数项和各变量的系数(包括非标准化系数和标准系数),并对其是否有统计学意义进行检验。模型 2 为最终的拟合结果,变量瘦素 $t = -3.112$,$P < 0.01$;体重指数 $t = -2.145$,$P < 0.05$,说明变量各项的偏回归系数均有统计学意义,最后的回归方程为 $Y = 53.481 - 0.753X_3 - 1.087X_1$。

系数[a]

模型		非标准化系数		标准系数	t	Sig.
		B	标准误差	试用版		
1	(常量)	30.528	1.882		16.219	.000
	瘦素	-1.161	.159	-.811	-7.323	.000
2	(常量)	53.481	10.848		4.930	.000
	瘦素	-.753	.242	-.525	-3.112	.004
	体重指数	-1.087	.507	-.362	-2.145	.041

注:[a] 因变量:脂联素。

5. 下表反映了没有进入模型的各个变量的检验结果。模型 1 中未引入模型的体重指数 X_1 有统计学意义,说明模型需要继续拟合;模型 2 中未引入模型的各变量均无统计学意义,因此模型不需要继续进行拟合,模型 2 为最终模型。

已排除的变量[a]

模型		Beta In	t	Sig.	偏相关	共线性统计量
						容差
1	体重指数	-.362[b]	-2.145	.041	-.382	.381
	病程	-.027[b]	-.237	.814	-.046	.998
	空腹血糖	-.185[b]	-1.707	.099	-.312	.974
2	病程	-.082[c]	-.756	.457	-.147	.947
	空腹血糖	-.147[c]	-1.385	.178	-.262	.937

注:[a] 因变量:脂联素;[b] 模型中的预测变量:(常量)瘦素;[c] 模型中的预测变量:(常量)瘦素,体重指数。

6. 这是残差分析的直方图,图中的曲线为正态参考曲线,可见残差基本呈正态分布,说明该数据比较符合线性回归模型的适用条件,如独立性、正态性和方差齐性。

直方图

因变量：脂联素

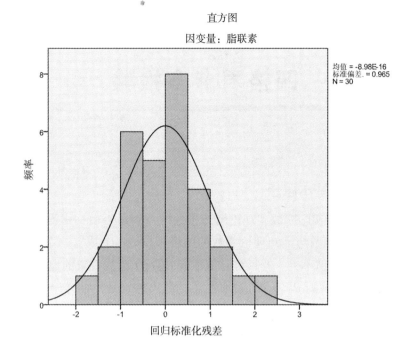

均值 = -8.98E-16
标准偏差. = 0.965
N = 30

7. 以下图形为因变量观察累计概率和模型预测值累计概率间的正态 P－P 图,也是用于观察残差分布是否呈正态,可见散点基本围绕参考直线均匀分布,说明该数据比较符合线性回归模型的适用条件,如独立性、正态性和方差齐性。

回归标准化残差的标准P–P图

因变量：脂联素

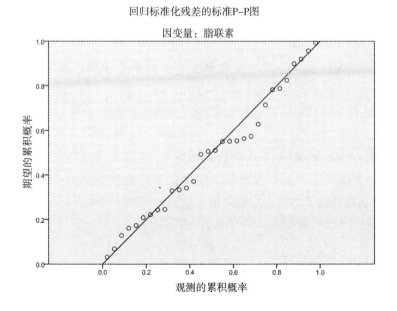

第九章

四格表卡方检验

一、χ^2 检验的基本思想

χ^2 检验用来判断实际频数和理论已知频数的差别是否由抽样误差引起, χ^2 值的大小反映了实际频数与已知理论频数的吻合程度, 在 H_0 成立的条件下, 二者相差不应该太大, 即 χ^2 值不大。若算得 χ^2 值很大, 超过了事先设定的检验水准所对应的 χ^2 界值 ($\chi^2 \geqslant \chi^2_{0.05}$), 则 $P < 0.05$, 说明两者的较大差别是由抽样误差引起的可能性很小, 则拒绝 H_0 而接受 H_1。

二、χ^2 检验的用途

1. 频数分布的拟合优度检验。
2. 推断两个变量或特征之间有无关联性。
3. 推断完全随机设计下的两组或多组频数分布的概率是否相同。
4. 推断配对设计下的两组频数分布的概率是否相同。

三、SPSS 卡方分析模块

1. 拟合优度检验在分析下拉菜单中非参数检验中的单样本非参数检验中实现。

2. 关联性分析和四格表卡方检验均在分析下拉菜单中描述统计中的交叉表中实现。

交叉表 (cross table) 是多个频数表的重组, 表格中的每个格子为列表变量特定值的组合。交叉列表可以检验属于多个变量的观察对象的频数。通过观察频数, 我们可以辨别交叉列表中变量间的关系。2×2 表 (四格表) 是最为简单的交叉列表, 只有两个变量, 每个变量只有两个特定值。

第一节　一般四格表卡方检验

一、方法原理

一般四格表 χ^2 检验可以检验两个样本的总体分布是否相同,或者两个样本是否来自于同一总体。

二、分析示例

将病情相似的 169 名消化道溃疡患者随机分成两组,分别用奥美拉唑(洛赛克)与雷尼替丁两种药物治疗,4 周后疗效见下表。问两种药物治疗消化道溃疡的愈合率有无差别?

两种药物治疗消化道溃疡 4 周后的疗效

处理	愈合 (疗效 =1)	未愈合 (疗效 =2)	合计
洛赛克(药物 =1)	64	21	85
雷尼替丁(药物 =2)	51	33	84
合计	115	54	169

三、研究假设

H_0:两药治疗消化道溃疡的愈合率相同,$\pi_1 = \pi_2$。

H_1:两药治疗消化道溃疡的愈合率不同,$\pi_1 \neq \pi_2$。

$\alpha = 0.05$

四、数据录入

1. 变量视图

名称,treat;标签,处理;值,1 = 洛赛克,2 = 雷尼替丁。

名称,result;标签,疗效;值,1 = 愈合,2 = 未愈合。

名称,weight;标签,权重。

	名称	类型	宽度	小数	标签	值
1	treat	数值(N)	8	0	处理	{1, 洛赛克}...
2	result	数值(N)	8	0	疗效	{1, 愈合}...
3	weight	数值(N)	8	0	权重	无

2. 数据视图　注意该数据视图和四格表的差别。

	treat	result	weight
1	1	1	64
2	1	2	21
3	2	1	51
4	2	2	33

五、操作流程

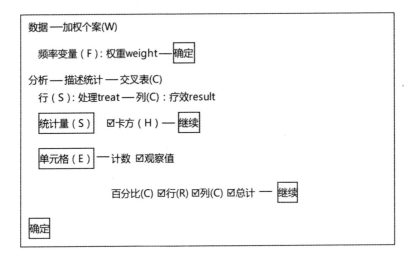

数据 —加权个案(W)

　　频率变量（F）: 权重weight—确定

分析 —描述统计 —交叉表(C)

　　行（S）: 处理treat —列(C): 疗效result

　　统计量（S）　☑卡方（H）— 继续

　　单元格（E）—计数 ☑观察值

　　　　　　百分比(C) ☑行(R) ☑列(C) ☑总计 — 继续

确定

　　1. 下图是对数据的预定义,在数据(D)下拉菜单框中完成,即设置权重变量,该操作是四格表运算的基本操作。

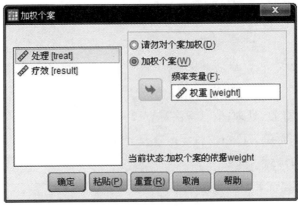

2. 该表是四格表统计的主对话框,主要设置**行变量**和**列变量**,该例中行变量指分组变量处理 treat,列变量指结果变量疗效 result,行变量和列变量的设置只对结果的排列产生影响,并不影响其统计结果,因此大家将行变量与列变量调换也可。

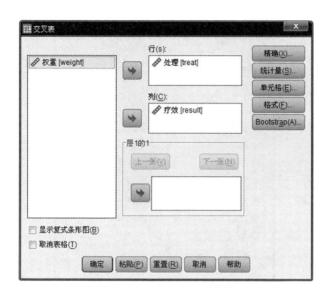

3. 选用**卡方检验**(Chi – square),该检验用于判断行、列变量是否独立,如果数据不满足卡方检验的要求(不能有单元格的期望值小于1,不能有20%以上的单元格的期望值小于5),则系统会在分析结果的最后给出警告,提示作者采用确切概率法。

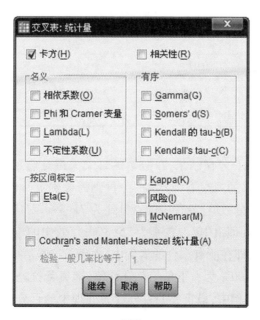

4. 该选项是计算四格表中的统计描述指标,**观察值**(observed)指原始数据,**期望值**(expected)指统计过程中的理论数,一般用处不大。各种百分比如行百分比(row)、列百分比(column)及合计百分比(total)均为四格表的统计描述内容,比较重要。

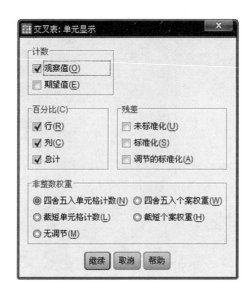

六、结果解释

1. 该表是处理记录缺失值情况报告,可见 169 例均为有效值。

案例处理摘要

	案例					
	有效的		缺失		合计	
	N	百分比	N	百分比	N	百分比
处理 * 疗效	169	100.0%	0	.0%	169	100.0%

2. 下表标明了各百分比结果,百分数的含义关键是确定分子和分母,分子好确定,也就是各单元格的观察值(计数),分母则需要确定所对应的 100% 项,如奥美拉唑组中有三个百分数值,处理中的百分比为 75.3%,对应的 100% 为处理横向合计,即在奥美拉唑处理组中,治愈率为 75.3%;疗效中的% 值为 55.7%,对应的100% 为纵向疗效值,即在所有愈合的病例中,由奥美拉唑治疗而愈合的占 55.7%;总计37.9%,对应的 100% 为右下角的总合计值,即奥美拉唑治疗愈合的病例占总病例的 37.9%。在本例中,最重要的百分数为处理中的百分比,当然根据需要,大

家可以挑选不同的百分比值作为统计描述值。

处理 * 疗效交叉制表

			疗效		合计
			愈合	未愈合	
处理	洛赛克	计数	64	21	85
		处理中的%	75.3%	24.7%	100.0%
		疗效中的%	55.7%	38.9%	50.3%
		总数的%	37.9%	12.4%	50.3%
	雷尼替丁	计数	51	33	84
		处理中的%	60.7%	39.3%	100.0%
		疗效中的 %	44.3%	61.1%	49.7%
		总数的 %	30.2%	19.5%	49.7%
合计		计数	115	54	169
		处理中的%	68.0%	32.0%	100.0%
		疗效中的%	100.0%	100.0%	100.0%
		总数的%	68.0%	32.0%	100.0%

3. 下表给出了一堆检验结果,如何选择统计结果,教科书给出了如下判断标准。

(1) 当 $n \geq 40$ 且所有 $T \geq 5$ 时,用 Pearson 卡方;若所得的 $P \approx 0.05$ 时,用 Fisher 精确检验。

(2) 当 $n \geq 40$ 但有 $1 \leq T < 5$ 时,用连续校正卡方。

(3) 当 $n < 40$ 或 $T < 1$ 时,用 Fisher 精确检验。

本例 N = 169 ≥ 40,且表下 a 注释中说明 0 单元格的期望计数(理论数,T)小于 5,即 $T \geq 5$ 成立,符合条件 1,选用 Pearson 卡方值 $\chi^2 = 4.130$, $P = 0.042 < 0.05$,说明两样本频率的差异具有统计学意义。结合前表中的百分数,可知洛赛克的愈合率为 75.3%,雷尼替丁的愈合率为 60.7%,可以认为洛赛克治疗的愈合率比雷尼替丁的愈合率高。

卡方检验

	值	df	渐进 Sig.（双侧）	精确 Sig.（双侧）	精确 Sig.（单侧）
Pearson 卡方	4.130[a]	1	.042		
连续校正[b]	3.487	1	.062		
似然比	4.156	1	.041		
Fisher 的精确检验				.049	.031
线性和线性组合	4.106	1	.043		
有效案例中的 N	169				

注：[a] 0 单元格（.0%）的期望计数小于 5，最小期望计数为 26.84；[b] 仅对 2×2 表计算。

七、注意事项

1. 连续校正卡方只在四格表中才计算。

2. 研究表明，在 Pearson 卡方、似然比卡方和 Fisher 的精确检验三种方法中，似然比卡方最为准确，即使在小样本也是如此。而 Fisher 的确切概率法的分布假设在很多时候并不成立，因此建议大家多参考似然比卡方的结果。

第二节 配对四格表卡方检验

一、方法原理

配对四格表卡方检验又称为 McNemar 检验，将行变量与纵变量不一致的总例数（b + c）视为固定值，在此条件下来进行推断无须考虑两个变量一致的总例数 a 和 d 的大小，这类方法在统计学上称为条件推断方法。常用于配对设计的计数资料，即比较两种检验方法、培养方法或诊断方法，其资料特点为对样本中的各观察单位分别用两种方法处理，然后观察两种处理方法的计数结果。

二、分析示例

设有 132 份食品标本，把这份标本一分为二，分别用两种检验方法做沙门菌检验，检验结果如下表所示。试比较两种检验方法的阳性结果是否有差别？

两种检验方法的检验结果比较

甲法(a)	乙法(b)		合计
	阳性(b=1)	阴性(b=0)	
阳性(a=1)	80	10	90
阴性(a=0)	31	11	42
合计	111	21	132

三、研究假设

研究问题1:两种方法检验的阳性结果是否一致(一致性检验)?

研究问题2:两种方法检验结果的一致性的程度如何(Kappa 检验)?

四、数据录入

1. 变量视图

名称,a;标签,甲法;值,0 = 阴性,1 = 阳性。

名称,b;标签,乙法;值,0 = 阴性,1 = 阳性。

名称,weight;标签,权重。

	名称	类型	宽度	小数	标签	值	缺
1	a	数值(N)	8	0	甲法	{0, 阴性}...	无
2	b	数值(N)	8	0	乙法	{0, 阴性}...	无
3	weight	数值(N)	8	0	权重	无	无

2. 数据视图　注意数据视图与四格表的差别。

	a	b	weight
1	1	1	80
2	0	1	31
3	1	0	10
4	0	0	11

五、操作流程

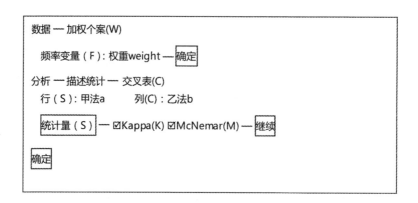

1. 这是对数据的预定义,在数据(D)下拉菜单框中完成,即设置权重变量,该操作是对四格表运算的基本操作。

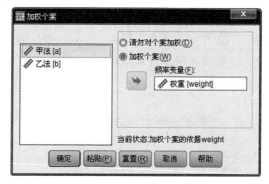

2. 该图是四格表检验的基本对话框,主要设置行变量和列变量,在配对四格表中,行变量和列变量的地位是相等的,本例中甲法和乙法的地位是相等的,因此无须特别区分,选入即可。行变量和列变量的设置只对结果的排列产生影响,并不影响其统计结果。

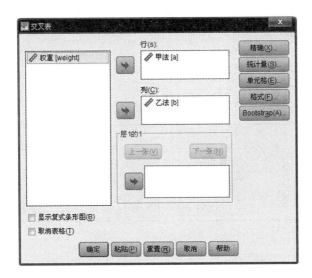

3. 下图是选择相应统计量。

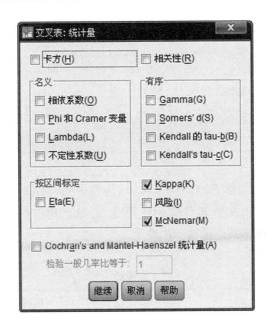

Kappa(K)检验：又称一致性检验，研究两种方法检验的一致性，希望所有的频数都出现在主对角线上，这样一致性最好。一般认为 Kappa≥0.75 时表示两者的一致性较好，0.75＞Kappa≥0.4 时一致性一般，Kappa＜0.4 时表示两者的一致性较差。

McNemar(M)检验：配对卡方检验，研究两者在哪些地方不一致，即两者的诊断结果有怎样的偏向，计算时只利用不在主对角线的数据。

六、结果解释

1. 下表是处理记录缺失值情况报告,可见 132 例均为有效值。

案例处理摘要

	案例					
	有效的		缺失		合计	
	N	百分比	N	百分比	N	百分比
甲法 * 乙法	132	100.0%	0	.0%	132	100.0%

2. 下表为原始的四格表。

甲法 * 乙法交叉制表

计数

		乙法		合计
		阴性	阳性	
甲法	阴性	11	31	42
	阳性	10	80	90
合计		21	111	132

3. 配对卡方检验结果 $P = 0.001 < 0.01$,认为甲法和乙法两者检验的阳性结果有差别。鉴于甲法的阳性率 $90/132 = 68.20\%$,乙法的阳性率 $111/132 = 84.09\%$,可以认为乙法的阳性率高于甲法的阳性率。

卡方检验

	值	精确 Sig.(双侧)
McNemar 检验		.001[a]
有效案例中的 N	132	

注:[a] 使用的二项式分布。

4. Kappa $= 0.174 < 0.4$,说明两者的一致性较差;$P = 0.027 < 0.05$,说明 Kappa 值具有统计学意义。

对称度量

		值	渐进标准误差[a]	近似值 T[b]	近似值 Sig.
一致性度量	Kappa	.174	.086	2.206	.027
有效案例中的 N		132			

注：[a] 不假定零假设；[b] 使用渐进标准误差假定零假设。

七、注意事项

1. 有时可能出现 Kappa 值与 McNemar 检验结果相矛盾的情况，如 Kappa ≥ 0.75，说明两者的一致性较好，但是 McNemar 检验 $P < 0.05$，说明两者的检验结果有差别。出现这样矛盾的结果是由于两者对于信息的利用不一致造成的，Kappa 检验会利用列联表中的所用信息，而 McNemar 检验只会利用非对角线单元格上的信息，即它只关心两者不一致的评价信息，因此当两者出现矛盾时，主要参考 Kappa 值。

2. 甲、乙两种方法的配对检验中，若其中甲法为金标准(golden standard)，研究乙法与甲法的一致性情况，并研究是否可以用乙法替代甲法。这里就会出现假阳性和假阴性的概念。

假阳性率(false positive rate，FPR)，又称误诊率或第Ⅰ类错误，指实际无病，但被认为有病的百分比。

假阴性率(false negative rate，FNR)，又称漏诊率或第Ⅱ类错误，指实际有病，但被认为无病的百分比。

如本例以甲法为金标准，其中 90 个病例当中，乙法将 10 个病例被视为阴性，即假阴性率为 10/90 = 11.1%；42 个非病例当中，31 为被视为阳性，即假阳性率为 31/42 = 73.8%，说明乙法的假阳性率较高，容易将无病的人错判为有病。

第三节 分层卡方检验

一、方法原理

当层间存在混杂因素时，我们需要对数据进行分层来消除该混杂因素对结果的影响，同时系统对统计量进行调整。

二、分析实例

国外的口服避孕药(OC)剂量相当大，某次病例对照研究调查了口服避孕药与心肌梗死的关系,考虑到年龄是一个可能的混杂因素,将其也纳入调查,得到如下数据。请分析口服 OC 与心肌梗死有无关系。

	年龄 <40		年龄 ≥40	
	服用 OC	未服用 OC	服用 OC	未服用 OC
病例	21	26	18	88
对照	17	59	7	95
合计	38	85	25	183

三、研究假设

H_0:行分类变量与列分类变量无关联。

H_1:行分类变量与列分类变量有关联。

$\alpha = 0.05$

四、数据录入

1. 变量视图

名称, OC;标签,是否服用 OC;值,0 = 未服用,1 = 服用。

名称, case;标签,分组;值,0 = 对照,1 = 病例。

名称, age;标签,年龄;值,1 <40,2 ≥40。

名称, weight;标签,权重

	名称	类型	宽度	小数	标签	值
1	OC	数值	8	0	是否服用OC	{0, 未服用}...
2	case	数值	8	0	分组	{0, 对照}...
3	age	数值	8	0	年龄	{1, <40}...
4	weight	数值	8	0	权重	无

2. 数据视图

	OC	case	age	weight
1	1	1	1	21
2	1	0	1	17
3	0	1	1	26
4	0	0	1	59
5	1	1	2	18
6	1	0	2	7
7	0	1	2	88
8	0	0	2	95

五、操作流程

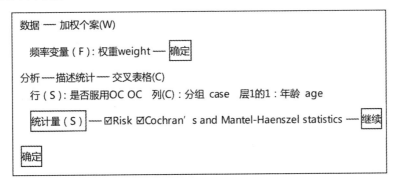

1. 这是对数据的预定义,在数据(D)下拉菜单框中完成,即设置**权重变量**,该操作是对四格表运算的基本操作。

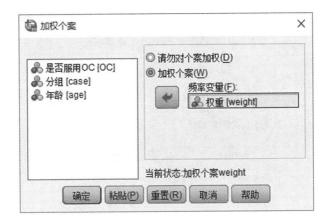

2. 下表是四格表检验的基本对话框,主要设置行变量和列变量,**行变量**指是否服用了 OC,**列变量**指分组 case,**分层变量**指年龄 age,也就是混杂因素。

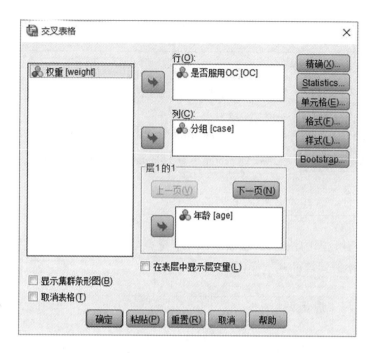

3. 选择相应统计量。

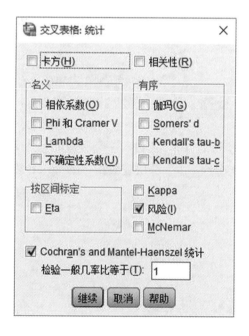

- **风险**:软件同时给出 *OR* 和 *RR* 值,研究者根据研究的类型特征进行选择。
- Cochran and Mantel – Haenszel **统计**:即通常所说的 CMH 检验,对于分类数

据中含有混杂因素,为对排除混杂因素的影响,需进行分层卡方,最为常见的应用是在多中心试验研究中进行调整而进行两组率的比较。此处的病例对照研究中,为了排除年龄这个混杂因素,因此采用分层卡方。

六、结果解释

1. 下表是处理记录缺失值情况报告,可见 331 例均为有效值。

个案处理摘要

	个案					
	有效		缺失		总计	
	数字	百分比	数字	百分比	数字	百分比
是否服用 OC * 分组 * 年龄	331	100.0%	0	0.0%	331	100.0%

2. 下表为原始的数据表格。

是否服用 OC * 分组 * 年龄交叉表

计数

年龄			分组		总计
			对照	病例	
<40	是否服用 OC	未服用	59	26	85
		服用	17	21	38
	总计		76	47	123
≥40	是否服用 OC	未服用	95	88	183
		服用	7	18	25
	总计		102	106	208
总计	是否服用 OC	未服用	154	114	268
		服用	24	39	63
	总计		178	153	331

3. 下表分层给出了 *OR* 值、以变量 case 的不同取值为准的 *RR* 值(cohort 指队列资料,也就是前瞻性资料,结局可以是发病,也可以是不发病,因此此处给出了两种可能的计算方式),以及其相应的可信区间。由于本数据为病例对照资料,所以计算的 RR 值没有意义。可见,当年龄 <40 岁时 *OR* 为 2.803,≥40 岁时为 2.776,且可信区间没有包含 1,均具有统计学意义。

风险评估

年龄		值	95% 置信区间	
			下限	上限
<40	是否服用 OC（未服用 / 服用）的比值比	2.803	1.274	6.167
	对于 cohort 分组 = 对照	1.552	1.061	2.270
	对于 cohort 分组 = 病例	.554	.360	.850
	有效个案数	123		
≥40	是否服用 OC（未服用 / 服用）的比值比	2.776	1.106	6.965
	对于 cohort 分组 = 对照	1.854	.974	3.530
	对于 cohort 分组 = 病例	.668	.501	.890
	有效个案数	208		
总计	是否服用 OC（未服用 / 服用）的比值比	2.195	1.250	3.855
	对于 cohort 分组 = 对照	1.508	1.083	2.101
	对于 cohort 分组 = 病例	.687	.541	.872
	有效个案数	331		

4. 下表给出了比值比在同一层的一致性检验，可见一致性检验的结果 $P = 0.987$，表明在不同层间 OR 值相同，即层间同质。

比值比齐性的检验

	卡方	自由度	渐近显著性（双向）
Breslow – Day	.000	1	.987
Tarone's	.000	1	.987

5. 下表给出了分层卡方检验的结果，可见 $\chi^2_{MH} = 10.729, P = 0.001$，表明去除了年龄的混杂因素作用后，心肌梗死和服用 OC 有关。

条件独立性的检验

	卡方	自由度	渐近显著性（双向）
Cochran	11.782	1	.001
Mantel – Haenszel	10.729	1	.001

在条件独立性假定下，只有在层数固定，而 Mantel – Haenszel 统计信息始终渐近分布为 1 df 方差分布时，Cochran 统计信息渐近分布为 1 df 方差分布。请注意，当观察和预期之间的差异合计为 0 时，将从 Mantel – Haenszel 统计信息中卸下连续校正。

6. 下表给出了 OR_{MH} 值（调整了年龄混杂因素作用后的综合 OR 值）、OR_{MH} 值的自然对数、可信区间及其相应的 P 值，可见统计检验结论和前面一致，相应的 $OR_{MH}=2.791$，即去除了年龄的混杂效应后，服用 OC 的妇女患心肌梗死的危险度大约为未服用 OC 的妇女的 2.79 倍。

Mantel – Haenszel 公共比值比估算

估算			2.791
ln（估算）			1.026
标准 ln 的错误（估算）			.306
渐近显著性（双向）			.001
渐近 95% 置信区间	公共比值比	下限值	1.532
		上限	5.084
	ln（公共比值比）	下限值	.427
		上限	1.626

注：Mantel – Haenszel 公共比值比估算以渐近正态的方式分布在 1.000 假定的公共比值比之下。自然对数的估算也是如此。

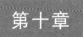

列联表分析

一、基本概念

列联表(contingency table)指对一组观察对象分别观察其两种分类变量的表现,归纳成双向交叉排列的统计表,这类统计表用的描述行变量和列变量之间的关系称列联表,又称交叉表。R×C 联列表可以看成是四格表的一个扩展。

二、统计分析策略

变量的统计性质及其专业属性	列联表分类	可选用的统计方法
X、Y 皆为分类变量且属性不同	双向无序表	卡方检验、Fisher 精确检验
X 为分类变量,Y 为有序变量	单向有序表	秩和检验、Ridit 分析、有序变量的 Logistic 回归
X、Y 皆为等级变量且属性不同	双向有序表	关心组间差别,按单向有序的列联表处理
		是否有相关,用 Spearman 秩相关或典型相关分析
		是否有直线变化,用线性趋势检验
X、Y 皆为等级变量且属性相同	双向有序表	一致性检验(即 Kappa 检验)

注:几乎所有的列联表资料都可以用对数线性模型或 Logistic 回归模型来分析。

第一节　双向无序的列联表分析

一、方法原理

双向无序列联表是指行变量和列变量均为无序分类变量,统计方法和一般四格表卡方检验一致。

二、分析示例

某省随机抽查了1043位居民的ABO血型和MN血型,资料如下表所示。问两种血型的构成比有无差别(或两种血型有无关联性)?

某地1043位居民的血型

ABO血型	MN血型			
	M	N	MN	合计
O	85	100	150	335
A	56	78	120	254
B	98	132	170	400
AB	23	25	6	54
合计	262	335	446	1043

三、研究假设

H_0:两种血型系统分布无差别

H_1:两种血型系统分布有差别

$\alpha = 0.05$

四、数据录入

1. 变量视图

名称,x1;标签,ABO血型。

名称,x2;标签,MN血型。

名称,weight;标签,权重。

	名称	类型	宽度	小数	标签	值
1	x1	数值(N)	8	0	ABO血型	无
2	x2	数值(N)	8	0	MN血型	无
3	weight	数值(N)	8	0	权重	无

2. 数据视图

	x1	x2	weight
1	1	1	85
2	2	1	56
3	3	1	98
4	4	1	23
5	1	2	100
6	2	2	78
7	3	2	132
8	4	2	25
9	1	3	150
10	2	3	120
11	3	3	170
12	4	3	6

注意,该数据视图和 R×C 表的差别。

五、操作流程

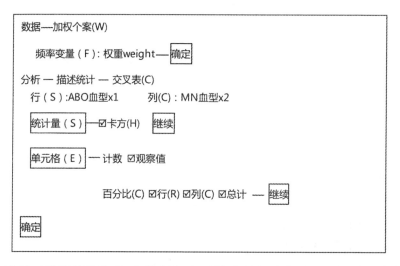

1. 这是对数据的预定义,在数据(D)下拉菜单框中完成,即设置**权重变量**,该操作是对 R×C 表运算的基本操作。

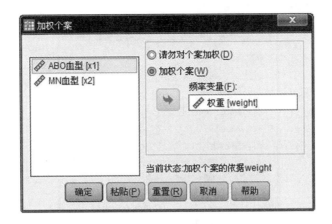

2. 下表是 R × C 表的基本对话框，主要设置**行变量**和**列变量**，一般行变量指分组变量。列变量指结果变量，该例中行变量与列变量可以随便制订，但行变量和列变量的设置只对结果的排列产生影响，并不影响其统计结果，因此大家可以任意指定行变量和列变量。

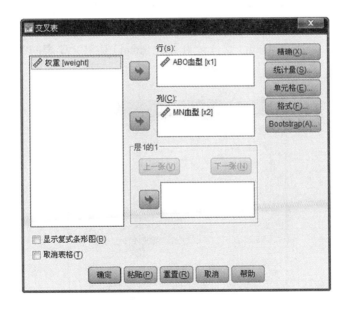

3. 选用**卡方检验**（Chi – square），该检验用于判断行、列变量是否独立，如果数据不满足卡方检验的要求（不能有单元格的期望值小于1，不能有20%以上的单元格的期望值小于5），则系统会在分析结果给出提示。

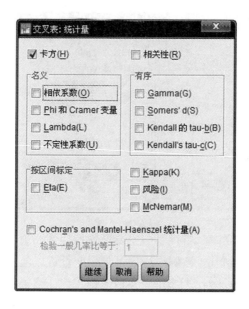

4. 该选项是对列联表单元格中需要显示的指标，**观察值**（observed）指原始数据，**期望值**（expected）指统计过程中的理论数，一般用处不大。各种百分比，如行百分比（row）、列百分比（column）及合计百分比（total）是 R × C 表的统计描述内容，比较重要。

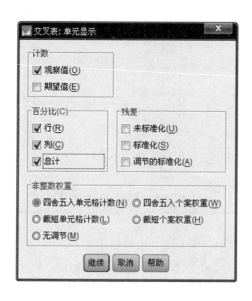

六、结果解释

1. 下表是处理记录缺失值情况报告，可见 1043 例均为有效值。

案例处理摘要

	案例					
	有效的		缺失		合计	
	N	百分比	N	百分比	N	百分比
ABO 血型 ＊ MN 血型	1043	100.0%	0	.0%	1043	100.0%

2. 下表标明了各百分比结果,百分数的含义关键是确定分子和分母,分子好确定,也就是各单元格的观察值(计数),分母则需要确定所对应的100%项,主要有三类100%,各横向总计100%,各纵向合计100%,总数共计100%。大家根据需要进行选取,本例当中各百分比并不重要,不需要用百分比做统计描述。

ABO 血型 ＊ MN 血型交叉制表

			MN 血型			合计
			1	2	3	
ABO 血型	1	计数	85	100	150	335
		ABO 血型中的%	25.4%	29.9%	44.8%	100.0%
		MN 血型中的%	32.4%	29.9%	33.6%	32.1%
		总数的%	8.1%	9.6%	14.4%	32.1%
	2	计数	56	78	120	254
		ABO 血型中的%	22.0%	30.7%	47.2%	100.0%
		MN 血型中的%	21.4%	23.3%	26.9%	24.4%
		总数的%	5.4%	7.5%	11.5%	24.4%
	3	计数	98	132	170	400
		ABO 血型中的%	24.5%	33.0%	42.5%	100.0%
		MN 血型中的%	37.4%	39.4%	38.1%	38.4%
		总数的%	9.4%	12.7%	16.3%	38.4%
	4	计数	23	25	6	54
		ABO 血型中的%	42.6%	46.3%	11.1%	100.0%
		MN 血型中的%	8.8%	7.5%	1.3%	5.2%
		总数的%	2.2%	2.4%	.6%	5.2%

		MN 血型			合计
		1	2	3	
合计	计数	262	335	446	1043
	ABO 血型中的%	25.1%	32.1%	42.8%	100.0%
	MN 血型中的%	100.0%	100.0%	100.0%	100.0%
	总数的%	25.1%	32.1%	42.8%	100.0%

3. R×C 表卡方检验一般看首行 Pearson 卡方值,但是若 1/5 以上的格子理论频数小于 5,或有一个理论频数小于 1,则可采用似然比卡方的结果。本例当中 0 单元格的期望计数(理论频数)小于 5,最小期望计数(最小理论频数)为 13.56,因此采用 Pearson 卡方值 29.925,$P < 0.01$,说明两种血型系统的分布不同。

卡方检验

	值	df	渐进 Sig.(双侧)
Pearson 卡方	25.925[a]	6	.000
似然比	29.743	6	.000
线性和线性组合	5.533	1	.019
有效案例中的 N	1043		

注:[a] 0 单元格(.0%)的期望计数少于 5,最小期望计数为 13.56。

七、注意事项

1. **卡方检验的两两比较** 当总体出现差别时,可以进行消耗函数的校正(即对 a 系数进行校正),然后进行多组之间的两两比较。

2. **卡方的精确分割** 当 R×C 表资料中含有较多小格频数时,最后结合专业知识对资料进行合并,即对原先分组过细的列联表的列或行进行合并,使调整后的列联表能更好地揭示两个变量之间的关系。合并的原则是应当将相邻的无显著性差别的列或行进行合并,且这种合并在专业上是有实际意义的;各分表的自由度之和应等于总表的自由度,各分表的卡方值之和应当等于总表的卡方值。

第二节 单向有序的列联表分析

一、方法原理

单向有序列联表通常指列变量为有序变量的 R×C 表,常见于疗效分析的临床治疗当中。这种资料大家常误用普通卡方检验。其实由于列变量为等级变量,应当采用多组独立样本的秩和检验,属于非参数检验当中的一种。

二、分析示例

某医院用三种方法治疗慢性喉炎,结果见下表。问这三种方法的疗效是否有差别?

三种方法治疗慢性喉炎的疗效比较

疗效等级	例数			
	甲法(1)	乙法(2)	丙法(3)	合计
无效(疗效=1)	24	20	20	64
好转(疗效=2)	26	16	22	64
显效(疗效=3)	72	24	14	110
治愈(疗效=4)	186	32	22	240
合计	308	92	78	478

三、研究假设

H_0:三种方法疗效的总体分布位置相同。

H_1:三种方法疗效的总体分布位置不全相同。

$\alpha = 0.05$

四、数据录入

1. 变量视图

名称,result;标签,疗效等级;值,1=无效,2=好转,3=显效,4=治愈。

名称,treat;标签,治疗方法;值,1=甲法,2=乙法,3=丙法。

名称,weight;标签,权重。

	名称	类型	宽度	小数	标签	值
1	result	数值(N)	8	0	疗效等级	{1, 无效}...
2	treat	数值(N)	8	0	治疗方法	{1, 甲法}...
3	weight	数值(N)	8	0	权重	无

2. 数据视图

	result	treat	weight
1	1	1	24
2	2	1	26
3	3	1	72
4	4	1	186
5	1	2	20
6	2	2	16
7	3	2	24
8	4	2	32
9	1	3	20
10	2	3	22
11	3	3	14
12	4	3	22

五、操作流程

数据 — 加权个案(W)

　频率变量（F）：权重weight — 确定

分析 — 非参数检验 — 独立样本

目标：自动比较不同组间的分布

字段：检验字段（T）:疗效等级

　　　组（G）:治疗方法

设置：自定义检验（C）

　　　比较不同组间分布
　　　☑ Kruskal-Wallis 单因素 ANOVA（K 样本）

运行（R）

　　1. 这是对数据的预定义,在数据（D）下拉菜单框中完成,即设置**权重变量**,该操作是对 R×C 表运算的基本操作。

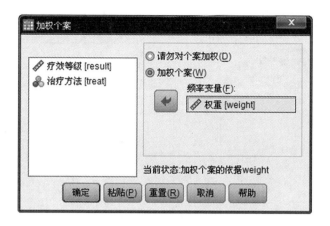

2. 下图指出了非参数检验对于数据的要求：非参数检验不假定数据呈正态分布。至于目的，默认为自动比较不同组间的分布，我们先不用管它，因为还需要在其他地方进行设置。

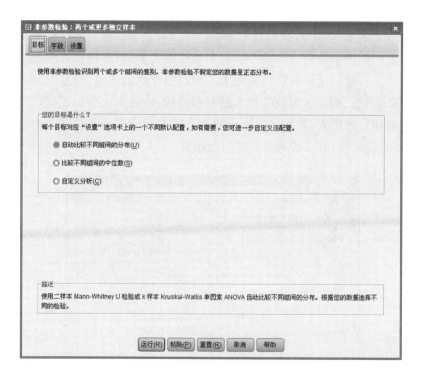

3. 下图为字段选项卡，**检验字段（测量指标）**框选入疗效等级 result，而组（**分组变量**）框则选入治疗方法 treat。值得注意的是，有时检验字段的类型必须为数值，组变量的类型必须为字符，变量类型可以在变量视图窗口进行修改。

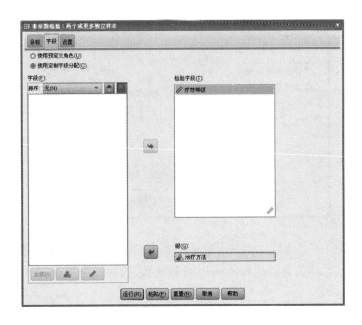

4. 在选择检验类型中,我们选用 Kruskal – Wallis **单因素** ANOVA,也就是常用的多样本比较的秩和检验。检验方法与多组连续变量,但不符合方差分析条件的数据分析方法一致。这种资料经常用于多种药物疗效的比较,但是大家通常选用 R×C 表卡方分析,而非**多组独立样本的秩和检验**,以致无法得出正确的结论。我们不应选择中位数检验,它虽然直接检验多个样本所代表的各总体的中位数是否相同,但是检验效能很低,很难发现组间的差别。

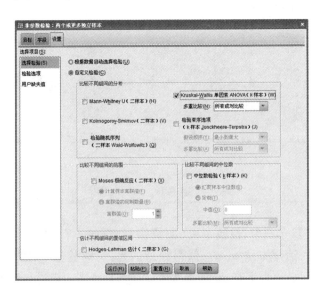

六、结果解释

1. 下表对检验结果做了简单介绍,原假设为各组的疗效等级的分布相同,检验方法为 Kruskal – Wallis 检验,即**多组独立样本的秩和检验**,检验结果为 $P < 0.01$(注意:显著性水平显示为 0.000 时并非代表 0,而是由于受到小数点位数限制,没有将后面的数据显示出来),因此可以认为三种方法治疗慢性咽炎的效果有差别。

假设检验摘要

	原假设	检验	显著性水平	决策
1	疗效等级的分布在治疗方法的类别间相同	独立样本 Kruskal – Wallis 检验	0.000	拒绝原假设

注:显示渐进显著性。显著性水平为 0.05。

2. 在结果窗口双击假设检验摘要表格,弹出详细结果窗口,其结果如下。

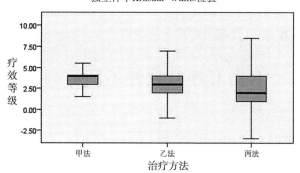

这是常见的**箱式图**(box plot),常用于描述不符合正态分布的连续变量的分布特征,此处用了表示多组等级资料,但该图大家需要特别注意,纵轴所代表的疗效等级并非原始数据,而是排序后形成的疗效等级秩次的总体,图形能帮助大家直观地感受各组之间的数据分布。

3. 下表给出了具体的统计值,经过调整的检验统计量为 51.388,相当于教科书中的 H 值,$P < 0.01$,可以认为三种方法治疗慢性咽炎的效果有差别。

总计 N	478
检验统计	51.388
自由度	2
渐进显著性水平（双侧检验）	0.000

注:检验统计量已针对节进行了调整。

七、注意事项

在多个总体比较中,只能判断它们是否存在差异,若多组比较后总体有差异,接下来的问题应当进行两两比较,来判断到底哪些组别之间有差异,但由于这方面有一定的争议,包括 SAS、SPSS 在内的所有权威统计软件均未提供该功能,此时可以采取如下策略。

直接使用两组比较的方法进行两组间的非参数检验,但会涉及控制第一类错误的问题。但是由于非参数检验方法相对而言检验效能会略低一些,因此对是否一定要调整 a 水准存在争议。一般而言:

(1)如果样本量较小,则不一定需要调整 a 水准,直接比较即可,这样可以补偿非参数检验效能不足所带来的损失。

(2)如果样本量较大,比如每组均在几十例以上,则必须调整 a 水准。

第三节　双向有序且属性不同的列联表分析

一、方法原理

当列联表列变量为**有序变量**(等级变量),且行变量也为属性不同的有序变量时,我们对这种资料有两种处理方法,第一种是将行变量视为无序变量,则资料转化为单向有序列联表,我们可以采用多组独立样本秩和检验进行分析;第二种我们可以将行变量视为有序变量,来考察这行变量和列变量之间的关系,采用 Spearman 等级相关分析。

二、分析示例

现有一份 170 例某病患者的治疗效果资料,按年龄和疗效两种属性交叉分类,结果见下表。

170 例某病患者的治疗效果资料

患者年龄（岁）	疗效			
	无效（0）	好转（1）	治愈（2）	合计
<18（1）	5	32	20	57
18 ~（2）	30	38	10	78
50 ~（3）	15	10	10	35
合计	50	80	40	170

三、数据录入

1. 变量视图

名称，age；标签，患者年龄。

名称，result；标签，疗效。

名称，weight；标签，权重。

	名称	类型	宽度	小数	标签	值
1	age	数值（N）	8	0	患者年龄	无
2	result	数值（N）	8	0	疗效	无
3	weight	数值（N）	8	0	权重	无

2. 数据视图

	age	result	weight
1	1	0	5
2	2	0	30
3	3	0	15
4	1	1	32
5	2	1	38
6	3	1	10
7	1	2	20
8	2	2	10
9	3	2	10

四、数据预处理

数据——加权个案（W）

　　频率变量（F）:权重weight—— 确定

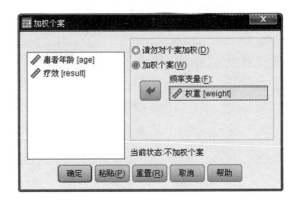

这是对数据的预定义,在数据(D)下拉菜单框中完成,即设置**权重变量**,该操作是 R×C 表运算的基本操作。

五、研究方向

(一)研究方向 1:关心组间差别(秩和检验)

1. 研究假设

H_0:三个年龄组疗效的总体分布位置相同。

H_1:三个年龄组疗效的总体分布位置不全相同。

$\alpha = 0.05$

2. 操作流程

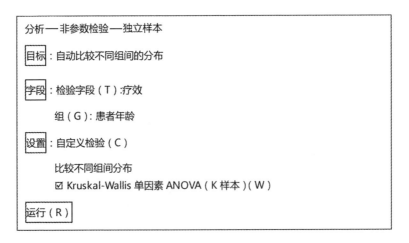

(1)下图指出了非参数检验对于数据的要求:非参数检验不假定您的数据呈正态分布。至于目的,默认为自动比较不同组间的分布,我们先不用管它,因为还需要在其他地方进行设置。

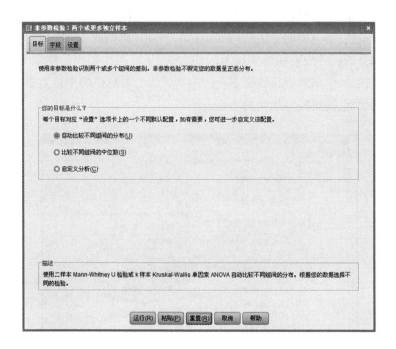

（2）下图为字段选项卡，**检验字段（测量指标）**框选入疗效 result，而**组（分组变量）**框则选入患者年龄 age。值得注意的是，有时检验字段的类型必须为数值，组变量的类型必须为字符，变量类型可以在变量视图窗口进行修改。

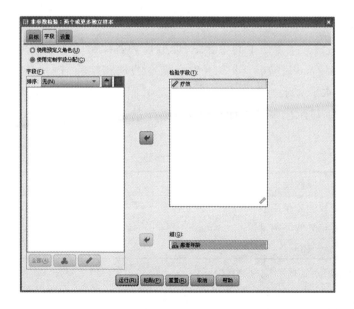

（3）我们的研究问题为三个年龄组之间的疗效是否存在差异，因此将三个年龄

组之间视为无序,该资料转变成单向有序的列联表分析,所采用的方法为**多组独立样本的秩和检验**,所以检验方法选用 Kruskal – Wallis 单因素 ANOVA。可见同一数据可以根据分析目的的不同而采用不同的方法,从而得出不同的结论。我们不应选择中位数检验,它虽然直接检验多个样本所代表的各总体的中位数是否相同,但是检验效能很低,很难发现组间的差别。

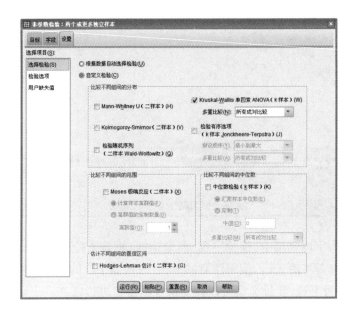

3. 结果解释

(1)下表对检验结果做了简单介绍,原假设为各年龄组的疗效分布相同,检验方法为 Kruskal – Wallis 检验,即多组独立样本的秩和检验,检验结果为 $P < 0.01$（注意:显著性水平显示为 0.000 时并非代表 0,而是由于受到小数点位数限制,没有将后面的数据显示出来）,因此可以认为各年龄组之间的疗效有差别。

假设检验摘要

	原假设	检验	显著性水平	决策
1	疗效的分布在患者年龄的类别间相同	独立样本 Kruskal – Wallis 检验	0.000	拒绝原假设

注:显示渐进显著性。显著性水平为 0.05。

(2)在结果窗口双击假设检验摘要表格,弹出详细结果窗口,其结果如下:

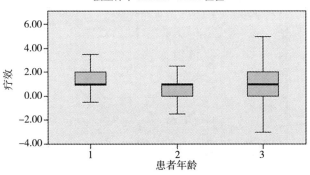

独立样本 Kruskal–Wallis 检验

这是常见的**箱式图**(box plot),常用于描述不符合正态分布的连续变量的分布特征,此处用于表示多组等级资料,但该图大家需要特别注意,纵轴所代表的疗效并非原始数据,而是排序后形成的疗效秩次的总体。图形能帮助大家直观地感受各组之间的数据分布。

总计 N	170
检验统计	17.605
自由度	2
渐进显著性水平(双侧检验)	0.000

注:检验统计量已针对结进行了调整。

(3)下表给出了具体的统计值,调整后检验统计量为 17.605,相当于教科书中的 H 值,$P < 0.01$,可以认为三个年龄组之间的治疗效果有差别。

(二)研究方向 2:关心两变量之间是否相关(秩相关)

1. 研究假设

研究问题:疗效和年龄之间是否相关。

2. 操作流程

分析——相关——双变量
变量(V):患者年龄 age　疗效 result
相关系数 ☑ Spearman

确定

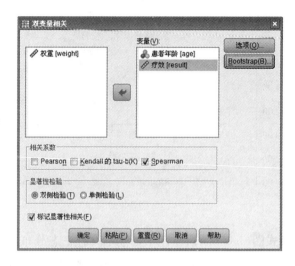

这里有相关系数的三个选项，主要体现在对两个变量的要求不同：

（1）Pearson：又称线性相关系数（linear correlation coefficient），是定量表述两个连续变量间线性关系密切程度和相关方向的统计指标。

（2）Kendall 的 tau－b（K）和 Spearman：Spearman 相关系数（秩相关系数）和 Kendall 等级相关系数均对数据进行排序，但区别在于秩相关是以复合样本整体进行排序，而 Kendall 等级相关则以每个样本单独进行排序，考察其方向的一致性。Spearman 等级相关系数比较常用。

3. 结果解释

在下表的结果中，可见 Spearman 相关系数为 －0.255，该数值给出了两个信息，相关性的大小为 0.255，相关系数绝对值大小为 0～1，值越大，相关性越强，可见年龄与治疗效果的相关性并不很大；给出了相关的方向，由于 －0.255 ＜0，说明两变量为负相关，即年龄越大，则治疗效果越差。对相关系数的双侧检验的 $P = 0.001 ＜0.05$，说明该相关系数具有统计学意义。

相关系数

			患者年龄	疗效
Spearman 的 rho	患者年龄	相关系数	1.000	－.255**
		Sig.（双侧）	.	.001
		N	170	170
	疗效	相关系数	－.255**	1.000
		Sig.（双侧）	.001	.
		N	170	170

注：** 在置信度（双侧）为 0.01 时相关性是显著的。

第四节 双向有序且属性相同的列联表分析

一、方法原理

McNemar 检验将行变量与纵变量不一致的总例数视为固定值,在此条件下来进行推断,无须考虑两变量一致的总例数的大小,这类方法在统计学上称为条件推断方法。

Kappa 值实际上为两个差值之比,分子为实际观察到的一致率和可能由偶然机会造成的期望率之差值,差值越大,说明观察到的一致率远比机会造成的期望一致率高,分母为(1 - 期望率),若 Kappa 值较大说明一致性较好。

二、分析示例

对 150 名冠心病患者用两种方法检查室壁收缩运动情况,检测结果见下表。

两种方法检查室壁收缩运动情况

甲法测定结果	乙法测定结果			
	正常(0)	减弱(1)	异常(2)	合计
正常(0)	60	3	2	65
减弱(1)	0	42	9	51
异常(2)	8	9	17	34
合计	68	54	28	150

三、研究假设

研究问题 1:两种方法检测结果是否一致?

研究问题 2:两种方法检测结果的一致性是多大?

四、数据录入

1. 变量视图

名称,x1;标签,甲法。

名称,x2;标签,乙法。

名称,weight;标签,权重。

	名称	类型	宽度	小数	标签	值
1	x1	数值(N)	8	0	甲法	无
2	x2	数值(N)	8	0	乙法	无
3	weight	数值(N)	8	0	权重	无

2. 数据视图

	x1	x2	weight
1	0	0	60
2	1	0	0
3	2	0	8
4	0	1	3
5	1	1	42
6	2	1	9
7	0	2	2
8	1	2	9
9	2	2	17

五、操作流程

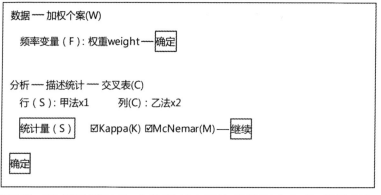

1. 下图是对数据的预定义,在数据(D)下拉菜单框中完成,即设置**权重变量**,该操作是 R × C 表运算的基本操作。

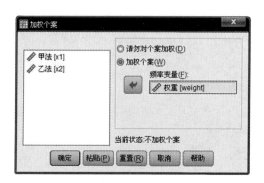

2. 下表是 R×C 表的主对话框,主要设置**行变量**和**列变量**,行变量一般指分组变量,列变量指结果变量,本例当中 x1 和 x2 的地位相等,故可以任意设定。行变量和列变量的设置只对结果的排列产生影响,并不影响其统计结果,因此大家可以将行变量与列变量随意调换。

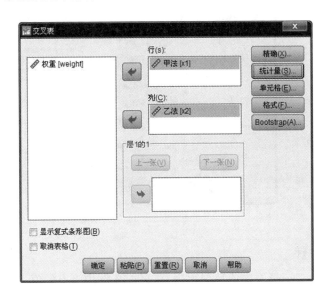

3. 下图是选择统计方法,主要有以下两种。

(1)Kappa(K)**检验**:又称一致性检验,研究两种方法检验的一致性,希望所有的频数都出现在主对角线上,这样一致性最好。一般认为 Kappa≥0.75 时表示两者一致性较好,0.75 > Kappa≥0.4 时一致性一般,Kappa < 0.4 时表示两者一致性较差。

(2)MaNemar(M)**检验**:配对卡方检验,研究两者在哪些地方不一致,即两者的诊断结果有怎样的偏向,计算时只利用不在主对角线的数据。

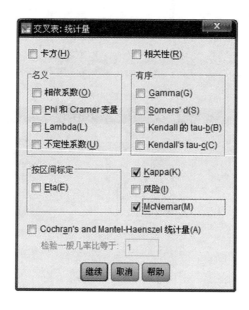

六、结果解释

1. 下表是处理记录缺失值情况报告,可见 150 例均为有效值。

案例处理摘要

	案例					
	有效的		缺失		合计	
	N	百分比	N	百分比	N	百分比
甲法 * 乙法	150	100.0%	0	.0%	150	100.0%

2. 该表为原始的列联表。

甲法 * 乙法交叉制表

计数

		乙法			合计
		0	1	2	
甲法	0	60	3	2	65
	1	0	42	9	51
	2	8	9	17	34
合计		68	54	28	150

3. 配对卡方检验结果 $P = 0.086 > 0.05$，认为甲法和乙法两者检验的结果无差别。

卡方检验

	值	*df*	渐进 Sig.（双侧）
McNemar – Bowker 检验	6.600	3	.086
有效案例中的 N	150		

4. Kappa $= 0.676$，说明两者的一致性一般；$P < 0.01$，说明 Kappa 值具有统计学意义。

对称度量

		值	渐进标准误差[a]	近似值 T[b]	近似值 Sig.
一致性度量	Kappa	.676	.050	11.436	.000
有效案例中的 N		150			

注：[a] 不假定零假设；[b] 使用渐进标准误差假定零假设。

第十一章

Logistic 回归

一、基本思想

多重线性回归模型分析一个连续性因变量与一组自变量之间的关系,但是若因变量为分类变量,那么因变量与自变量之间就丧失了这种线性关系,但是经过Logit 变化,则将模型转变为线性关系,这便是 Logistic 回归模型。

二、医学应用

1. 校正混杂因素　医学研究中,观察对象的某一结局(生存或死亡、阳性或阴性等)常常受到诸多因素的综合影响,包括研究因素与混杂因素,采用 Logistic 回归分析技术,将研究因素、混杂因素及其交互作用均体现在模型中,因此能够在控制混杂因素的作用下,对研究因素与结局变量间的联系做出定量描述。

2. 筛选危险因素　在设计阶段,根据基础理论知识纳入对结局可能有影响的变量,由于一些变量的作用尚不清楚,或纳入变量太多,则需要按照事先规定的检验标准,将有统计意义的变量纳入模型,无统计学意义的变量剔除在外,以保证模型最优。

3. 预测与判断　非条件 Logistic 回归的重要应用之一即是预测与判断,如通过检验,所建立的方程能很好地表达变量间的关系,具有较好的拟合优度,我们给定自变量的数值,则可以通过非条件 Logistic 回归方程计算相应的概率预测值,对个体所属类别做出概率性的判断。但由于条件 Logistic 回归模型不能估计常数项,其结果只能帮助分析变量的效应,不能用于预测。

三、SPSS Logistic 分析模块

1. 非条件 Logistic 回归(二分类 Logistic 回归)　回归模块中的二元 Logistic。

2. 1:1 条件 Logistic 回归(1:1 配对 Logistic 回归)　回归模块中的多项 Logistic。

第一节　非条件 Logistic 回归

一、方法原理

多重回归分析研究一个正态随机因变量 Y 与一组自变量 X（$x_1, x_2, x_3, \cdots, x_p$）的数量关系,但我们经常遇到因变量为二分类变量的情况,如发病与否、死亡与否等,需要研究该分类变量与一组自变量之间的关系,则采用二分类 Logistic 回归,又称非条件 Logistic 回归。

二、分析示例

某医师希望研究患者的性别(0 为女性,1 为男性)、心电图检查是否异常(0 为正常,1 为轻度正常、2 为重度正常)、年龄(岁)与患冠心病与否有关,其具体数据见下表。

是否患病	性别	心电图	年龄	是否患病	性别	心电图	年龄
y	x_1	x_2	x_3	y	x_1	x_2	x_3
0	0	0	28	0	1	1	32
1	1	0	42	1	0	2	60
0	0	1	46	1	1	2	43
0	1	1	45	0	0	0	59
0	0	0	34	0	1	1	37
1	1	0	44	0	1	0	30
1	0	1	48	1	1	2	47
1	1	1	45	1	0	0	60
0	0	0	38	1	1	1	38
0	1	0	45	0	1	0	34
1	1	1	63	0	0	1	55
0	0	0	51	1	1	1	59
1	1	0	59	0	0	0	50
0	0	2	48	0	1	0	54
0	1	2	35	1	0	1	57
0	0	0	53	1	1	1	60
1	1	0	59	0	0	0	51
1	0	2	57	0	1	0	55
1	1	2	37	1	0	2	46
1	0	0	55	1	1	1	63

三、数据录入

1. 变量视图

名称, y;标签,是否患冠心病;值,0 = 未患病,1 = 患病。

名称, x1;标签,性别;值,0 = 女性,1 = 男性。

名称, x2;标签,心电图表现;值,0 = 正常,1 = 轻度异常,2 = 重度异常。

名称, x3;标签,年龄(岁)。

	名称	类型	宽度	小数	标签	值	
1	y	数值(N)	1	0	是否患冠心病	{0, 未患病}...	无
2	x1	数值(N)	1	0	性别	{0, 女性}...	无
3	x2	数值(N)	1	0	心电图表现	{0, 正常}...	无
4	x3	数值(N)	2	0	年龄(岁)	无	无

2. 数据视图(部分)

	y	x1	x2	x3	
1	0	0	0	28	
2	1	1	0	42	
3	0	0	1	46	
4	0	1	1	45	
5	0	0	0	34	
6	1	1	0	44	
7	1	0	1	48	
8	1	1	1	45	
9	0	0	0	38	
10	0	1	0	45	
11	1	1	1	63	
12	0	0	0	51	
13	1	1	0	59	

四、操作流程

```
分析----回归---二元 Logistic
 因变量(D): 是否患冠心病 y
 协变量(C): x1 x2 x3

分类(G)

  分类协变量(T): x2

   参考类别 ⊙ 第一个 更改(H)—继续

选项 (O) EXP(B)的 CI(X) 95%— 继续

确定
```

1. 下图为二分类 Logistic 回归的主对话框,其中**因变量框**(Dependent)中选入二分类因变量,且只能选入一个,本例选入变量是否患有冠心病 y;**协变量框**(Covariates)中选入自变量,本例选入自变量性别 x1、心电图表现 x2 和年龄 x3;**方法框**(Method)用于选入自变量进入模型的方法,一般分为进入法(enter)、前进法(forward)和后退法(backward)三种,前进法和后退法又可分为条件(conditional),偏似然比(LR)和 Wald 检验三种。如果自变量较少,通常采用进入法;如果自变量太多,则选用前进 LR,前进 LR 相当于多重线性分析中的逐步回归。本例当中采用进入法。

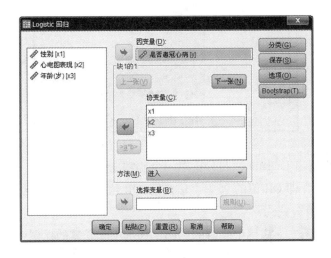

2. 下图是设置**哑变量**。如果自变量为多分类变量(如血型等),由于多分类变量和因变量之间不存在线性关系,须用哑变量的方式来分析,系统将产生 K - 1 个哑变量(K 为该变量的水平数)。哑变量的设置有对比方式和参考类别两个设置项目,设置方式指各哑变量之间的对比方式,有指示符(indicator)、简单(simple)、差值(difference)、Helmert、重复(repeated)、多项式(polynomial)、偏差(deviation)等形式,我们通常用到的为默认的指示符,并且需要以最后一个或第一个为参考类别,其他水平都与参考水平做比较。本例当中心电图表现 x2 有三个水平(正常 x2 = 0、轻度异常 x2 = 1、重度异常 x2 = 2),按默认的指示符(indicator)方法,若选用最后一个(L)为参考类别,则系统生成的两个哑变量的赋值如下:

1 0   该组反映正常组与重度异常的比较;

0 1   该组反映轻度异常与重度异常的比较;

0 0   该组为参考的重度异常水平,在统计结果中无法体现;

若选用第一个(F)为参考类型,则系统生成的两个哑变量的赋值如下:

0 0   该组为参考的正常水平,在统计结果中无法体现;

1　0　该组反映轻度异常与正常水平的比较;

0　1　该组反映重度异常与正常水平的比较。

可见,选用不同的参考水平,所代表的含义是不一样的,所以大家进行结果解释时需要特别注意。

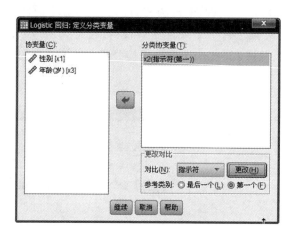

3. 下图将输出 Logistic 回归分析中一个非常主要的指标 OR。

Exp(B)的 CI 即 OR 值的95% 可信区间,OR 值(比数比)是流行病中的一个重要的指标,其计算公式为:

$$OR = \frac{病例中暴露的比例 \div 病例中非暴露的比例}{对照中暴露的比例 \div 对照中非暴露的比例}$$

如 OR =2,则说明病例中暴露于该危险因素的比例为对照中的 2 倍,显示该因素可能与疾病发生有关。

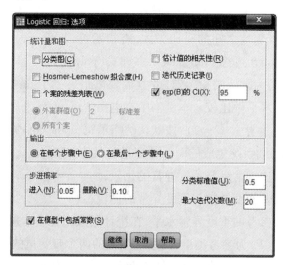

五、结果解释

1. 下表为数据处理情况汇总,模型共 40 例记录纳入分析,0 例缺失。

案例处理汇总

未加权的案例[a]		N	百分比
选定案例	包括在分析中	40	100.0
	缺失案例	0	.0
	总计	40	100.0
未选定的案例		0	.0
总计		40	100.0

注:[a] 如果权重有效,请参见分类表以获得案例总数。

2. 下表为因变量赋值的情况,请注意,二分类 Logistic(binary Logistic)过程以因变量较大取值的概率 $P(y=1)$,而不是以 $P(y=0)$ 来建立模型,因此在赋值时,有必要检查一下结果,确保分析结果的解释正确。大家在建立数据时,将病例用 1 赋值,未患病例用 0 来赋值,这样可以避免麻烦。

因变量编码

初始值	内部值
未患病	0
患病	1

3. 对自变量中的分类变量编码进行说明,本例采用指示符(indicator)为编码方法,采用以第一分类(即以最小值 0 为参照)进行编码,形成了两个哑变量,即将变量心电图表现 x2 变换成两个变量联合进行表示,当心电图为正常(x2=0)时,两个哑变量均为 0;当心电图为轻度异常(x2=1)时,第一和第二哑变量分别为 1 和 0;当心电图为重度异常(x2=2)时,第一和第二哑变量分别为 0 和 1。这样便将默认的连续变量定义为分类变量。

分类变量编码

		频率	参数编码	
			（1）	（2）
心电图表现	正常	19	.000	.000
	轻度异常	13	1.000	.000
	重度异常	8	.000	1.000

4. 块0:起始块

（1）开始进行模型拟合,即步骤0,首先给出的模型不含任何自变量,而只有常数项(即无效模型)时的输出结果。该表输出预测分类结果,可见当模型不包含任何自变量时,所有观察对象皆被预测为患病,总的预测准确率为50.0%。

分类表[a,b]

			已预测		
已观测			是否患冠心病		百分比校正
			未患病	患病	
步骤0	是否患冠心病	未患病	0	20	.0
		患病	0	20	100.0
	总计百分比				50.0

注:[a] 模型中包括常量;[b] 切割值为0.500。

（2）下表给出了该模型中参数的检验结果,此处只有常数项,系数为0,由于为常数项,有无统计学意义关系不大。

方程中的变量

		B	S. E,	Wals	df	Sig.	Exp（B）
步骤0	常量	.000	.316	.000	1	1.000	1.000

该表反映的是如果将现有模型外的各个变量纳入模型,则整个模型的拟合优度是否有统计学意义,可以看出若引入性别 x1,则模型 $\chi^2 = 1.616$, $P = 0.204 > 0.05$,无统计学意义。若将两个哑变量均引入,则模型 $\chi^2 = 5.271$, $P = 0.072 > 0.05$,无统计学意义。若将心电图表现 x2 分拆的两个哑变量单独引入,仍无统计学意义。而将年龄 x3 引入,则 $\chi^2 = 6.810$, $P = 0.009 < 0.05$,有统计学意义。

不在方程中的变量

			得分	df	Sig.
步骤 0	变量	x1	1.616	1	.204
		x2	5.271	2	.072
		x2(1)	1.026	1	.311
		x2(2)	2.500	1	.114
		x3	6.810	1	.009
		总统计量	14.300	4	.006

5. 块 1：方法 = 输入

（1）步骤 1 表示开始向模型中引入自变量的结果，由于我们采用了进入（enter）法来引入变量，即强迫所有变量同时进入模型。综合检验采用三个统计结果：步骤（step）统计量为每一步与前一步相比的似然比检验结果，块（block）统计量指若将块 0 与块 1 相比较的似然比检验接错，而模型（model）统计量则是上一个模型与现在方程中变量有变化后模型的似然比检验结果。由于本例采用进入法，三个统计量及假设检验结果完全一致，$\chi^2 = 18.039$，$P = 0.001 < 0.05$，说明 x1、x2、x3 三个变量中至少有一个有统计学意义。

模型系数的综合检验

		卡方	df	Sig.
步骤 1	步骤	18.039	4	.001
	块	18.039	4	.001
	模型	18.039	4	.001

（2）该表为模型汇总，即模型情况简报，-2 倍的似然对数值（-2 log likelihood）为 37.413，Cox & Snell R^2 和 Nagelkerke R^2 为两个**伪决定系数**（"伪"，以示与线性回归模型中的决定系数相区别）。伪决定系数从不同的角度反映了当前模型中自变量解释了因变量总变异的比例，但对于 Logistic 回归而言，通常看到的模型伪决定系数的大小不像线性回归模型中的决定系数那么大。

模型汇总

步骤	−2 对数似然值	Cox & Snell R 方	Nagelkerke R 方
1	37.413[a]	.363	.484

注:[a] 因为参数估计的更改范围小于 0.001,所以估计在迭代次数 6 处终止。

(3)下表为现在模型对因变量的分类预测情况,从预测分类表可以看出,预测准确度从块 0(模型只含有常数项)的 50% 上升到 70%,说明新变量的引入对改善模型的预测效果有意义。

分类表[a]

			已预测		
已观测			是否患冠心病		百分比校正
			未患病	患病	
步骤 1	是否患冠心病	未患病	14	6	70.0
		患病	6	14	70.0
	总计百分比				70.0

注:[a] 切割值为 0.500。

(4)下表是 Logistic 回归分析中最重要的部分,包括了最终引入模型的变量及常数项的偏回归系数值(B)、标准误(SE)、Wald 卡方值(Wals)、自由度(df)、P 值(Sig.),以及 OR 值[Exp(B)]。由结果可以看出,变量年龄 x3 的偏回归系数为 0.163,Wald 检验结果 $P = 0.09 < 0.05$,有统计学意义,OR 值为 1.178,OR 值的 95% 可信区间为(1.042,1.330);心电图表现 x2 中的第二个哑变量也有统计学意义,其偏回归系数为 2.650,$P = 0.022 < 0.05$,OR 值为 14.160,OR 值的 95% 可信区间为(1.467,136.709),说明心电图重度异常与正常比较,患心脏病的概率要高。而其他自变量如性别 x1、心电图轻度异常与正常比较均没有统计学意义。

方程中的变量

		B	S.E,	Wals	df	Sig.	Exp (B)	Exp(B)的 95% CI 下限	上限
步骤 1[a]	x1	1.772	.943	3.531	1	.060	5.885	.926	37.384
	x2			5.429	2	.066			
	x2(1)	1.377	.971	2.012	1	.156	3.962	.591	26.557
	x2(2)	2.650	1.157	5.249	1	.022	14.160	1.467	136.709

	B	S.E,	Wals	df	Sig.	Exp (B)	Exp(B)的95% CI	
							下限	上限
x3	.163	.062	6.890	1	.009	1.178	1.042	1.330
常量	−9.865	3.549	7.728	1	.005	.000		

注:[a] 在步骤 1 中输入的变量:x1、x2、x3。

六、注意事项

1. 二分类(binary Logistic)过程默认以因变量较大取值的概率 P 来建立模型,因此我们对因变量 0 和 1 的赋值时一定要注意,**0 代表不发生**(即不感兴趣的事件,y = 0),**1 代表发生**(即感兴趣事件,y = 1)。如我们的血红蛋白是否低下为因变量进行模拟,那么低于某值为发生,代表血红蛋白不正常(y = 1);否则为不发生,即血红蛋白正常(y = 0)。因变量的赋值决定了模型的解释,大家需要特别注意。

2. 和多重线性回归分析一样,Logistic 回归分析的自变量也有连续变量、等级变量和分类变量三种,对于**连续变量和分类变量(转换为哑变量)比较好处理**。比较棘手的是等级变量(也称多分类有序变量),如文化程度可以分为文盲、小学、初中、高中及以上。如本例中心电图表现分为正常、轻度异常和重度异常三种,这样的等级资料可以以连续变量的形式引入模型,但其前提条件是等级分组与 Logit P 呈线性关系,其效应等比例增加(或降低),如果该前提不能满足,则只好将等级变量当作分类变量,用哑变量来进行分析。

第二节　条件 Logistic 回归

一、基本原理

医学研究中常采用匹配设计,即为病例组的每一个研究对象匹配一个或几个同样特征的未患病者,作为该病例的对照,这样除了研究因素外,病例与对照的其他特征相同,从而消除"其他特征"的混杂作用,这样的 Logistic 回归称为条件 Logistic 回归。常用的匹配形式为 1:1,即一个病例匹配一个对照。

二、分析示例

Mack 等人(19 世纪 70 年代)欲考察服用雌激素与患子宫内膜癌的关系,对退休居住在社区的女性进行调查。对照匹配的条件如下:与子宫内膜癌患者的年龄相差不超过 1 岁,婚姻状况相同,居住在同一社区。除是否服用雌激素外,研究的自变量还包括胆囊病史和是否服用其他非雌激素类药物,共计 63 对数据。

ID 对子号	case1 患病	age1 年龄	est1 雌激素	gall1 胆囊病史	nonest1 非雌激素类药物	case2 对照	age2 年龄	est2 雌激素	gall2 胆囊病史	nonest2 非雌激素类药物
1	1	74	1	0	1	0	75	0	0	0
2	1	67	1	0	1	0	67	0	0	1
3	1	76	1	0	1	0	76	1	0	1
4	1	74	1	0	0	0	70	1	1	1
5	1	69	1	1	1	0	69	1	0	1
6	1	70	1	0	1	0	71	0	0	0
7	1	65	1	1	1	0	65	0	0	0
8	1	68	1	1	1	0	68	0	0	1
9	1	61	0	0	1	0	61	0	0	1
10	1	64	1	0	1	0	65	0	0	0
11	1	68	1	1	1	0	69	1	1	0
12	1	74	1	0	1	0	74	1	0	0
13	1	67	1	1	1	0	68	1	0	1
14	1	62	1	1	1	0	62	0	1	0
15	1	71	1	1	1	0	71	1	0	1
16	1	83	1	0	1	0	82	0	0	0
17	1	70	0	0	1	0	70	0	0	1
18	1	74	1	0	1	0	75	0	0	0
19	1	70	1	0	1	0	70	0	0	0
20	1	66	1	0	1	0	66	1	0	1
21	1	77	1	0	1	0	77	1	1	1
22	1	66	1	0	1	0	67	0	0	1
23	1	71	1	0	0	0	72	0	0	0
24	1	80	1	0	1	0	79	0	0	0
25	1	64	1	0	1	0	64	1	0	1
26	1	63	1	0	1	0	63	1	0	1
27	1	72	0	1	1	0	72	0	0	0
28	1	57	1	0	1	0	57	1	0	1

续表

ID 对子号	case1 患病	age1 年龄	est1 雌激素	gall1 胆囊病史	nonest1 非雌激素类药物	case2 对照	age2 年龄	est2 雌激素	gall2 胆囊病史	nonest2 非雌激素类药物
29	1	74	0	1	1	0	74	0	0	1
30	1	62	1	0	1	0	62	1	0	1
31	1	73	1	0	1	0	72	1	0	1
32	1	71	1	0	1	0	71	1	0	1
33	1	64	0	0	1	0	65	1	0	1
34	1	63	1	0	1	0	64	0	0	1
35	1	79	1	1	1	0	78	1	1	1
36	1	80	1	0	1	0	81	0	0	1
37	1	82	1	0	1	0	82	0	0	1
38	1	71	1	0	1	0	71	0	0	1
39	1	83	1	0	1	0	83	0	0	1
40	1	61	1	0	1	0	60	0	0	1
41	1	71	1	0	1	0	71	0	0	0
42	1	69	1	0	1	0	69	0	1	1
43	1	77	1	0	1	0	76	1	0	1
44	1	64	1	0	0	0	64	1	0	0
45	1	79	0	1	0	0	82	1	0	1
46	1	72	1	0	1	0	72	1	0	1
47	1	82	1	1	1	0	81	0	0	0
48	1	73	1	0	1	0	74	1	0	1
49	1	69	1	0	1	0	68	0	0	1
50	1	79	1	0	1	0	79	0	0	1
51	1	72	1	0	0	0	71	1	0	1
52	1	72	1	0	1	0	72	1	0	1
53	1	65	1	0	1	0	67	0	0	0
54	1	67	1	0	1	0	66	1	0	1
55	1	64	1	1	1	0	63	0	0	1
56	1	62	1	0	0	0	63	0	0	0
57	1	83	0	1	1	0	83	0	1	0
58	1	81	1	0	1	0	79	0	0	0
59	1	67	1	0	1	0	66	1	0	1

续表

ID	case1	age1	est1	gall1	nonest1	case2	age2	est2	gall2	nonest2
对子号	患病	年龄	雌激素	胆囊病史	非雌激素类药物	对照	年龄	雌激素	胆囊病史	非雌激素类药物
60	1	73	1	1	1	0	72	1	0	1
61	1	67	1	1	1	0	67	1	1	1
62	1	74	1	0	1	0	75	0	0	1
63	1	68	1	1	1	0	69	1	0	1

三、数据录入

1. 变量视图

名称, id; 标签, 对子号。

名称, case1; 标签, 患病。

名称, age1; 标签, 病例年龄。

名称, est1; 标签, 病例是否服用雌激素。

名称, gall1; 标签, 病例是否有胆囊病史。

名称, nonest1; 标签, 病例是否服用非雌激素药物。

名称, case2; 标签, 对照。

名称, age2; 标签, 对照年龄。

名称, est2; 标签, 对照是否服用雌激素。

名称, gall2; 标签, 对照是否有胆囊病史。

名称, nonest2; 标签, 对照是否服用非雌激素药物。

	名称	类型	宽度	小数	标签	值
1	id	数值(N)	8	0	对子号	无
2	case1	数值(N)	8	0	患病	无
3	age1	数值(N)	8	0	病例年龄	无
4	est1	数值(N)	8	0	病例是否服用雌激素	无
5	gall1	数值(N)	8	0	病例是否有胆囊病史	无
6	nonest1	数值(N)	8	0	病例是否服用非雌激素药物	无
7	case2	数值(N)	8	0	对照	无
8	age2	数值(N)	8	0	对照年龄	无
9	est2	数值(N)	8	0	对照是否服用雌激素	无
10	gall2	数值(N)	8	0	对照是否有胆囊病史	无
11	nonest2	数值(N)	8	0	对照是否服用非雌激素药物	无

2. 数据视图（部分）

	id	case1	age1	est1	gall1	nonest1	case2	age2	est2	gall2	nonest2
1	1	1	74	1	0	1	0	75	0	0	0
2	2	1	67	1	0	1	0	67	0	0	1
3	3	1	76	1	0	1	0	76	1	0	1
4	4	1	74	1	0	0	0	70	1	1	1
5	5	1	69	1	1	0	0	69	1	0	1
6	6	1	70	1	0	1	0	71	0	0	0
7	7	1	65	1	0	1	0	65	0	0	1
8	8	1	68	1	1	1	0	68	0	0	1
9	9	1	61	0	0	1	0	61	0	0	1
10	10	1	64	1	0	1	0	65	0	0	0
11	11	1	68	1	1	1	0	69	1	1	0
12	12	1	74	1	0	1	0	74	1	0	0
13	13	1	67	1	1	1	0	68	1	0	1
14	14	1	62	1	1	1	0	62	0	1	0
15	15	1	71	1	1	1	0	71	0	0	1
16	16	1	83	1	0	1	0	82	0	0	0
17	17	1	70	0	0	1	0	70	0	0	1
18	18	1	74	1	0	1	0	75	0	0	0

四、操作流程

转换(T)— 计算变量（C）

目标变量(T)：case 数字表达式（E）：case1-case2 — 确定

转换(T)— 计算变量（C）

目标变量(T)：age 数字表达式（E）：age1-age2 — 确定

转换(T)— 计算变量（C）

目标变量(T)：est 数字表达式（E）：est1-est2 — 确定

转换(T)— 计算变量（C）

目标变量(T)：gall 数字表达式（E）：gall1-gall2 — 确定

转换(T)— 计算变量（C）

目标变量(T)：nonest 数字表达式（E）：nonest1-nonest2 — 确定

分析（A）— 回归（R）— 多项 Logistic

因变量（D）：case

协变量（C）：age est gall nonest

模型（M）□ 在模型中包含截距(N) — 继续

确定

1. 对于 1:1 配对的 Logistic 回归,我们需要首先对数据进行**预处理**,生成新的变量以便于进行分析,通过转换(T)下拉菜单下的计算变量选项,首先生成新变量 case = case1 − case2。类似,还需要生成 age = age1 − age2;est = est1 − est2;gall = gall1 − gall2;nonest = nonest1 − nonest2。这样就能在数据视图看到新生成的变量 case、age、est、gall、nonest,以下步骤就对这些变量进行条件 Logistic 分析。

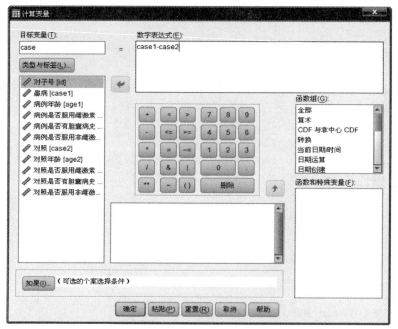

2. 下图是进行条件 Logistic 回归的主对话框,因变量必须为一常数,如本例当中 case = 1,大家需要注意的是 case1 − case2,即**病例组 − 对照组**,这个顺序不能颠倒了;因子框和协变量框均可选入自变量,但是因子框中的变量系统默认为无序分类资料,会自动将其生成哑变量,而协变量框选入连续变量或有序变量,在条件 Logistic 模型中,分析的自变量均为病例组 − 对照组而新生成的变量,属于连续变量或有序变量,因此我们将 age、est、gall、nonest 均选入协变量框中。

SPSS 中没有专门进行条件 Logistic 分析的过程,但是软件可以调用多项 Logistic 回归过程进行分析,当软件发现因变量为一常数项时,系统自动切换为拟合条件 Logistic 模型,从而通过拟合不包括常数项的模型实现 1:1 配对的 Logistic 回归。

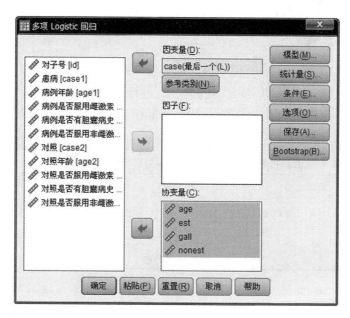

3. 下图是条件 1:1 回归模型进一步设定。

1:1 条件 Logistic 回归模型中不包含截距,这是模型的要求,若选入截距项,结果中则会给出警告:

因变量在具有截距项的模型中只有一个有效值。将不对任何模型进行拟合。可通过移去截距对条件 Logistic 回归模型进行拟合。

这里说明了两层意思,若因变量不止一个值,可以进行多分类 Logistic 回归分析;若因变量只有一个值,则需要去掉截距项,系统进行条件 Logistic 回归分析。

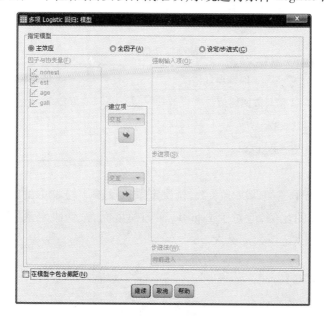

五、结果解释

1. 这是系统给出的提示,说明因为因变量只有一个值(1),系统进行条件 Logistic 回归模型拟合。这里需再次提醒大家,进行条件 Logistic 回归分析的两个必要步骤:由病例组 – 对照组生成新的变量;去除模型的截距项(常数项)。

警告

因变量只有一个有效值。将对条件 Logistic 回归模型进行拟合

2. 该表给出了进行分析的数据概况,共 63 条记录,无缺失值。

案例处理摘要

		N	边际百分比
case	1.00	63	100.0%
有效		63	100.0%
缺失		0	
总计		63	
子总体		27	

3. 对模型中的所有偏回归系数是否均为 0 进行似然比检验,其结果为 $\chi^2 = 34.159, P < 0.01$,说明偏回归系数不全为 0。

模型拟合信息

模型	模型拟合标准		似然比检验	
	−2 倍对数似然值	卡方	df	显著水平
零	87.337			
最终	53.178	34.159	4	.000

4. 下表给出了三类伪决定系数,伪决定系数反映了模型中的所有自变量揭示了因变量总变异的比例,但对于 Logistic 回归模型而言,伪决定系数的大小不像线性回归模型中的决定系数那么大。

伪 R 方	
Cox 和 Snell	.419
Nagelkerke	.558
McFadden	.391

5. 该表为从当前模型中分别剔除每一个自变量后拟合新的条件 Logistic 回归模型的负二倍似然对数值,用于考察是否可以从当前模型中剔除该自变量。可以看出年龄 age、是否服用非雌激素类药物 nonest 的 P 值均大于 0.05,提示可以采取逐步回归法对当前模型中的自变量进行筛选。

似然比检验

效应	模型拟合标准 简化后的模型的 −2 倍对数似然值	似然比检验 卡方	df	显著水平
age	53.658	.480	1	.488
est	72.013	18.836	1	.000
gall	58.770	5.592	1	.018
nonest	53.279	.102	1	.750

卡方统计量是**最终模型**与**简化后模型**之间在 **−2 倍对数似然值**中的**差值**。通过从最终模型中省略效应而形成简化后的模型。零假设就是该效应的所有参数均为 0。

6. 该表是条件 Logistic 回归分析中最重要的部分,包括了模型中的各变量偏回归系数(B)、标准误(SE)、Wald 卡方值(Wals)、自由度(df)、P 值(显著水平),以及 OR 值[Exp(B)]。由结果可以看出,变量是否服用雌激素 est 的偏回归系数为 2.698,Wald 检验结果 $P=0.01<0.05$,有统计学意义,OR 值为 14.851,OR 值的 95% 可信区间为(2.952, 74.723);是否有胆囊病史 gall 也有统计学意义,其系数为 1.836, $P=0.042<0.05$,OR 值为 6.270,OR 值的 95% 可信区间为(1.066, 36.893)。说明服用雌激素和有胆囊病史是子宫内膜癌的危险因素,而其他各项如年龄 age、是否服用非雌激素类药物 nonest 均没有统计学意义。

参数估计

case		B	标准误	Wald	df	显著水平	Exp(B)	Exp(B)的置信区间 95%	
								下限	上限
1.00	age	.277	.403	.473	1	.491	1.320	.599	2.908
	est	2.698	.824	10.712	1	.001	14.851	2.952	74.723
	gall	1.836	.904	4.122	1	.042	6.270	1.066	36.893
	nonest	.256	.807	.100	1	.752	1.291	.265	6.279

第十二章

生存分析

一、基本原理

Logistic 回归分析只考虑了终点事件(terminal event)的出现与否,但恶性肿瘤、慢性病或其他情况随访研究中,有时除了考虑终点出现与否外,还需考虑观察对象达到终点所经历的时间长短。**生存分析**(survival analysis)就是将终点事件的出现与否和达到终点所经历的时间结合起来分析的一类统计分析方法。其主要特点是考虑了每个研究对象出现某一结局所经历的时间长短,同时考虑了事件的观察时间和随访时间。

二、基本概念

1. **终点事件**(terminal event)　终点事件指由研究者所规定的生存时间的终点。在生存分析中,终点事件是个非常重要的概念,它的定义应尽可能地清楚明了。需要特别提醒的是,终点事件是由研究目的决定的,并非一定是死亡(如研究灯泡寿命),而死亡也并非一定是终点事件(如肺癌患者死于其他疾病)。发生了终点事件的数据称为完全数据(complete data),完全数据提供了准确的生存时间。

2. **截尾**(censoring)　也称为失访或删失。截尾指在随访研究中,在规定的观察期内,某些观察对象由于各种原因未观察到终点事件发生,并不知道确切的生存时间。发生截尾的数据称为截尾数据(censored data)或删失数据。由于不能提供准确的生存时间,又称为不完全数据(incomplete data)。产生截尾的原因一般为患者失访、患者的生存期超过了研究的终止期。但是截尾数据的价值在于提供了观察期间的信息,生存时间不会短于观察时间。截尾数据常在其右上角标记"＋",表示真实的生存时间未知,只知道比观察到的生存时间要长。

3. **生存时间**(survival time)　可以广泛地定义为从规定的观察起点到某一特定终点事件出现的时间长度。其三要素为观察起点、终点事件和时间度量。观察起点和终点事件根据研究目的决定。随机对照临床试验的观察起点通常是随机化的时间;观察性研究中,观察起点可以是发病时间、第一次确诊的时间或接受正规治疗的时间等。生存时间的度量单位可以是年、月、日、小时等,生存时间不服从正态分布,常常呈指数分布、Weibull 分布、对数正态分布、对数 Logistic 分布、Gamma 分布或更为复杂的分布,因此需要特殊的统计方法。

三、基本统计指标

以下几个概念是生存分析中非常重要的基本概念,但是这几个概念晦涩难懂,并且术语与解释之间并不贴切,因此大家需要特别注意,仔细揣摩。

1. 生存概率和死亡概率

(1)**生存概率**(probability of survival):某时段的生存概率表示某时段开始时存活的个体,在该时段结束时仍存活的可能性。如年生存概率表示年初尚存人口存活 1 年的可能性。p = 某年活满 1 年的人数/某年年初人口数。

(2)**死亡概率**(probability of death):某时段的死亡概率表示某时段开始时存活的个体,在该时段内死亡的可能性。如年死亡概率表示年初尚存人口在今后 1 年内死亡的可能性。q = 某年内死亡人数/某年年初人口数。

(3)生存概率与死亡概率之间的关系:p = 1 - q。

2. 生存率和死亡概率函数

(1)**生存率**(survival rate):又称生存函数(survival function)或累积生存率,常用 S(t)表示,它表示一个个体生存时间长于 t 的概率。生存率具有如下特点:观察起点 t = 0 时的生存率为 1;当观察期无穷大时,其生存率为 0。S(t) ≈ 生存时间长于 t 的患者数/患者总数。

(2)**死亡概率函数**(failure probability function):常用 F(t)来表示,它表示一个体从开始观察起到时刻 t 的死亡概率,它是一个随时间上升的函数,当 t 无穷大时,死亡概率函数为 1。

(3)生存率和死亡概率函数之间的关系:生存率 = 1 - 死亡概率函数 S(t) = 1 - F(t)。

3. 概率密度和风险率

(1)**概率密度**(probability density):又称概率密度函数(probability density function)或死亡密度函数。常用 f(t)表示,它表示一个体死于(t, t + Δt)小区间内的概率极限。f(t) ≈ t 时刻开始的区间内死亡患者数/(患者总数×区间宽度)。

(2)**风险率**(hazard rate):又称风险函数(hazard function),常用 h(t)表示,它表示一个生存到时刻 t 的个体死于(t, t + Δt)小区间内的概率极限。h(t) ≈ t 时刻开始的区间内死亡患者数/(生存到 t 的患者数×区间宽度)。

概率密度和风险率均指个体死于(t, t + Δt)小区间内的概率极限,但是概率密度指一个个体,而风险率指一个生存到 t 时刻的个体。

4. 中位生存期　中位生存期(median survival time),又称半数生存期:表示恰好有50%的个体尚存活的时间。中位生存期越长,表示疾病的预后越好;反之,中位生存期越短,预后越差。

四、SPSS 生存分析模块

SPSS 主要在分析下拉菜单项中的生存函数(survival)中实现,其包含的具体统计过程如下。

1. 寿命表　用于分析分组生存资料,求出不同组段的生存率;或者当样本量较大时(如 $n > 50$),可以把资料按不同时间段分成几组,观察不同时间点的生存率。

2. Kaplan – Meier　用于样本含量较小时,不能给出特定时间点的生存率,这样就不用担心每个时间段内只有很少的几个观测,甚至没有观测的尴尬局面。

3. Cox 回归　用于拟合 Cox 比例风险模型,这是生存分析中最重要的一个分析方法,它的出现具有划时代的意义,是多因素分析方法中最为常用的一种。

4. Cox 依时协变量　是 Cox 比例模型的进一步发展。当所研究的危险因素其取值随时间而不断变化,或者其作用强度随时间而不断变化时,Cox 模型的适用条件被违反,此时需要对模型加以修正,就必须用到这个过程。举一个典型的例子,临床试验随访资料中经常碰到某研究对象从安慰剂组退出,跳转至治疗组的资料就应当用此过程来分析。

第一节　寿命表法

一、方法原理

寿命表的基本思想是将整个观察时间划分为很多小的时间段,对于每个时间段,计算所有活过某时间段起点的病例在该时间段内死亡(出现结局)的概率。

二、分析示例

收集了 374 名某恶性肿瘤患者随访的资料,取时间区间均为 1 年,整理结果见下表,试估计各年生存率。

确诊后年数	0 ~	1 ~	2 ~	3 ~	4 ~	5 ~	6 ~	7 ~	8 ~	9 ~	10 ~
期内死亡数	90	76	51	25	20	7	4	1	3	2	0
期内删失数	0	0	0	12	5	9	9	3	5	5	47

三、数据录入

1. 变量视图

名称，year；标签，生存时间。

名称，status；标签，是否删失。

名称，number；标签，例数。

	名称	类型	宽度	小数	标签	值
1	year	数值(N)	8	0	生存时间	无
2	status	数值(N)	8	0	是否删失	无
3	number	数值(N)	8	0	例数	无

2. 数据视图（部分）

注意原始表格与数据视图之间的差异，比如确诊后 0 年，期间死亡人数为 90，删失人数为 0，则产生两条记录，第一条记录死亡人数，变量 year 赋值为 0，表示确诊后 0 年；变量 status 赋值为 1，表示出现终点事件，表示观察到随访对象出现所规定的结局，如本例中死亡；变量 number 赋值为 90，表示出现死亡的人数为 90。第二条记截尾值（censored value），表示失访情况，变量 year 赋值为 0，表确诊后 0 年；变量 status 赋值为 0，表示出现失访，原因可能有多种；变量 number 赋值为 0，表示出现失访的人数为 0。如此对确诊后 1 年、2 年等数据进行录入，共形成 22 条记录。

	year	status	number
1	0	1	90
2	0	0	0
3	1	1	76
4	1	0	0
5	2	1	51
6	2	0	0
7	3	1	25
8	3	0	12
9	4	1	20
10	4	0	5
11	5	1	7
12	5	0	9

四、操作流程

数据 — 加权个案(W)

 频率变量（F）：例数number — 确定

分析 — 生存函数（S）— 寿命表(L)

 时间（T）：生存时间 year

 显示时间间隔：0 到 H：10 步长：1

 状态（S）：status(??)

 定义事件（D）：表示事件已发生的值 单值（S）:1 — 继续

确定

1. 对数据进行预定义,设置**权重变量**,我们在卡方检验当中经常用到,此处变量 number(例数)。

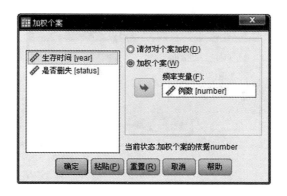

2. 该表为寿命表的主对话框,时间框(time)用于选入生存时间变量 year,如本例中的观察时间;显示时间间隔框(display time intervals)要求选入寿命表中生存时间的范围及步长,本例当中的范围为 0 ~ 10,步长指观察的间隔,本例当中为 1。如果数据是每 2 年 1 次收集的,则应当填入 2。状态对话框需要定义终点事件,定义事件需要按定义事件(D)对话框进行进一步定义。

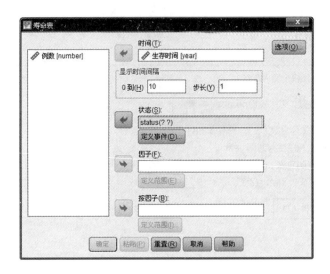

3. 以下对话框是进一步定义事件,本例的终点事件为死亡,1 代表死亡,因此在单值(S)填入 1。

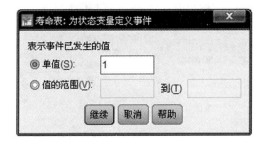

五、结果解释

年限表[a]

期初时间		期初记入数	期内退出数	历险数	期间终结数	终结比例	生存比例	期末的累积生存比例	期末的累积生存比例的标准误	概率密度	概率密度的标准误	风险率	风险率的标准误
dimension0	0	374	0	374.000	90	.24	.76	.76	.02	.241	.022	.27	.03
	1	284	0	284.000	76	.27	.73	.56	.03	.203	.021	.31	.04
	2	208	0	208.000	51	.25	.75	.42	.03	.136	.018	.28	.04
	3	157	12	151.000	25	.17	.83	.35	.02	.070	.013	.18	.04
	4	120	5	117.500	20	.17	.83	.29	.02	.060	.013	.19	.04

续表

期初时间	期初记入数	期内退出数	历险数	期间终结数	终结比例	生存比例	期末的累积生存比例	期末的累积生存比例的标准误	概率密度	概率密度的标准误	风险率	风险率的标准误
5	95	9	90.500	7	.08	.92	.27	.02	.022	.008	.08	.03
6	79	9	74.500	4	.05	.95	.25	.02	.014	.007	.06	.03
7	66	3	64.500	1	.02	.98	.25	.02	.004	.004	.02	.02
8	62	5	59.500	3	.05	.95	.24	.02	.013	.007	.05	.03
9	54	5	51.500	2	.04	.96	.23	.02	.009	.006	.04	.03
10	47	47	23.500	0	.00	1.00	.23	.02	.000	.000	.00	.00

注:[a] 中位数生存时间为 2.41。

这是寿命表部分,从左到右的各项目如下。

(1)**期初记入数**(number entering this interval):指进入该组段的观察例数,即活到该组段下限的例数。

(2)**期内退出数**(number withdrawn during interval):指该组段的截尾人数,即失访人数。

(3)**历险数**(number exposed to risk):指暴露于危险因素的例数,即有效观察人数,等于期初记入数减 1/2 期内的退出数。

(4)**期间终结数**(number of terminal events):指终点事件的例数,即死亡、复发等研究事件的例数。

(5)**终结比例**(proportion terminating):指终点事件的比例,即各组的死亡概率。

(6)**生存比例**(proportion surviving):指各组的生存概率,等于 1 减死亡概率。

(7)**期末的累积生存比例**(cumul proportion survive at end):指本组段上限的累积生存率,即生存率,由各组的生存概率累积相乘所得。

(8)**概率密度**(probability density):常用 $f(t)$ 表示,它表示一个体死于 $(t, t + \Delta t)$ 小区间内的概率极限。

(9)**风险率**(hazard rate):常用 $h(t)$ 表示,它表示一个生存到时间 t 的个体死于 $(t, t + \Delta t)$ 小区间内的概率极限。

从图上我们可以看出确诊后 5 年,进入该时段的人数为 95 人,失访 9 人,死亡 7 人,因此死亡概率(终结比例)为 0.08,生存概率为 0.92,生存率(期末的累积生存比例)为 0.27,概率密度为 0.022,风险率为 0.08。由此可得到 5 年生存率为 27%,中位数生存时间为 2.41 年。

第二节　单因素生存曲线比较（Kaplan – Meier 法）

一、方法原理

Kaplan – Meier 法采用乘积极限法（product – limit estimates）来估计生存率,同时还可以对一个影响因素进行检验。它适用于以个体为单位收集信息的生存资料,是最基本的一种生存分析方法。它适用于精确生存时间的资料,大、小样本均可。

二、分析示例

14 例膀胱肿瘤小于 3.0 cm 的患者和 16 例膀胱肿瘤大于或等于 3.0 cm 的患者的生存时间（月）如下,试估计两组的生存率。

肿瘤 < 3.0 cm	14	19	26	28	29	32	36	40	42	44[+]
	45	53[+]	54	59[+]						
肿瘤 ≥3.0 cm	6	7	9	10	11	12	13	20	23	25
	27	30	34	37	43	50				

三、数据录入

1. 变量视图

名称, month;标签,生存时间。

名称, status;标签,是否删失;值,0 = 删失,1 = 死亡。

名称, group;标签,肿瘤大小;值,1 = “ <3.0 cm”,2 = “ > =3.0 cm”。

	名称	类型	宽度	小数	标签	值	缺失
1	month	数值(N)	8	0	生存时间	无	无
2	status	数值(N)	8	0	是否删失	{0, 删失}...	无
3	group	数值(N)	8	0	肿瘤大小	{1, <3.0cm}...	无

2. 数据视图(部分)

	month	status	group
1	14	1	1
2	19	1	1
3	26	1	1
4	28	1	1
5	29	1	1
6	32	1	1
7	36	1	1
8	40	1	1
9	42	1	1
10	44	0	1
11	45	1	1
12	53	0	1
13	54	1	1
14	59	0	1
15	6	1	2
16	7	1	2

数据有三个变量,如第一例患者,肿瘤小于 3.0 cm,生存时间为 14 个月,在数据视图窗口输入变量 month 为 14,变量 status 为是否删失,此处为 1(表示死亡,即未删失数据);变量 group 单因素影响因素进行定义,我们将肿瘤小于 3.0 cm 定义为 1,大于或等于 3.0 cm 设为 2,因此此处赋值为 1。如此共形成 30 条记录。

四、操作流程

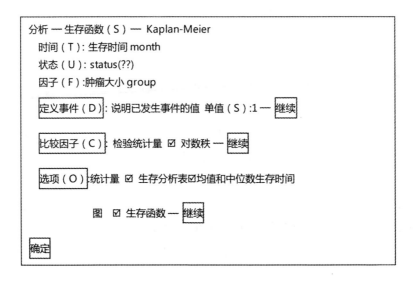

1. 下表为 K－P 检验的主对话框,时间框(survival time)指存活时间,即观察研

究的最长时间;状态(status)定义终点事件,此处需要进入定义事件(D)对话框进一步定义;因子框(factor)选入单因素自变量,即定义希望进行比较的研究因素,此处为肿瘤大小 group。

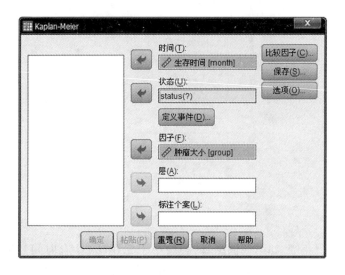

2. 该对话框定义终点事件,此处为说明已发生事件的值,本例定义 1 为死亡,0 即默认为失访。

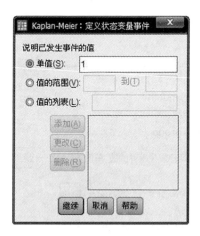

3. 该对话框用于定义对研究因素(factor)的比较方法,我们通常采用 log rank 检验,检验各组的生存率分布是否相同,各时间点权重一样。

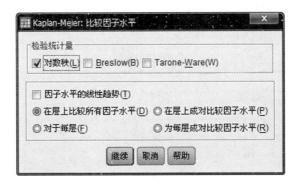

4. 对统计量和图形进行定义。

（1）**生存分析表**（survival table）：输出使用乘积极限法（即 Kaplan – Meier 法）计算出生存分析表，类似于寿命表，只不过以每一个个体为单位进行输出，这是区别以时间段为单位输出的寿命表（life table）的地方。

（2）**均数**和**中位数生存时间**（mean and median survival）：该选项将给出平均生存时间（该组患者的生存率曲线与 X、Y 轴围成的面积）和中位生存时间（该组患者生存时间中位数）及其标准误和可信区间。

（3）**生存函数**（survival）：指累积生存概率曲线。Kaplan – Meier 法估计的是所有死亡时点的生存率，不同死亡时点的生存率逐渐下降，而两个相邻死亡时点之间的生存率都等于前一个较早死亡时间点的生存率，所以该生存曲线用水平线连接，呈阶梯形，即每出现一例死亡，阶梯就下降一阶。

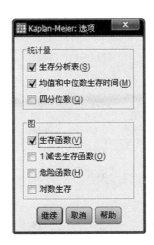

五、结果解释

1. 下表为原始数据表格的简单归纳，给出了各组的病例总数、终点事件数和删失数(失访数)。

个案处理摘要

肿瘤大小	总数	事件数	删失	
			N	百分比
<3.0 cm	14	11	3	21.4%
≥3.0 cm	16	16	0	.0%
整体	30	27	3	10.0%

2. 此处给出生存分析表,可见此处是将病例个体一一给出结果,而不同于寿命表以时间段为单位给出结果,时间(time)指观察时间,状态(status)标明为死亡(终点事件)还是删失(失访),这两项均为原始数据。此时累积的生存比例(cumulative survival)指生存率或生存函数。

生存表

肿瘤大小		时间	状态	此时生存的累积比例		累积事件数	剩余个案数
				估计	标准误		
<3.0 cm	1	14.000	死亡	.929	.069	1	13
	2	19.000	死亡	.857	.094	2	12
	3	26.000	死亡	.786	.110	3	11
	4	28.000	死亡	.714	.121	4	10
	5	29.000	死亡	.643	.128	5	9
	6	32.000	死亡	.571	.132	6	8
	7	36.000	死亡	.500	.134	7	7
	8	40.000	死亡	.429	.132	8	6
	9	42.000	死亡	.357	.128	9	5
	10	44.000	删失	.	.	9	4
	11	45.000	死亡	.268	.123	10	3
	12	53.000	删失	.	.	10	2
	13	54.000	死亡	.134	.113	11	1
	14	59.000	删失	.	.	11	0

肿瘤大小		时间	状态	此时生存的累积比例		累积事件数	剩余个案数
				估计	标准误		
≥3.0 cm	1	6.000	死亡	.938	.061	1	15
	2	7.000	死亡	.875	.083	2	14
	3	9.000	死亡	.813	.098	3	13
	4	10.000	死亡	.750	.108	4	12
	5	11.000	死亡	.688	.116	5	11
	6	12.000	死亡	.625	.121	6	10
	7	13.000	死亡	.563	.124	7	9
	8	20.000	死亡	.500	.125	8	8
	9	23.000	死亡	.438	.124	9	7
	10	25.000	死亡	.375	.121	10	6
	11	27.000	死亡	.313	.116	11	5
	12	30.000	死亡	.250	.108	12	4
	13	34.000	死亡	.188	.098	13	3
	14	37.000	死亡	.125	.083	14	2
	15	43.000	死亡	.063	.061	15	1
	16	50.000	死亡	.000	.000	16	0

　　3. 下表给出了各组生存时间的均数和中位数,肿瘤小于 3.0 cm 的生存均值为 38.152 个月,生存中位数为 36.000 个月;肿瘤大于或等于 3.0cm 的生存均值为 22.313 个月,生存中位数为 20.000 个月;整体的生存均值为 29.680 个月,生存中位数为28.000个月。但是生存时间一般呈非正态分布,因此采用生存中位数描述资料比较合适,即肿瘤小于 3.0 cm 组中 50% 的个体存活的时间为 36 个月,而肿瘤大于或等于 3.0 cm 组中 50% 的个体存活的时间为 20 个月。

生存表的均值和中位数

肿瘤大小	均值[a]				中位数			
	估计	标准误	95% 置信区间		估计	标准误	95% 置信区间	
			下限	上限			下限	上限
<3.0 cm	38.152	3.740	30.822	45.482	36.000	7.483	21.333	50.667
≥3.0 cm	22.313	3.410	15.628	28.997	20.000	10.000	.400	39.600
整体	29.680	2.860	24.075	35.285	28.000	2.739	22.632	33.368

注:[a] 如果估计值已删失,那么它将限制为最长的生存时间。

4. 下表为两组肿瘤患者整体上的生存曲线比较,结果显示两种肿瘤患者的生存曲线分布差别有统计学意义,log rank 法检验统计量 $\chi^2 = 7.369$, $P = 0.007 < 0.01$。

log rank 检验属于单因素分析方法,应用条件是除比较因素外,影响生存率的各混杂因素组间均衡可比,否则应采用 Cox 比例风险回归模型校正各混杂因素的影响。

整体比较

	卡方	df	Sig.
log rank（Mantel - Cox）	7.369	1	.007

注:为肿瘤大小的不同水平检验生存分布等同性。

5. 这是两组的生存曲线图,配合 log rank 检验进行直观表达,可见肿瘤小于3.0 cm 的患者的生存状况要明显好于肿瘤大于或等于 3.0 cm 的患者。

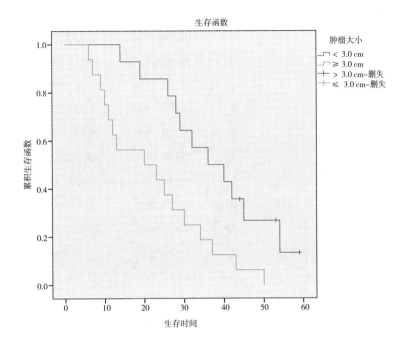

第三节　多因素生存分析（Cox 回归分析）

一、方法原理

K－M 法只能研究一个因素对生存时间的影响,当对生存时间的影响因素有多个时便无能为力,而 Cox 比例风险模型则可以估计多个研究因素对风险率的影响,其过程成为 Cox 回归（Cox regression）。

二、分析示例

30 例膀胱肿瘤患者的随访记录见下表。试进行膀胱肿瘤患者生存情况的影响因素分析。

id	age	grade	size	relapse	start	end	status
1	62	1	0	0	02/10/1996	12/30/2000	0
2	64	1	0	0	03/05/1996	08/12/2000	1
3	52	2	0	1	04/09/1996	12/03/1999	0
4	60	1	0	0	06/06/1996	10/27/2000	0
5	59	2	1	0	07/20/1996	06/21/1998	1
6	59	1	1	1	08/19/1996	09/10/1999	1
7	63	1	1	0	09/16/1996	10/20/2000	1
8	62	1	0	0	09/20/1996	09/18/1999	1
9	50	1	1	0	09/26/1996	03/22/1999	1
10	26	1	1	1	11/04/1996	05/25/2000	1
11	43	2	1	0	01/10/1997	11/08/1999	1
12	62	1	0	0	02/16/1997	11/10/2000	1
13	67	1	0	0	03/09/1997	08/18/2000	1
14	70	2	0	0	03/28/1997	07/20/2000	1
15	56	1	0	1	04/03/1997	11/10/1999	1
16	85	2	0	1	04/15/1997	11/20/1998	1
17	65	1	0	1	08/06/1997	09/28/1999	1
18	54	3	1	1	11/10/1997	12/09/1998	1
19	62	2	0	0	02/19/1998	07/20/2000	1
20	52	3	0	0	03/14/1998	07/02/2000	1
21	63	2	1	0	06/10/1998	09/01/2000	1
22	50	3	1	1	06/15/1998	04/14/1999	1
23	83	2	1	1	09/03/1998	09/20/2000	1
24	61	3	1	0	10/10/1998	06/13/2000	1
25	57	3	1	1	01/16/1999	12/20/1999	1
26	63	2	0	1	02/17/1999	04/20/2000	1
27	72	3	1	1	05/10/1999	05/12/2000	1
28	56	3	1	1	09/15/1999	06/17/2000	1
29	73	3	1	1	12/19/1999	07/26/2000	1
30	54	3	1	1	03/10/2000	09/20/2000	1

三、数据录入

1. 变量视图

名称，id；类型，数值。

名称，age；类型，数值。

名称，grade；类型，数值。

名称，size；类型，数值。

名称，relapse；类型，数值。

名称，start；类型，日期。

名称，end；类型，日期。

名称，status；类型，数值。

	名称	类型	宽度	小数	标签	值
1	id	数值(N)	8	0		无
2	age	数值(N)	8	0		无
3	grade	数值(N)	8	0		无
4	size	数值(N)	8	0		无
5	relapse	数值(N)	8	0		无
6	start	日期	10	0		无
7	end	日期	10	0		无
8	status	数值(N)	8	0		无

下图对变量 start 和 end 中对类型进行设定，因为为"日期"类型，该图为日期对话框，可见日期的输入格式有多种，我们需要选择与原始记录格式相同的，这样有利于输入。本例选中 mm/dd/yyyy，如 1996 年 2 月 10 日，则输入为 02/10/1996。

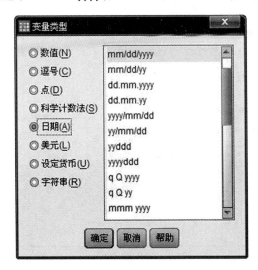

2. 数据视图（部分）

	id	age	grade	size	relapse	start	end	status
1	1	62	1	0	0	02/10/1996	12/30/2000	0
2	2	64	1	0	0	03/05/1996	08/12/2000	1
3	3	52	2	0	1	04/09/1996	12/03/1999	0
4	4	60	1	0	0	06/06/1996	10/27/2000	0
5	5	59	2	1	0	07/20/1996	06/21/1998	1
6	6	59	1	1	1	08/19/1996	09/10/1999	1
7	7	63	1	1	0	09/16/1996	10/20/2000	1
8	8	62	1	0	0	09/20/1996	09/18/1999	1
9	9	50	1	1	0	09/26/1996	03/22/1999	1
10	10	26	1	1	1	11/04/1996	05/25/2000	1
11	11	43	2	1	0	01/10/1997	11/08/1999	1

四、操作流程

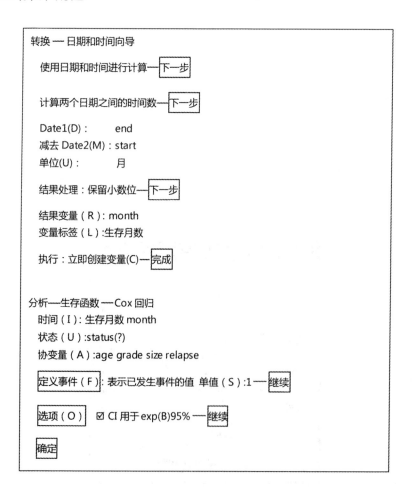

1. 这是对原始数据的预处理,step 1 选用使用日期和时间进行计算,因为我们需要获得新变量生存时间,其值等于结束时间减开始时间。

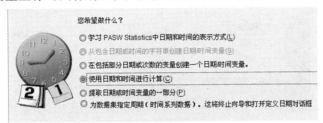

2. 接着进行原始数据的预处理,准备进行计算。

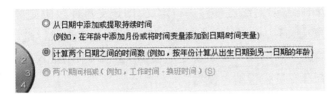

3. 继续进行原始数据的预处理,设定形成的新变量为 end – start,并且单位为月,计算结果保留小数部分,这样会使结果更加精确。

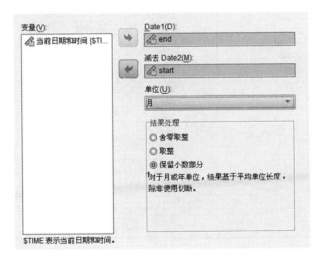

4. 最后对新生成的变量进行定义,其结果变量名称为 month,变量标签为生存月数。

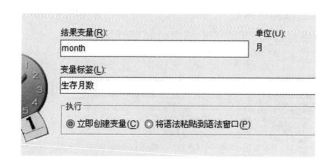

5. 这是 Cox 回归的主对话框,**因变量**为生存月数 month,也就是刚才预处理后新生成的变量,同样需要对终点事件进行定义,即**定义事件**。协变量框选入各类自变量,此处选入变量 age、grade、size、relapse 四个变量。方法(M)选择向前条件法,相当于统计中的逐步回归法。如果自变量较少,也可以采用进入(enter)法,即将协变量框中的所有自变量强行纳入模型。

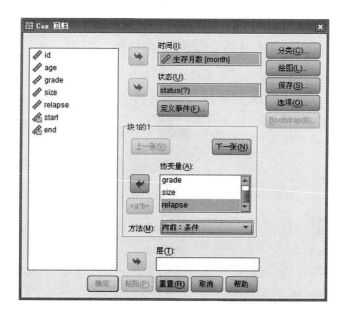

6. 按主对话框中的定义事件(F)进入,即定义研究感兴趣的事件,本例中 1 代表死亡、0 代表失访。

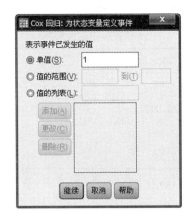

7. 下图选用 exp(B)95%,即 *RR* 值的95%可信区间。

RR 值为相对危险度(relative ratio),适合于队列研究(前瞻性研究),是队列研究中暴露组的发病率与非暴露组的发病率之比。

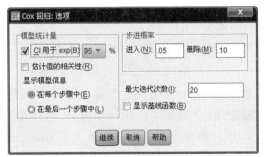

五、结果解释

1. 下表给出了终点事件为27例,删失为3例,总计30例,并给出了各自的百分比。

案例处理摘要

		N	百分比
分析中可用的案例	事件[a]	27	90.0%
	删失	3	10.0%
	合计	30	100.0%
删除的案例	带有缺失值的案例	0	.0%
	带有负时间的案例	0	.0%
	层中的最早事件之前删失的案例	0	.0%
	合计	0	.0%
	合计	30	100.0%

注:[a] 因变量:生存月数。

2. 块0:起始块

不在方程中的变量[a]

	得分	*df*	Sig.
age	.402	1	.526
grade	26.094	1	.000
size	7.369	1	.007
relapse	7.349	1	.007

注:[a] 残差卡方 = 37.963,Sig = 0.000。

开始进行模型拟合,不过方程只纳入了常数项,因此四个自变量均不在方程中,若将这些方程外的变量分别引入方程中,从而计算出相应的 χ^2 值和 P 值,可见grade、size 和 relapse 这三个变量的 P 值均小于 0.05,可见在后面的模型拟合中可以考虑将这三个变量纳入模型当中。

3. 块1:方法 = 向前逐步(条件 LR)

(1)该模型是按照向前逐步中的条件 LR 法进行拟合,模型拟合分三步:第一步模型纳入变量 grade,第二步纳入 size,第三步纳入 relapse。对于逐步拟合的过程,我们只需要看最后一步即可,本例则看步骤3,该表是对模型中是否所有的协变量回归系数(常数项除外)全为 0 进行统计学检验,整体得分为 33.981,自由度为 3, $P < 0.01$。从上一步开始更改是指步骤 2 纳入了 grade 和 size,而步骤 3 中引入了 relapse,这样统计学检验的卡方值为 4.624, $P = 0.032 < 0.05$;从上一块是指从模型仅含有常数项,现在引入了三个自变量的统计学检验,卡方值为 34.421, $P < 0.01$。说明步骤 3 的方程从整体上、与步骤 2 比较和与块 0 比较均有统计学意义。

模型系数的综合测试[a]

步骤	−2 倍对数似然值	整体(得分)			从上一步骤开始更改			从上一块开始更改		
		卡方	*df*	Sig.	卡方	*df*	Sig.	卡方	*df*	Sig.
1[b]	120.374	26.094	1	.000	23.161	1	.000	23.161	1	.000
2[c]	113.738	30.782	2	.000	6.636	1	.010	29.797	2	.000
3[d]	109.115	33.981	3	.000	4.624	1	.032	34.421	3	.000

注:[a] 起始块编号 1. 方法 = 向前逐步(条件 LR);[b] 在步骤编号 1:grade 处输入变量;[c] 在步骤编号 2:size 处输入变量;[d] 在步骤编号 3:relapse 处输入变量。

（2）这是最重要的一个表格，各指标分别为各因子的回归系数估计值（B）、回归系数估计值的标准误（SE）、回归系数估计值的 Wald 检验统计量值（Wald）、自由度（df）、显著性水平即 P 值（Sig.）、各因子的相对危险度 RR 值［Exp(B)］、RR 值的 95% 可信区间。

这里也只看步骤 3，可以得出风险函数的表达式为：

$$h(t) = h_0(t)\exp(1.680 \times grade + 1.078 \times size + 0.979 \times relapse)$$

表达式右边变量的线性组合值越大，则风险函数 h(t) 越大，预后越差，故称为**预后指数**（prognostic index，PI），如 1 号患者 grade = 1，size = 0，replaspe = 0，则预后指数为 PI = 1.680 × 1 + 1.078 × 0 + 0.979 × 0 = 1.680；3 号患者 grade = 2，size = 1，replaspe = 1，则预后指数为 PI = 1.680 × 2 + 1.078 × 0 + 0.979 × 1 = 4.339，可以估计 3 号患者的预后要比 1 号患者差。可按预后指数将观察对象分成若干组，如低危组、中危组和高危组，对制订合理的治疗方案、正确指导患者的治疗、提高生存率有指导意义。

从 RR 值可以看出，若变量肿瘤分级（grade）越严重，则预后越差，大约指数每上升 1 分，则死亡危险是以前的 5.368 倍；若变量肿瘤大小（size）越大，则预后越差，大约指数每上升 1 分，则死亡危险是原来的 2.939 倍；若肿瘤复发，则预后越差，死亡危险是未复发的 2.662 倍。

方程中的变量

		B	SE	Wald	df	Sig.	Exp(B)	95.0% CI 用于 Exp(B)	
								下部	上部
步骤 1	grade	1.531	.335	20.947	1	.000	4.625	2.400	8.911
步骤 2	grade	1.623	.366	19.649	1	.000	5.068	2.473	10.386
	size	1.133	.448	6.393	1	.011	3.104	1.290	7.471
步骤 3	grade	1.680	.382	19.385	1	.000	5.367	2.540	11.341
	size	1.078	.460	5.493	1	.019	2.939	1.193	7.242
	relapse	.979	.460	4.525	1	.033	2.662	1.080	6.560

（3）下表显示各步骤中未纳入方程的自变量检验结果，可见步骤 1 中变量 size 和 relapse 的 P 值分别为 0.009 和 0.016，考虑将 age 引入方程；而步骤 2 中变量 age 的 P 值为 0.115，大于 0.05，不考虑引入模型；而 relapse 的 P 值为 0.029，考虑引入模型；步骤 3 中 age 的 P 值大于 0.05，表明模型无须引入变量，模型拟合过程结束。

不在方程中的变量[a,b,c]

		得分	*df*	Sig.
步骤 1	age	1.061	1	.303
	size	6.844	1	.009
	relapse	5.828	1	.016
步骤 2	age	2.483	1	.115
	relapse	4.769	1	.029
步骤 3	age	3.024	1	.082

注：[a] 残差卡方 $= 15.092$, $df = 3$, Sig $= 0.002$；[b] 残差卡方 $= 8.518$, $df = 2$, Sig $= .014$；[c] 残差卡方 $= 3.024$, $df = 1$, Sig $= .082$。

（4）下表也是对模型拟合程度的一个检验，如步骤 1，若删除了引入的变量 grade，则 $P < 0.01$，说明引入该变量有意义。而步骤 2 中，若删除引入的变量 grade，则 $P < 0.01$，若删除引入的变量 size，则 $P = 0.010 < 0.05$，说明引入这两个变量均有意义。在步骤 3 中，若分别删除变量 grade、size 和 relapse，P 值均小于 0.05，说明引入这三个变量均有意义。这只是一个参考表格，不必重视。

如果删除项则建模

项已删除		丢失卡方	*df*	Sig.
步骤 1	grade	23.161	1	.000
步骤 2	grade	23.276	1	.000
	size	6.682	1	.010
步骤 3	grade	23.985	1	.000
	size	5.767	1	.016
	relapse	4.650	1	.031

（5）下表格给出了各自变量的平均值，该表也不太重要。

协变量均值

	均值
age	60.167
grade	1.900
size	.533
relapse	.500

第十三章

诊断实验的统计分析

对疾病的诊断是医学研究中一个非常热门的话题,从临床角度而言,它不仅包括实验室检查,亦包括各种影像诊断,如 X 线诊断、CT 诊断、磁共振成像(MRI)、超声波诊断,以及各种放射性核素检查、纤维内镜、电镜等诊断方法。对各种诊断结果的准确性和一致性检验也日显突出,而一般的统计数据则很少涉及这两个方面,本章介绍应用最为广泛的 ROC 曲线和 Bland – Altman 图。

诊断试验的准确性和一致性统计方法。

ROC 曲线:对诊断方法的准确性评价,欲知一种检测方法的准确性,则一定需要一个可以信赖的标准(**金标准**),如同要判定一个考生的考试成绩,就需要知道其考卷的标准答案一样。在临床实践中,金标准可能费时费力,所以试图寻找一个可以替代的检测方法,这就是 ROC 曲线的应用。ROC 曲线要求资料为**连续变量**或**等级变量**,以金标准为分组依据,图示灵敏度和特异度来探讨该方法的准确性。同时也可以探讨多种替代方法之间的优劣,所采用的软件为 SPSS。

Bland – Altman 图:很多情况下,需要探讨**两种检测方法的一致性**,如果两种检测方法的一致性较好,那么则可以相互替代,此时最常用到 Bland – Altman 图,所采用的软件为 GraphPad Prism。

第一节　准确性检验(ROC 曲线)

一、方法原理

(一) ROC 曲线的概括

ROC 曲线是**受试者工作特征**(receiver operating characteristics)的缩写,它是一种广泛应用的数据分析方法,1950 年应用于雷达信号检测的分析,用于区别"噪声"和"信号",后来应用于心理学研究。1960 年 Lee Lusted 首先认识到 ROC 分析方法在医学判断疾病方面可能起到的作用。

(二) 灵敏度和特异度的基本概念

对于一组经金标准诊断的患者和正常人,如果用一种新的诊断方法实验,其结

果可以汇总为下表:

诊断实验结果汇总表

试验	患者	正常人	合计
阳性	a	b	a+b
阴性	c	d	c+d
合计	a+c	b+d	a+b+c+d

真阳性率(灵敏度) = a/(a+c)

真阴性率(特异度) = d/(b+d)

假阳性率(误诊率) = b/(b+d)

假阴性率(漏诊率) = c/(a+c)

(三) ROC 曲线的绘制原理

若检测结果为定量资料或等级资料,当选择不同的检测值作为判断阳性、阴性结果的阈值时可以分别计算出相对应的特异度和灵敏度,以(1-特异度)为**横轴**、灵敏度为**纵轴**,将坐标轴以(1-特异度、灵敏度)的**数据点**描绘于平面直角坐标系,将各点连接起来的曲线则为 ROC 曲线。

(四) ROC 曲线的含义

1. 单条 ROC 曲线的解释　一个优良的诊断实验其 ROC 曲线应当从左下角垂直上升至顶线,然后水平方向向右延伸到右上角。如果 ROC 曲线沿着对角线方向分布,表示分类是机遇造成的,正确分类和错分的概率各为 50%,此时该诊断方法完全无效。

2. 两条 ROC 曲线的解释　如果有两种新方法同时测量各标本,则绘制两条 ROC 曲线,如果两条曲线不交叉,那么可以比较两个实验的优劣:更外面的、离对角线更远的曲线,其灵敏度和特异度均高于里面的、离对角线更近的曲线。

二、分析示例

某医生对经过金标准诊断的 55 名患者(病人)、45 名正常人分别进行两种诊断实验检查,结果见下表。绘制 ROC 曲线。

100 例受试对象的金标准诊断和两种诊断实验结果

受试对象	诊断结果	检测 1	检测 2	受试对象	诊断结果	检测 1	检测 2
1	病人	112.7	124	51	病人	110.5	129.1
2	病人	104	135.8	52	病人	126.8	143.4
3	病人	126.7	122.7	53	病人	115.6	155.4
4	病人	123.3	158.4	54	病人	110.5	157.4
5	病人	120.5	141.2	55	病人	127	159.4
6	病人	130.3	131.1	56	病人	131.6	175.7
7	病人	129.6	148	57	病人	128.2	157.2
8	正常	97.9	130.6	58	正常	106.9	141.7
9	正常	94.9	120	59	正常	107.9	141
10	病人	140.2	140.9	60	病人	118.4	153.6
11	病人	119.7	142.1	61	病人	128	153.9
12	正常	98.6	133	62	病人	126.8	154.6
13	正常	77.3	121.7	63	病人	104.9	164
14	病人	139.9	128.8	64	正常	100.3	129.3
15	正常	97.9	116.6	65	正常	133.4	136
16	病人	134.2	130.9	66	正常	90.6	144.8
17	病人	137.5	150.5	67	正常	102.9	136.6
18	病人	131.2	131	68	病人	134.8	165.8
19	病人	110	140.2	69	正常	86.4	144
20	正常	99.7	117.5	70	病人	132.8	166.6
21	病人	121	135.5	71	正常	107.7	167.5
22	病人	131.1	131.5	72	病人	128.9	144.9
23	病人	108.9	147.5	73	病人	123.1	152.4
24	病人	121.2	138	74	病人	135.7	139.1
25	正常	83	132.1	75	病人	124.5	160.6
26	病人	124.3	135.4	76	正常	98.8	142.2
27	正常	102.5	133.9	77	正常	100.2	144.4
28	正常	104.5	147	78	正常	105.4	155.4
29	病人	128.7	133.8	79	正常	95.1	155.9

受试对象	诊断结果	检测1	检测2	受试对象	诊断结果	检测1	检测2
30	病人	130.8	119.3	80	病人	110.7	160.9
31	正常	108.9	108.4	81	正常	85.6	149.9
32	正常	93.2	115.8	82	正常	102.5	132.1
33	正常	101.3	114.7	83	正常	108.9	133.5
34	病人	138.8	137.1	84	正常	112.2	152.8
35	病人	110.4	141.8	85	正常	102.8	139
36	正常	99.8	119.7	86	病人	119.2	144.6
37	正常	108.3	108.7	87	病人	131.1	154.5
38	正常	86	137.9	88	正常	92.4	127.7
39	病人	120.6	125.5	89	病人	133.1	157.4
40	正常	94.9	126.6	90	病人	114.6	171.2
41	病人	102.7	142.8	91	正常	94	162.5
42	病人	126.6	147.5	92	病人	131.8	141.9
43	正常	103.2	122.4	93	正常	94.1	142.1
44	病人	123	151	94	正常	77.4	138.1
45	病人	119.9	149.8	95	正常	96.8	157.4
46	病人	95	131.3	96	正常	114.8	142.8
47	病人	143.6	136.2	97	正常	86.2	144.5
48	正常	84	128.3	98	病人	113.1	136.9
49	正常	84.2	138.8	99	正常	88.9	149.8
50	正常	112.9	126.8	100	病人	132.5	158.9

三、数据录入

1. 变量视图

名称，id；标签，受试对象。

名称，diag；标签，金标准诊断；值，0 = 正常，1 = 病人（患者）。

名称，test1；标签，检测1。

名称，test2；标签，检测2。

	名称	类型	宽度	小数	标签	值
1	id	数值(N)	8	0	受试对象	无
2	diag	数值(N)	8	0	金标准诊断	{0, 正常}...
3	test1	数值(N)	8	1	检测1	无
4	test2	数值(N)	8	1	检测2	无

2. 数据视图(部分)

	id	diag	test1	test2
1	1	1	112.7	124.0
2	2	1	104.0	135.8
3	3	1	126.7	122.7
4	4	1	123.3	158.4
5	5	1	120.5	141.2
6	6	1	130.3	131.1
7	7	1	129.6	148.0
8	8	0	97.9	130.6
9	9	0	94.9	120.0
10	10	1	140.2	140.9
11	11	1	119.7	142.1
12	12	0	98.6	133.0
13	13	0	77.3	121.7
14	14	1	139.9	128.8
15	15	0	97.9	116.6

四、操作流程

分析－ROC 曲线图

　检验变量(T) ： 检测 1(test1) 检测 2(test2)

　状态变量（S）: 金标准诊断 diag

　状态变量的值(V) : 1

输出

　☑ ROC 曲线

　☑ 带对角参考线

　☑ 标准误和置信区间（E）

确定

下图为 ROC 曲线的主对话框。

检验变量: 即需要研究的检测方法。如本例的两种检测方法:检测1和检测2。

状态变量: 通过金标准诊断所确定的各受试对象的结果 + 患者还是正常人。而下面的状态变量的值(V)需要输入表示患者的值,本例中 1 = 患者,0 = 正常人,所以此处填入1。

ROC 曲线: 为默认选项,即绘制 ROC 曲线图形。

带对角参考线: 为 ROC 曲线图形添加对角参考线。

标准误和置信区间: 计算和显示曲线下面积、标准误和置信区间。

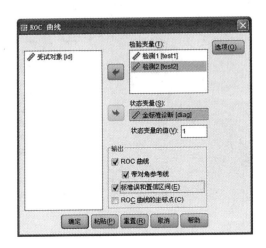

五、结果解释

1. 下表为资料概括,经过金标准诊断,共有患者 55 例、正常人 45 例。在本例当中检测值越高,就越有可能为患者。

案例处理摘要

金标准诊断		有效的 N(列表方式)
dimension 0	正的[a]	55
	负的	45

注:检验结果变量的值越大,越可以证明实际状态为正。

[a] 正的实际状态为患者

2. 下图为 ROC 曲线,由此可见检测 1 的效果远远好于检测 2,至于两者面积的具体值见下表。

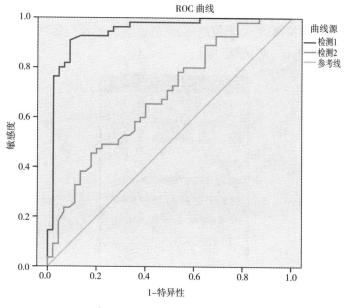

ROC 曲线

结生成的对角段

检测 1 的 ROC 曲线下面积为 0.947,标准误为 0.024,其 95% 可信区间为 (0.900,0.994);检测 2 的 ROC 曲线下面积为 0.679,标准误为 0.053,其 95% 可信区间为(0.574, 0.784)。

ROC 曲线下面积的取值范围为 0.5~1.0,一般来说,ROC 曲线下面积在 0.5~0.7 表示诊断价值较低,在 0.7~0.9 表示诊断价值中等,0.9 以上表示诊断价值较高。

检测 1 和检测 2 的渐进 Sig. 均小于 0.01,该检验的假设是检测方法的总体 ROC 曲线下面积是否为 0.5,即该检测方法是否无效。经检验,这两种方法均有效。

曲线下的面积

检验结果变量		面积	标准误[a]	渐进 Sig.[b]	渐近 95% 置信区间	
					下限	上限
dimension 0	检测 1	.947	.024	.000	.900	.994
	检测 2	.679	.053	.002	.574	.784

注:检验结果变量:检测 1、检测 2 在正的和负的实际状态组之间至少有一个结。统计量可能会出现偏差。

[a]在非参数假设下。

[b]零假设:实面积 = 0.5。

六、注意事项

本例中检测值越高,越可能为患者;还有另外一种情况,检测值越低,越可能是患者,如低血糖患者检测,当血糖值越低,就越可能为患者。此时需要在 ROC 曲线选项对话框中进行选择,见下图:

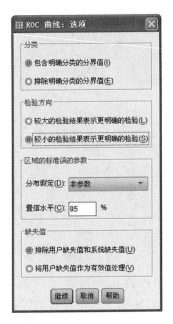

检测方向:

(1)较大的检验结果表示更明确的检验:此为默认选项,表示检测值越大,越可能为患者,如本例。

(2)较小的检验结果表示更明确的检验:如果检测值越小,越可能为患者,则需要选择此项,如低血糖患者。

第二节　一致性检验(Bland – Altman 图)

本节以 GraphPad Prism 5 为介绍对象,软件的基础知识参阅"第十五章 Graph-Pad Prism 5 绘图界面介绍"。

一、方法原理

Bland – Altman 分析用于评价测量结果为连续性资料的两种方法的一致性,最初由 Bland JM 和 Altman DG 于 1986 年提出,其基本思想是计算两种测量结果的一致性界限(limit of agreement),并用图形的方法直观反映一致性界限,最后结合临床实际,得出两种测量方法是否具有一致性的结论。

二、分析示例

在测量 16 名检查者的心功能指标左心室舒张末期容量(EDV)时,分别用多次屏气电影法 MRI(mEDV)和单次屏气电影法 MRI(sEDV)进行测量,数据见下表。

两种方法测量 16 名检查者的 EDV 值(ml)

检查者编号	mEDV	sEDV
1	123. 25	86. 32
2	126. 83	136. 65
3	79. 7	73. 33
4	129. 23	133. 19
5	110. 23	119. 34
6	116. 53	101. 29
7	88. 35	88. 4
8	90. 04	113. 25
9	129. 32	131. 44
10	211. 44	210. 5
11	142. 93	124. 82
12	135. 41	112. 81
13	135. 63	139. 93
14	92. 58	92. 13
15	72. 85	77. 04
16	93. 9	90. 14

该示例的图形表达:

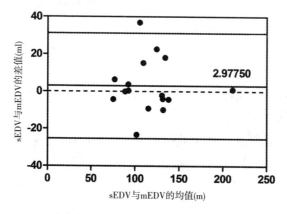

两种方法测量 EDV 的 Bland – Altman 图

- 在二维坐标系中,横轴 X 表示两种方法测量每个对象的平均值,纵轴 Y 表示两种方法测量每个对象的差值。

- **偏倚**(bias):当用两种方法对同一批受试对象同时进行测定时,通常不会获得完全一致的结果,而是存在一定的差异,如一种方法的测量结果经常大于(或小于)另一种方法的结果,这种差异称为偏倚。偏倚可以用两种方法测量差值的均数来表示,本图中为 2.97750。

- **一致性界限**(limits of agreement):差值均数的变异情况用其标准差 S_d 来描述,如果差值的分布服从正态分布,那么 95% 的差值应当位于 $\bar{d} - 1.96S_d$ 和 $\bar{d} + 1.96S_d$ 之间,我们称这个区间为 95% 的一致性界限,绝大多数差值都位于该区间内。该图的一致性界限为 $-25.3042 \sim 31.2592$。

Step 1:**图形类型选择**

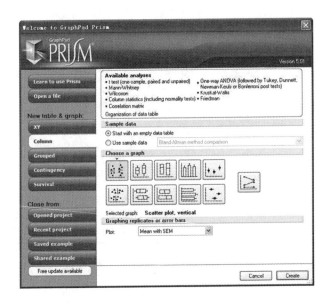

- 左侧 New table & graph 项选择 Column。

- 右上 Sample data 项选择 Start with an empty data table,即建立新的数据文件。

- 右中 Choose a graph 不需要选择,因为图形得重新绘制。

Step 2:**数据录入**

软件自动进入数据录入窗口,即 data 窗口,按下图录入数据。

	A	B
	mEDV	sEDV
	Y	Y
1	123.25	86.32
2	126.83	136.65
3	79.70	73.33
4	129.23	133.19
5	110.23	119.34
6	116.53	101.29
7	88.35	88.40
8	90.04	113.25
9	129.32	131.44
10	211.44	210.50
11	142.93	124.82
12	135.41	112.81
13	135.63	139.93
14	92.58	92.13
15	72.85	77.04
16	93.90	90.14

Step 3：数据分析

（1）点击快捷菜单栏中数据分析模块中的分析按钮 ≡Analyze，弹出分析对话框。

选择 Column analyses 分析中的 Bland – Altman method comparison，即 Bland – Altman 绘图对话框（Parameters：Bland – Altman）。

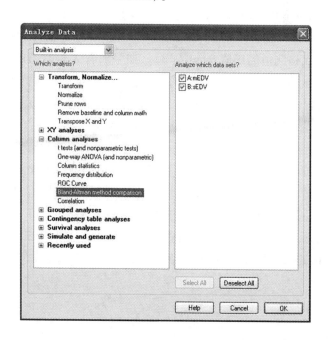

（2）这是 Bland – Altman 图形设置中最重要的对话框，其中只需要对 Calculate

选项进行设置即可,本次选择默认选项"Difference(A − B) vs. average"。

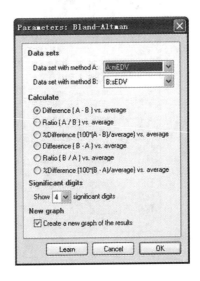

● Difference(A − B) vs. average:其中 average 为 X 轴,即两次检测值的平均值,Y 轴为两次检测的差值 difference(A − B)。若检测值比较稳定,通常选择该选项,也是运用最多的选项。如示例中对标本 1 用两种方法进行检测,A 法(mEDV)的测量值为 123.25,B 法(sEDV)的测量值为 86.32,图形中该点的 X 值为两者均值(average = 104.7850),Y 值为 A − B = 123.25 − 86.32 = 36.93。

● Ratio(A/B) vs. average:其中 average 为 X 轴,即两次检测值的平均值,Y 轴为两次检测值的比值 ratio(A/B)。如果随着 X 轴数值的增加,两次检测的差值 difference 也随之增大,则可以采用该选项。如示例中对标本 1 用两种方法进行检测,A 法(mEDV)的测量值为 123.25,B 法(sEDV)的测量值为 86.32,图形中该点的 X 值为两者均值(average = 104.7850),Y 值为 A/B = 123.25/86.32 = 1.4278。

● % Difference(100 ∗ (A − B)/average) vs. average:其中 average 为 X 轴,即两次检测的平均值,Y 轴为两者差值除以两者均值。如果随着 X 轴数值的增加,两次检测的差值 difference 也随之增大,则可以采用该选项。如示例中对标本 1 用两种方法进行检测,A 法(mEDV)的测量值为 123.25,B 法(sEDV)的测量值为 86.32,图形中该点的 X 值为两者均值(average = 104.7850),Y 值为(A − B)/average = (123.25 − 86.32)/104.7850 = 0.352436 = 35.2436%。

Step 4：分析结果

（1）点击目录树中 Results 下的 Difference vs. average，则出现如下结果：

		X	A
		Average	Difference
	☒	X	Y
1		104.7850	36.9300
2		131.7400	-9.8200
3		76.5150	6.3700
4		131.2100	-3.9600
5		114.7850	-9.1100
6		108.9100	15.2400
7		88.3750	-0.0500
8		101.6450	-23.2100
9		130.3800	-2.1200
10		210.9700	0.9400
11		133.8750	18.1100
12		124.1100	22.6000
13		137.7800	-4.3000
14		92.3550	0.4500
15		74.9450	-4.1900
16		92.0200	3.7600

这是 Analyze 对话框中 Difference（A－B）vs. average 所出现的结果，X 轴为 average，Y 轴为 difference（A－B），Bland－Altman 图即按照该表进行绘制。

（2）点击目录树中 Results 下的 Bias & agreement，则出现如下结果：

	Bland-Altman Bias & agreement	
1	Bias	2.97750
2	SD of bias	14.4294
3	95% Limits of Agreement	
4	From	-25.3042
5	To	31.2592

从该表中获得三个最重要的参考值，Bias（偏倚）为 2.97750，而 95% Limits of Agreement（95%一致性界限）为（－25.3042，31.2592）。最后依据这三个值对图形添加三条参考线。

（3）点击目录树中 Graphs 下的 Bland－Altman of Data 1，软件自动生成如下图形：

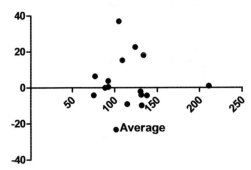

Bland-Altman of Data 1:Difference vs average

Step 5：坐标轴调整

（1）点击软件快捷菜单栏 Change 模块中上左二按钮 ，弹出坐标轴对话框。

● 选择"Frame and Origin"，对坐标系进行调整。

● 在 Frame and Grid Line 中对 Frame style 项进行选择，选中"Plain Frame"，具体式样在左下角图示。

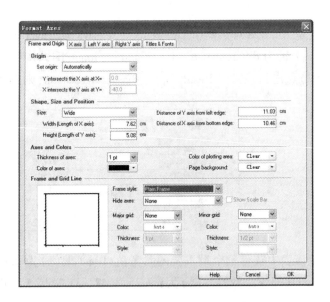

（2）选择"X axis"，对 X 轴进行调整。

在 All ticks 中对 Location of numbering/labeling 项进行选择，选中"Below, horizontal"，即 X 轴刻度文字出现在轴下方，横向排列。

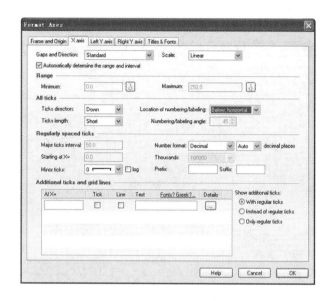

（3）选择 Left Y axis，添加四条参考线。

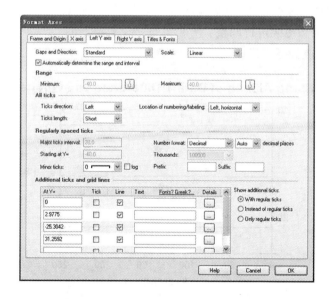

由于 Plain Frame 坐标系中 X 轴处于坐标系的下方，故需要添加 Y = 0 的参考线，在 Additional ticks and grid lines 下填写 At Y = 0，并选中 Line 框，如图所示。

添加偏倚参考线 Y = 2.9775。

添加 95% 一致性界限下限 Y = −25.3042。

添加 95% 一致性界限上限 Y = 31.2592。

（4）点击右侧的 Details 按钮，弹出 Format Additional Ticks and Grids 对话框，对参考线的式样进行调整。

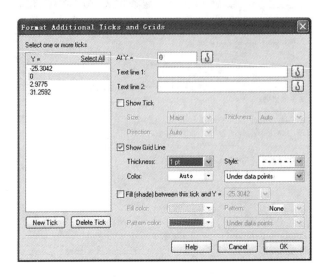

在左边对话框中选中 0，即对 Y = 0 参考线进行调整。

在 Show Grid Line 下调整 Thickness：1 pt, Style：− − − − −。

依次对其他参考线进行调整。

（5）最后形成如下图形。

Bland-Altman of Data 1:Difference vs average

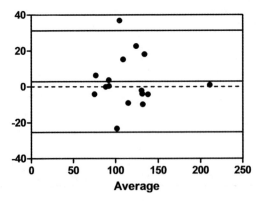

Step 6：**文字修饰**

将图形中不需要的文字点击删除即可。

点击快捷菜单栏 Write 中的 T（文字输入按钮），然后在想要输入文字的地方输入文字即可。

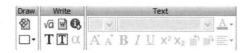

输入完成可以点击 Text 菜单栏中的选项进行字体大小等调整，最后图形如下：

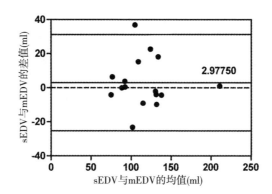

两种方法测量 EDV 的 Bland – Altman 图

第三篇

统计绘图
（GraphPad Prism 5）

第十四章

统计图基本知识

一、统计图基本要素

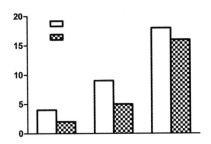

1990 年我国城市部分年龄段不同性别的高血压患病率

基本要素如下。

1. 标题 标题一般位于图的正下方,简单扼要地说明图形要表达的主要内容。

2. X 轴 X 轴有两种,一种为分类轴,即 X 轴表示不同的类别;另一种为数据轴,即 X 轴表示一个数值概念,每个刻度具有特定的意义,刻度可以用一般数值或对数值表示。

3. Y 轴 Y 轴一般为数值轴,表示测量关注的结果。有时可能出现双 Y 轴,即左、右 Y 轴。如果存在双 Y 轴,则要注意各 Y 轴所对应的具体图形。

4. 图形区 即 X 和 Y 轴所组成的二维平面内,用点、线和直条表达数据,统计图和统计表是相对应的,图形区内的点、线和直条的位置和形状均有相应的数据意义。

二、几个必须弄懂的问题

1. 统计图的关键在于"合适"和"规范" 统计图是用图形将数据形象直观地表示出来,各个绘图软件都宣称绘图功能多样,但在医学科研中,统计图也就是简单的散点图、线图、条图和面积图这几类,关键在于表达"合适",如成组 t 检验和配对 t 检验两者的图形表达就有差别,统计图的绘制不是梵高同学进行艺术创作,而是依据统计方法选用相应的图形,而且图形必须规范,四个基本要素缺一不可。

2. 不是所有的数据均可以用图形表达 虽然统计图是为了表达统计数据,但是很多统计方法却不能用统计图来表达,如多重线性回归,所以我们能够用统计图来表达的统计数据非常有限,本书以统计方法为序,向大家介绍常用的统计图形的绘制。

3. 不需要将所有的统计结果均用图形表达 大家常常有这样的冲动,即如果该统计分析结果能够用图形表达,就会绘制出相应的图形。记住,统计图只是为了说明非常重要的统计结果,尤其是论文中的首要结局(primary outcome)。但有些统计数据,如临床试验中的基线资料,由于结果并不重要,一般只需列出统计表格,不需要绘制统计图。

4. 图形有时可能误导读者 虽然有句话"一图值千字",而且图形有直观形象的优点,但是同一组数据通过图形的细微改变就会给读者带来不同的印象,如下面两个图。

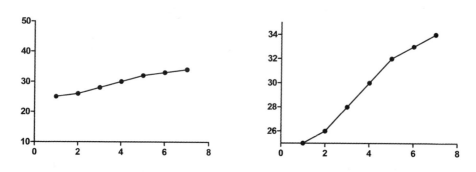

两个图来自于同一组数据,但仅仅 Y 轴的刻度范围不同,就会给读者造成迥然不同的印象。

三、常见统计方法的图形表达

1. 成组 t 检验

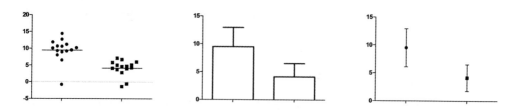

2. 配对 t 检验

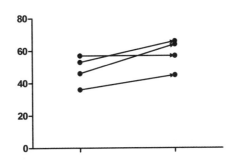

3. 完全随机设计资料的方差分析

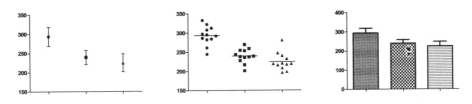

4. 析因设计资料的方差分析

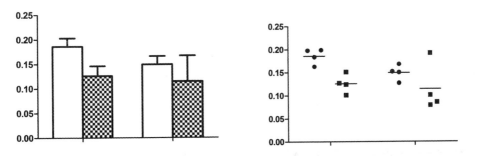

5. 重复测量资料的方差分析

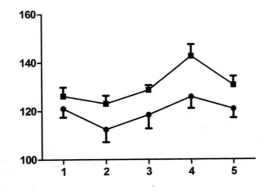

6. 两组独立样本秩和检验

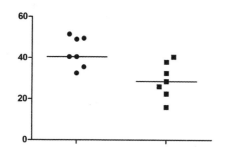 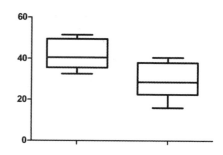

7. 多组独立样本秩和检验

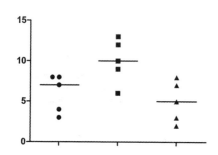 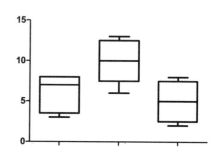

8. 简单直线回归和线性相关

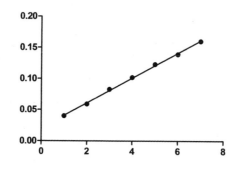

9. 列联表分析

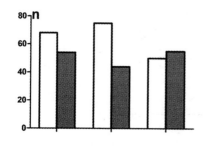 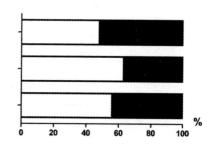

10. 生存分析

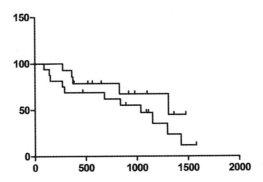

第十五章

GraphPad Prism 5 绘图界面介绍

一、欢迎界面

在 GraphPad Prism 的欢迎界面中要求大家对统计方法进行选择,特定的统计方法对应相应的数据录入格式和图形类型,如 choose a graph 下面的缩略图表示对应的图形类型,有时需要设定数据输入格式。

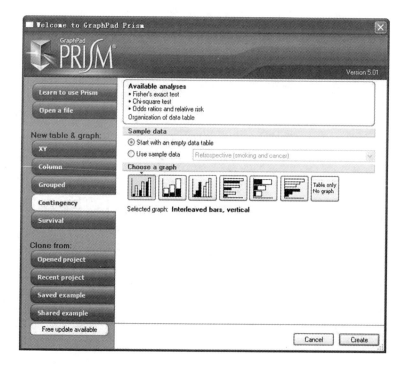

统计类别	统计分析方法
X Y	线性回归、非线性回归、相关分析
column	单样本 t 检验、配对 t 检验、成组 t 检验、单样本秩和检验、两组独立样本秩和检验、多组独立样本秩和检验、单因素方差分析
grouped	两因素方差分析、重复测量的两样本方差分析
contingency	Fisher 精确检验、卡方检验
survival	单因素生存曲线比较

二、软件主界面

在欢迎界面对统计类别、图形类型和数据输入格式进行设定后，我们进入软件主界面。

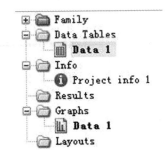

三、目录树

1. Data Tables：Data 1（数据集）　用鼠标点击 Data 时，则进入数据录入窗口，我们在该窗口录入数据，根据你在欢迎界面的设定不同，数据集的表格会有所不同。

2. Graphs：Data 1（图形）　当你完成数据录入后，用鼠标点击该图标，则自动生成图形，我们只需要对图形稍加修饰即可。

3. Layouts（布局）　在实际论文撰写中，可能会产生多个图表，我们需要对此进行排版。

四、快捷菜单栏

当鼠标点击目录树中的 Graphs：Data 1 时，软件上方的快捷菜单栏如下。

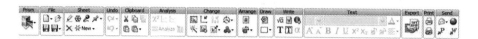

菜单栏	功能
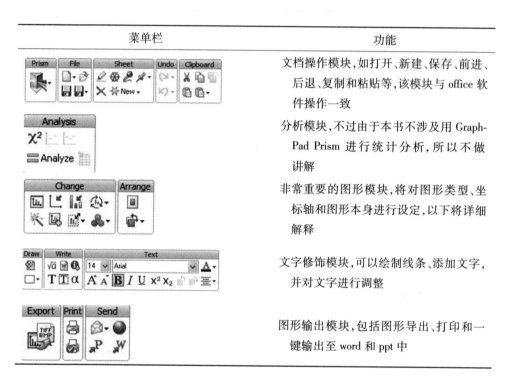	文档操作模块，如打开、新建、保存、前进、后退、复制和粘贴等，该模块与 office 软件操作一致
	分析模块，不过由于本书不涉及用 Graph-Pad Prism 进行统计分析，所以不做讲解
	非常重要的图形模块，将对图形类型、坐标轴和图形本身进行设定，以下将详细解释
	文字修饰模块，可以绘制线条、添加文字，并对文字进行调整
	图形输出模块，包括图形导出、打印和一键输出至 word 和 ppt 中

五、图形模块详解

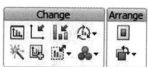

缩略图	功能
	相当于欢迎界面中的统计方法和图形类型选择项，可以对统计方法重新选择，但一般只对图形类型进行选择
	对坐标轴进行具体设定，包括坐标系、X 和 Y 轴

续表

缩略图	功能
	对图形进行具体调整
	图表的配色方案,默认为黑白图表,但若发表在网上或制作幻灯片,则需要对此进行选择

(一)坐标轴调整

1. Frame and Origin(坐标框和原点)

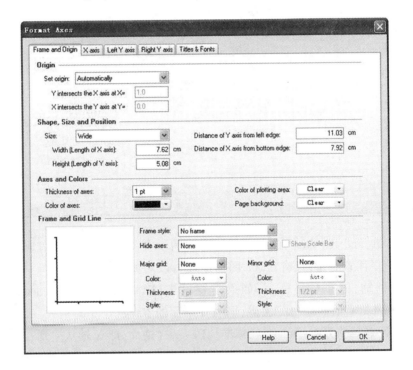

(1)Origin:是原点设定,即 X 与 Y 轴交叉点,默认为软件自动设定,但不一定交汇于(0,0),有 lower left(左下)、upper left(左上)、lower right(右下)、upper right(右上)和 custom(自定义)几个选项。

(2)Shape、Size and Position:是对绘图区的形状、大小和位置进行设定,此处一般不需要设定。

(3)Axes and Colors:Thickness of axes 和 Color of axes 是对坐标轴的粗细和颜色进行设定,Color of plotting areas 对绘图区的颜色进行设定,Page background 对背景颜色进行设定。

（4）Frame and Grid Line：是对图形框和网格线进行设定，由于此处左侧有图示，大家设定时尝试一下即可。

2. X 轴（X axis）

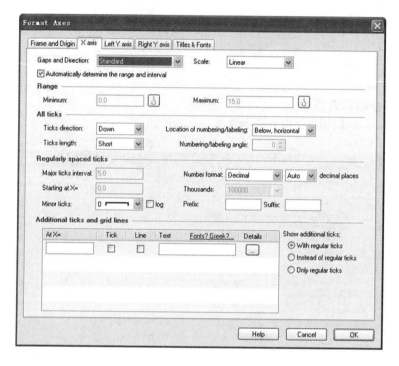

（1）Gaps and Direction：这是 X 轴最重要的设置，即对 X 轴是否分段和方向进行设定（值得注意的是，只有在 XY 图形中才可以对此进行设定，因为只有此时 X 轴才为数据轴，而非分类轴）。如果需要设定，则将 Automatically determine the range and interval 前面的"√"去除，同时在下面的 Range 项中对最大、最小值进行设定。此处有四个选项：Standard（标准）、Reverse（逆向，即 X 轴从左到右为从大到小排列）、Two segments（两段）和 Three segments（三段），如果选择分段，还需要对各段分别进行设定。

（2）Scale：对坐标轴的选择一般为 linear（线性），如果为浓度，则一般选择 log（对数）刻度。

（3）All ticks：对刻度图示进行调整，如 Location of numbering/labeling 选项默认为"below, angle"（刻度文字在 X 轴下方，倾斜），我们需要将其调整为"Below, horizontal"（刻度文字在 X 轴下方，水平）。

（4）Additional ticks and grid lines：该选项可以添加辅助线，还可以对两根辅助线内的区域进行填色。见下图。

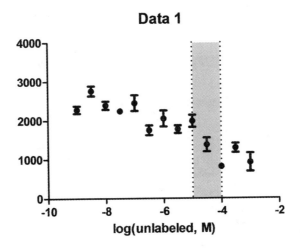

3. 右侧 Y 轴(Right Y axis)

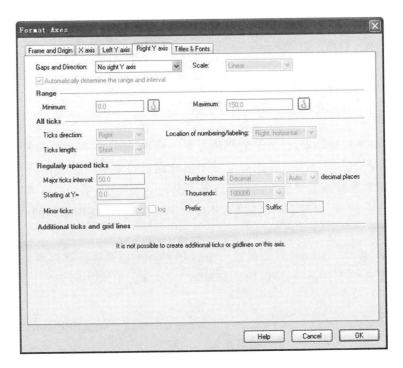

　　软件默认无右侧的第二条 Y 轴,如果需要绘制,则在此处设定。需要注意的是,添加第二条 Y 轴后,所有图形仍旧均跟随左侧 Y 轴,如果某些数据需要按照右侧 Y 轴,需要在 Format Graph(图形设定)对话框中实现。

（二）图形设定界面

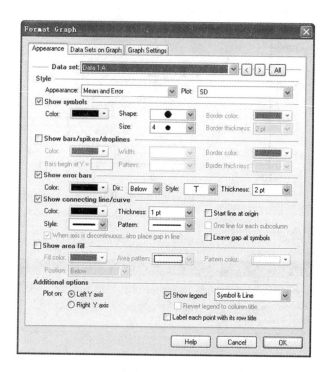

（1）Data set：数据集，这是一个非常重要的概念，即图形的操作是针对单一数据集（也就是变量）而言的，因此可以对图形分别进行调整。如果选择 Change all data sets，则对所有数据集进行调整。

（2）Style：样式，对于不同的图形，此处选项不同的，当选用不同的 Appearance 和 Plot 后，在下方的各选项对图形进一步调整。

（3）Additional options（其他选项）：中的 Plot on 可以选择按数据集是否依据左侧 Y 轴还是右侧 Y 轴进行显示，如果出现第二条 Y 轴，此处应进行设定。

第十六章

各种统计方法所对应的统计图绘制

第一节　配对 t 检验的图形绘制

一、示例

某地区随机抽取 12 名贫血儿童家庭,实行健康教育干预 3 个月,干预前后儿童的血红蛋白(%)测量结果如下表所示。试问干预前后该地区贫血儿童的血红蛋白(%)平均水平有无变化?

干预前的血红蛋白	36	46	53	57	65	60	42	45	25	55	51	59
干预后的血红蛋白	45	64	66	57	70	55	70	45	50	80	60	60

二、该示例的图形表达

配对 t 检验图形表达的形式应与成组 t 检验区别开来,配对 t 检验应当采用单一研究对象前后值连线的方式表达,但如果数据太多,则不适合用图形表达。

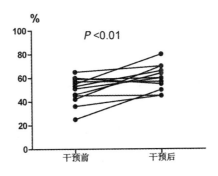

干预前后贫血儿童蛋白质改变

三、图形绘制

Step 1：图形类型选择

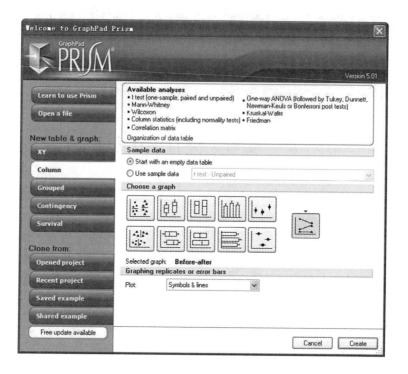

• 左侧 New table & graph 项选择 Column，该类型适合常见的 t 检验、方差分析和秩和检验。

• 右上 Sample data 项选择 start with an empty data table，即建立新的数据文件。

• 右中 Choose a graph 中选择最左侧的 Before – after 图形类型。

• 右下 Graphing replicates or error bars 中选择 symbols & lines，即绘制各点并连线表示。

Step 2：数据录入

（1）软件自动进入数据录入窗口，即 data 窗口，按下图录入数据。

Table format: Column		A 干预前	B 干预后
	☒	Y	Y
1	Title	36	45
2	Title	46	64
3	Title	53	66
4	Title	57	57
5	Title	65	70
6	Title	60	55
7	Title	42	70
8	Title	45	45
9	Title	25	50
10	Title	55	80
11	Title	51	60
12	Title	59	60

(2)点击左侧目录树中的 graphs 图标,可见自动生成如下图形。

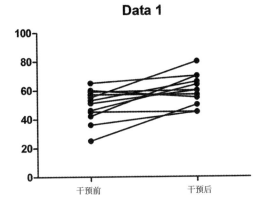

Step 3:坐标轴和图形调整

点击软件快捷菜单栏 Change 模块中的上左二按钮 ⌐,弹出坐标轴对话框。

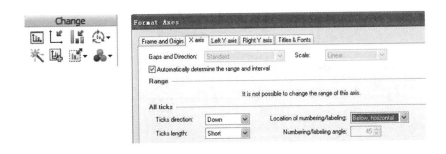

- 选择 X axis,对 X 轴进行调整。
- 在 All ticks 中对 Location of numbering/labeling 项进行选择,选中 Below,

horizontal,即 X 轴刻度义字出现在轴下方,横向排列。图形如下:

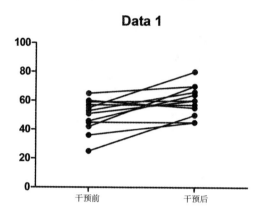

Step 4:文字修饰

将图形中不需要的文字点击删除即可。

点击快捷菜单栏 Write 中的 T(文字输入按钮),然后在想要输入文字的地方输入文字即可。

输入完成可以点击 Text 菜单栏中的选项进行字体大小等调整,最后图形如下:

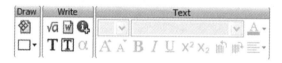

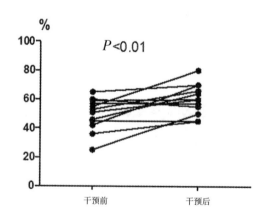

第二节　成组 *t* 检验的图形绘制

一、示例

某妇产医院的研究者欲探讨孕妇在孕期补充钙剂对血清骨钙素（ng/ml）的影响。选取孕妇的年龄、基础骨钙素值接近，孕周在 26～28 周的 30 名孕妇，随机分成两组，每组 15 人。试验组孕妇补充选定的某种钙制剂，对照组孕妇采用传统膳食，产后 40～50 天内测定两组孕妇血清骨钙素的改变值，结果如下。

试验组	10.2	8.9	10.1	9.2	−0.8	10.6	6.5	11.2	9.3	8.0	10.7	9.5	12.7	14.4	11.9
健康人	5.0	6.7	−1.4	4.0	7.1	−0.6	2.8	4.3	3.7	5.8	4.6	6.0	4.1	5.1	4.7

二、该示例的图形表达

1. 散点图（图 1）　清晰地描述了各点数据的情况，散点图容易发现离群值，散点中的横线为均数（mean）。当数据较少时用散点图表达比较合适。

2. 误差图（图 2）　箱顶为均数（mean），触须线表示标准差（SD），也可以表示标准误（SEM），但表示标准误可能误导读者。当数据较多时用误差图表达比较合适。

3. 误差图（图 3）　点表示均数，直线表示两侧标准差（SD）。

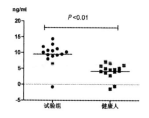 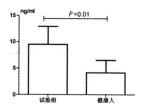 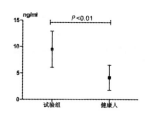

图 1　两组孕妇骨钙素改变值　图 2　两组孕妇骨钙素改变值　图 3　两组孕妇骨钙素改变值

三、图形绘制

Step 1：图形类型选择

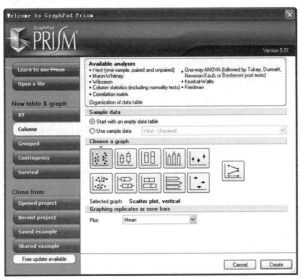

• 左侧 New table & graph 项选择 Column，该类型适合常见的 t 检验、方差分析和秩和检验。

• 右上 Sample data 项选择 Start with an empty data table，即建立新的数据文件。

• 右中 Choose a graph 中选择左上的 Scatter plot, vertical 图形类型，即纵向散点图。

• 右下 Graphing replicates or error bars 中选择 Mean，即用横线表示均数。

Step 2：数据录入

软件自动进入数据录入窗口，即 data 窗口，按下图录入数据。

	A	B
	试验组	健康人
	Y	Y
1	10.2	5.0
2	8.9	6.7
3	10.1	-1.4
4	9.2	4.0
5	-0.8	7.1
6	10.6	-0.6
7	6.5	2.8
8	11.2	4.3
9	9.3	3.7
10	8.0	5.8
11	10.7	4.6
12	9.5	6.0
13	12.7	4.1
14	14.4	5.1
15	11.9	4.7

点击左侧目录树中的 graphs 图标,可见自动生成如下图形。

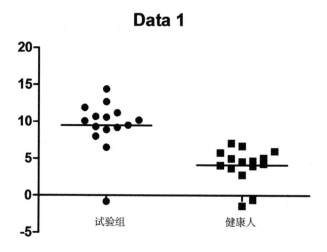

Step 3:坐标轴和图形调整

点击软件快捷菜单栏 Change 模块中的上左二按钮 ⌐ ,弹出坐标轴对话框。

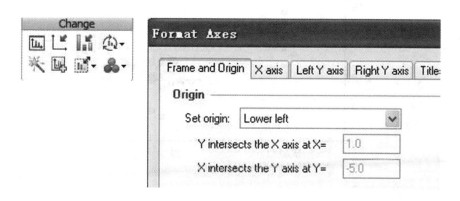

- 选择 Frame and Origin,将对整体坐标轴进行调整。
- 在 Origin 中对 Set origin 项进行选择,选中 Lower left,即坐标原点的位置出现在左侧 Y 轴最下方。

选择 X axis,对 X 轴进行调整。

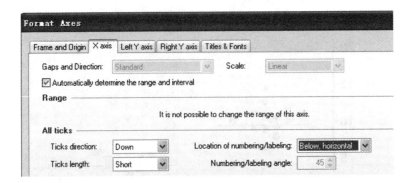

● 在 All ticks 中对 Location of numbering/labeling 项进行选择,选中"Below, horizontal",即 X 轴刻度文字出现在轴下方,横向排列。图形如下:

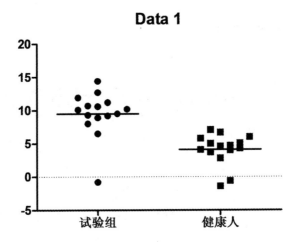

Step 4:文字修饰

将图形中不需要的文字选择删除即可。

点击快捷菜单栏 Draw 中的直线输入按钮,在合适的位置绘制直线。

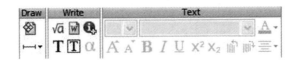

点击快捷菜单栏 Write 中的 T(文字输入按钮),然后在想要输入文字的地方输入文字即可,输入完成可以点击 Text 菜单栏中的选项进行字体大小等调整,最后图形如下。

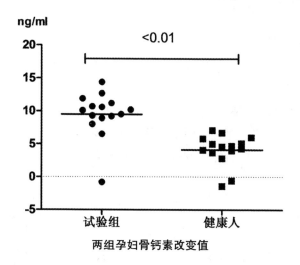

两组孕妇骨钙素改变值

第三节 完全随机设计资料方差分析的图形绘制

一、示例

为研究钙离子对体重的影响作用,某研究者将 36 只肥胖模型大鼠随机分为 3 组,每组 12 只,分别给予高脂正常剂量钙(0.5%)、高脂中剂量钙(1.0%)和高脂 高剂量钙(1.5%)三种不同的饲料,喂养 9 周,测其喂养前后体重的差值。问三组 不同喂养方式下的大鼠体重改变是否不同?

三种不同喂养方式下的大鼠体重喂养前后差值

正常剂量钙 (0.5%)	中剂量钙 (1.0%)	高剂量钙 (1.5%)
332.96	253.21	232.55
297.64	235.87	217.71
312.57	269.3	216.15
295.47	258.9	220.72
284.25	254.39	219.46
307.97	200.87	247.47
292.12	227.79	280.75
244.61	237.05	196.01
261.46	216.85	208.24
286.46	238.03	198.41
322.49	238.19	240.35
282.42	243.49	219.56

二、该示例的图形表达

1. 误差图(图1)   点表示均数,直线表示两侧的标准差(SD)。当数据较多时适合用误差图表示。

2. 散点图(图2)   清晰地描述了各点数据的情况,容易发现离群值,散点中的横线为均数(mean)。当数据较少时适合用散点图表示。

3. 误差图(图3)   箱顶为均数(mean),触须线表示标准差(SD)。

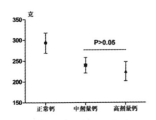

图1   三组大白鼠体重改变

图2   三组大白鼠体重改变

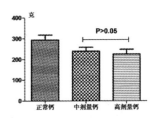

图3   三组大白鼠体重改变

三、图形绘制

Step 1:图形类型选择

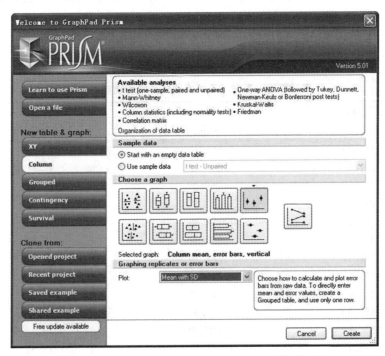

● 左侧 New table & graph 项选择 Column,该类型适合常见的 *t* 检验、单因素方

差分析和秩和检验

- 右上 Sample data 项选择 start with an empty data table, 即建立新的数据文件
- 右中 Choose a graph 中选择左上的 Column mean, error bars, vertical 图形类型, 即纵向误差图。
- 右下 Graphing replicates or error bars 中选择 Mean with SD, 即表示均数和标准差。

Step 2: **数据录入**

软件自动进入数据录入窗口, 即 data 窗口, 按下图录入数据。

	A	B	C
	正常钙	中剂量钙	高剂量钙
	Y	Y	Y
1	332.96	253.21	232.55
2	297.64	235.87	217.71
3	312.57	269.30	216.15
4	295.47	258.90	220.72
5	284.25	254.39	219.46
6	307.97	200.87	247.47
7	292.12	227.79	280.75
8	244.61	237.05	196.01
9	261.46	216.85	208.24
10	286.46	238.03	198.41
11	322.49	238.19	240.35
12	282.42	243.49	219.56

点击左侧目录树中的 graphs 图标, 可见自动生成如下图形。

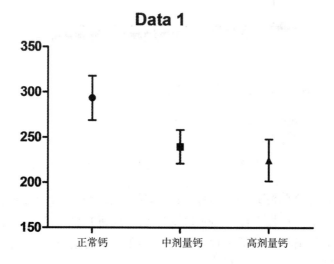

Step 3：坐标轴调整

点击软件快捷菜单栏 Change 模块中的上左二 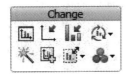，弹出坐标轴对话框。

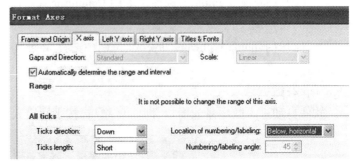

- 选择 X axis，对 X 轴进行调整。
- 在 All ticks 中对 Location of numbering/labeling 项进行选择，选中 Below, horizontal，即 X 轴刻度文字出现在轴下方，横向排列。图形如下：

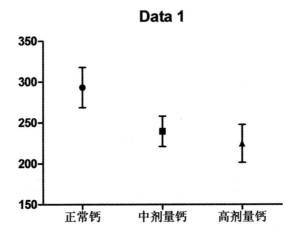

Step 4：文字修饰

将图形中不需要的文字点击删除即可。

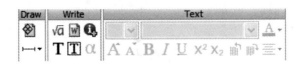

- 点击快捷菜单栏 Draw 中的直线输入按钮，在合适的位置绘制直线。
- 点击快捷菜单栏 Write 中的 T（文字输入按钮），然后在想要输入文字的地方输入文字即可，输入完成后可以点击 Text 菜单栏中的选项进行字体大小等调整，最后图形如下：

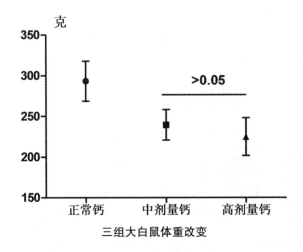

三组大白鼠体重改变

第四节 析因设计资料方差分析的图形绘制

一、示例

研究者欲研究煤焦油(因素 A)以及作用时间(因素 B)对细胞毒性的作用,煤焦油含量分别为 $3\mu g/ml(a_1)$ 和 $75\mu g/ml(a_2)$ 两个水平,作用时间分别为 6 小时 (b_1) 和 8 小时 (b_2)。将统一制备的 16 盒已培养好的细胞随机分为四组,分别接受 A、B 不同组合情况下的四种处理 $(a_1b_1、a_1b_2、a_2b_1$ 和 $a_2b_2)$,测得处理液吸光度的值(%),结果如下。

四种不同处理情况下吸光度的值(%)

煤焦油(3μg/ml)a_1		煤焦油(75μg/ml)a_1	
时间(6 小时)	时间(8 小时)	时间(6 小时)	时间(8 小时)
b_1	b_2	b_1	b_2
0.163	0.127	0.124	0.101
0.199	0.168	0.151	0.192
0.184	0.152	0.127	0.079
0.198	0.150	0.101	0.086

二、该示例的图形表达

1. 误差图(图 1) 箱顶为均数(mean),触须线表示标准差(SD)。当数据较多时适合用误差图表示。

2. 散点图(图2) 清晰地描述了各点数据的情况,容易发现离群值,散点中的横线为均数(mean)。当数据较少时适合用散点图表示。

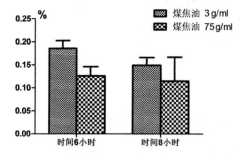

图1 四种不同处理情况下吸光度的值　　　图2 四种不同处理情况下吸光度的值

三、图形绘制

Step 1:图形类型选择

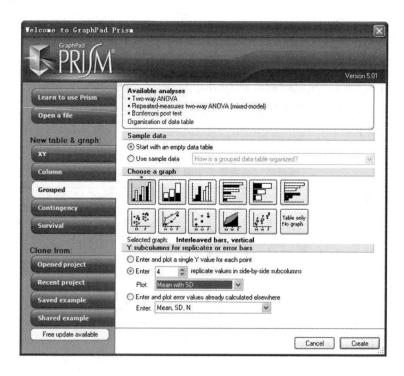

- 左侧 New table & graph 项选择 Grouped,该类型适合两因素方差分析。

- 右上 Sample data 项选择 Start with an empty data table,即建立新的数据

文件。

● 右中 Choose a graph 中选择左上的 Interleaved bars, vertical 图形类型,即纵向误差图。

● 右下 Y subcolumns for replicates or error bars 中选择 Enter 4 replicate values in side – by – side subcolumns,即每个单元格中重复 4 次,如果各单元格重复次数不一致,则填写最大值;Plot 选择 Mean with SD,即表示均数和标准差。

Step 2:**数据录入**

软件自动进入数据录入窗口,即 data 窗口,按下图录入数据。

Table format: Grouped		A 煤焦油3ug/ML				B 煤焦油75ug/ML			
	☒	A:Y1	A:Y2	A:Y3	A:Y4	B:Y1	B:Y2	B:Y3	B:Y4
1	时间6小时	0.163	0.199	0.184	0.198	0.124	0.151	0.127	0.101
2	时间8小时	0.127	0.168	0.152	0.150	0.101	0.192	0.079	0.086

点击左侧目录树中的 graphs 图标,可见自动生成如下图形。

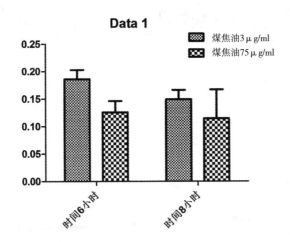

Step 3:**坐标轴和图形调整**

点击软件快捷菜单栏 Change 模块中的上左二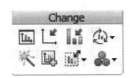,弹出坐标轴对话框。

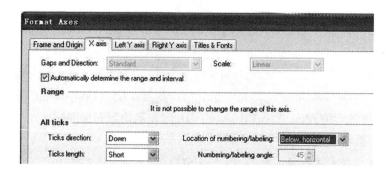

- 选择 X axis,将对 X 轴进行调整。
- 在 All ticks 中对 Location of numbering/labeling 项进行选择,选中 Below, horizontal,即 X 轴刻度文字出现在轴下方,横向排列。

点击软件快捷菜单栏 Change 模块中的上左三 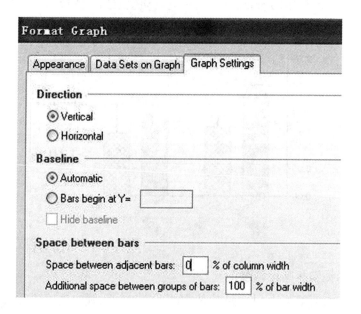,弹出图形对话框。

- 选择 Graph Settings,将对条图进行调整。
- 在 Space between bars 中 Space between adjacent bars:0% of column width,即每组内部条图之间的间隙为 0,默认为条图宽度的 50%。图形如下:

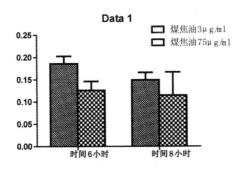

Step 4：文字修饰

将图形中不需要的文字点击删除即可。

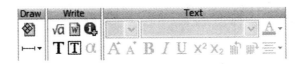

- 点击快捷菜单栏 Write 中的 T（文字输入按钮），然后在想要输入文字的地方输入文字即可，输入完成可以点击 Text 菜单栏中的选项进行字体大小等调整，最后图形如下：

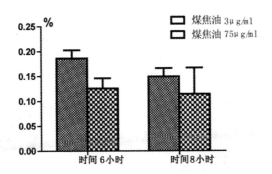

第五节　重复测量资料方差分析的图形绘制

一、示例

将手术要求基本相同的患者随机分成两组，在手术过程中分别采用 A、B 两种麻醉诱导方法，在 T0（诱导前）、T1、T2、T3 和 T4 五个时相测量患者的收缩压，数据资料见下表。

不同麻醉、不同时相患者的收缩压(mmHg)

诱导方法	麻醉诱导时相				
	T0	T1	T2	T3	T4
A	121.00 ± 3.54	112.40 ± 5.13	118.40 ± 5.64	125.80 ± 4.71	120.80 ± 3.70
B	126.20 ± 3.63	123.00 ± 3.39	128.60 ± 1.95	142.60 ± 4.83	130.60 ± 3.71

二、该示例的图形表达

本图形不能通过原始数据直接得出,但是数据表格可以通过 SPSS 重复测量的方差分析结果中得到。图形称之为误差线图,每个点表示每个单元格的均数,误差线表示单元格的标准差,然后用直线将均数连接起来,表达一种趋势。

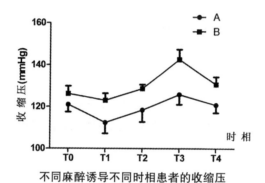

不同麻醉诱导不同时相患者的收缩压

三、图形绘制

Step 1:图形类型选择

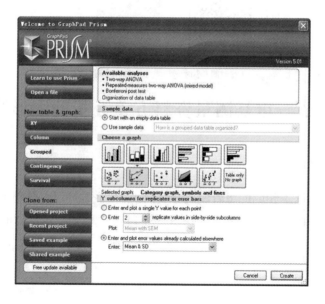

- 左侧 New table & graph 项选择 Grouped,该类型适合两因素方差分析。

- 右上 Sample data 项选择 Start with an empty data table,即建立新的数据文件。

- 右中 Choose a graph 中选择左上的 Category graph, symbols and lines 图形类型。

- 右下 Y subcolumns for replicates or error bars 中选择 Enter and plot error values already calculated elsewhere,即已经计算出了各单元格的均数和标准差;Plot 选择 Mean & SD,即表示均数和标准差。

Step 2:**数据录入**

软件自动进入数据录入窗口,即 data 窗口,按下图录入数据。

Table format: Grouped		A		B	
		A		B	
	☒	Mean	SD	Mean	SD
1	T0	121.00	3.54	126.20	3.63
2	T1	112.40	5.13	123.00	3.39
3	T2	118.40	5.64	128.60	1.95
4	T3	125.80	4.71	142.60	4.83
5	T4	120.80	3.70	130.60	3.71

点击左侧目录树中的 graphs 图标,可见自动生成如下图形。

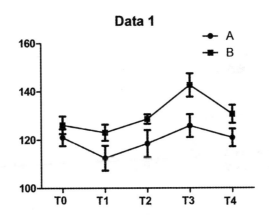

Step 3:**坐标轴和图形调整**

点击软件快捷菜单栏 Change 模块中的上左二 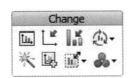,弹出坐标轴对话框。

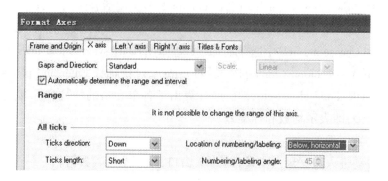

- 选择 X axis,将对 X 轴进行调整。

- 在 All ticks 中对 Location of numbering/labeling 项进行选择,选中 Below, horizontal,即 X 轴刻度文字出现在轴下方,横向排列。

点击软件快捷菜单栏 Change 模块中的上左三 ![icon],弹出图形对话框。

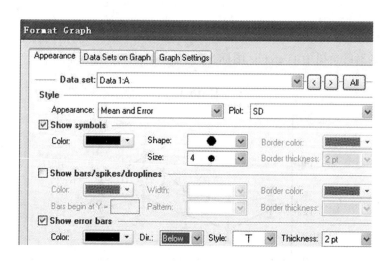

- Data set 项中选择 Data 1:A,即对 A 组数据对应的图形进行调整。

- Show error bars 项目中的 Dir(direction,方向),默认为 both,即同时显示上、下误差线,此处改成 Below,只显示下误差线。

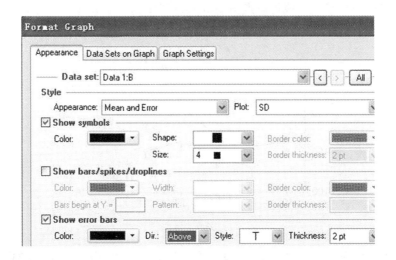

- Data set 项中选择 Data 1:B,即对 B 组数据对应的图形进行调整。
- Show error bars 项目中的 dir(direction,方向),默认为 both,即同时显示上、下误差线,此处改成 Above,只显示上误差线。由于有两条线存在,同时显示上、下误差线使图形不清晰,修改后一条误差线向上,而另一条误差线向下则使图形更加明了,至于各组数据的误差线方向,则需要根据具体数值来决定。结果图形如下:

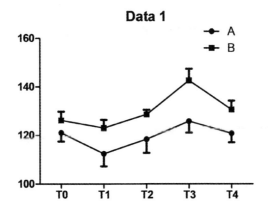

Step 4:文字修饰

将图形中不需要的文字点击删除即可。

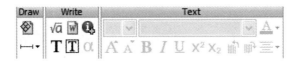

- 点击快捷菜单栏 Write 中的 T(文字输入按钮),然后在想要输入文字的地

方输入文字即可,输入完成可以点击 Text 菜单栏中的选项进行字体大小等调整,最后图形如下:

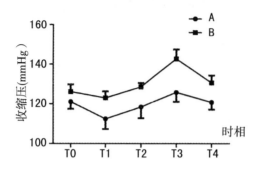

第六节　两组独立样本秩和检验的图形绘制

一、示例

用两种药物杀灭钉螺,每批用 200～300 只活钉螺,用药后清点钉螺的死亡数,并计算死亡率(%),结果见下表。问两种药物杀死钉螺的效果有无差别?

两种药物杀灭钉螺死亡率(%)的比较

甲药的死亡率(%)	乙药的死亡率(%)
32.5	16.0
35.5	22.5
40.5	26.0
40.5	28.5
49.0	32.5
49.5	38.0
51.5	40.5

二、该示例的图形表达

1. 散点图(图1)　清晰地描述了各点数据的情况,容易发现离群值,与成组 t 检验不同的是,散点中的横线为中位数(median)。当数据较少时散点图表达比较合适。

2. 箱式图(图2)　由 Q_1 (25%百分位数)和 Q_3 (75%百分位数)构成箱式图的"箱体"部分,箱中的横线表示中位数(median),触须表示最大值和最小值。值得注意的是,触须也可以表示10%~90%或者5%~95%数值,在软件中可以选择。当数据较多时箱式图表达比较合适。

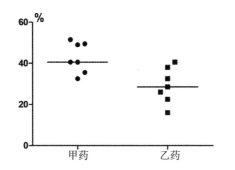

图1　两种药物杀灭钉螺死亡率比较

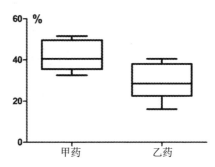

图2　两种药物杀灭钉螺死亡率比较

三、图形绘制

Step 1:图形类型选择

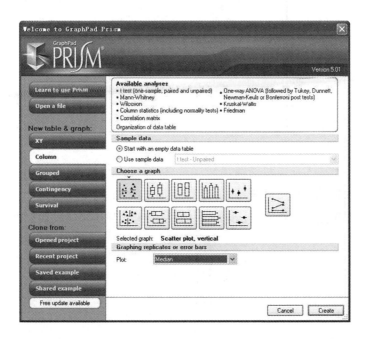

- 左侧 New table & graph 项选择 Column，该类型适合常见的 t 检验、单因素方差分析和秩和检验。

- 右上 Sample data 项选择 Start with an empty data table，即建立新的数据文件。

- 右中 Choose a graph 中选择左上的 Scatter plot, vertical 图形类型，即纵向散点图。

- 右下 Graphing replicates or error bars 中选择 Median，即用横线表示均数。

Step 2：**数据录入**

软件自动进入数据录入窗口，即 data 窗口，按下图录入数据。

	A	B
	甲药	乙药
	Y	Y
1	32.5	16.0
2	35.5	22.5
3	40.5	26.0
4	40.5	28.5
5	49.0	32.5
6	49.5	38.0
7	51.5	40.5

点击左侧目录树中的 graphs 图标，可见自动生成如下图形。

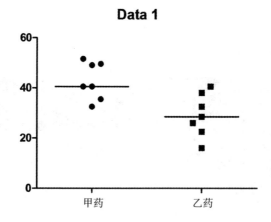

Step 3：**坐标轴和图形调整**

点击软件快捷菜单栏 Change 模块中的左二 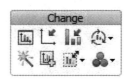，弹出坐标轴对话框。

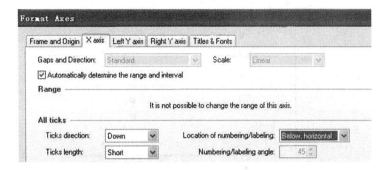

- 选择 X axis,将对 X 轴进行调整。
- 在 All ticks 中对 Location of numbering/labeling 项进行选择,选中 Below, horizontal,即 X 轴刻度文字出现在轴下方,横向排列。图形如下:

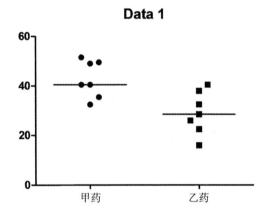

Step 4:文字修饰

将图形中不需要的文字点击删除即可。

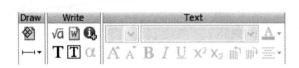

- 点击快捷菜单栏 Write 中的 T(文字输入按钮),然后在想要输入文字的地方输入文字即可,输入完成可以点击 Text 菜单栏中的选项进行字体大小等调整,最后图形如下:

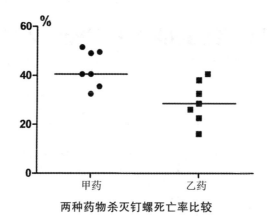

两种药物杀灭钉螺死亡率比较

第七节 多组独立样本秩和检验的图形绘制

一、示例

某医院用 3 种不同的方法治疗 15 例胰腺癌患者,每种方法各治疗 5 例,治疗后的生存月数见下表。问这三种方法对胰腺癌患者的疗效有无差别?

3 种方法治疗胰腺癌患者的生存月数比较

甲法	乙法	丙法
3	6	2
4	9	3
7	10	5
8	12	7
8	13	8

二、该示例的图形表达

1. 箱式图(图 1) 由 Q_1(25% 百分位数)和 Q_3(75% 百分位数)构成箱式图的"箱体"部分,箱中的横线表示中位数(median),触须表示最大值和最小值。值得注意的是,触须也可以表示 10% ~90% 或者 5% ~95% 数值。当各组数据较多时箱式图表达比较合适。

2. 散点图(图 2) 清晰地描述了各点数据的情况,与成组 t 检验不同的是,散点中的横线为中位数(median)。当各组数据较少时散点图表达比较合适。

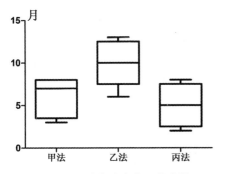

图1　三种方法生存月数比较

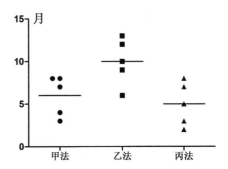

图2　三种方法生存月数比较

三、图形绘制

Step 1：**图形类型选择**

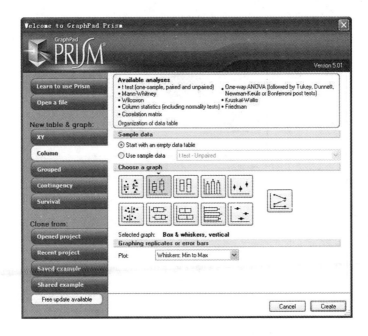

- 左侧 New table & graph 项选择 Column，该类型适合常见的 t 检验、单因素方差分析和秩和检验。

- 右上 Sample data 项选择 Start with an empty data table，即建立新的数据文件。

- 右中 Choose a graph 中选择左上的 Box & whiskers, vertical 图形类型，即纵向箱式图。

- 右下 Graphing replicates or error bars 中选择 Whiskers：Min to Max，即触须为最小值到最大值。

Step 2：**数据录入**

软件自动进入数据录入窗口，即 data 窗口，按下图录入数据。

	A 甲法	B 乙法	C 丙法
	Y	Y	Y
1	3	6	2
2	4	9	3
3	7	10	5
4	8	12	7
5	8	13	8

点击左侧目录树中的 graphs 图标，可见自动生成如下图形。

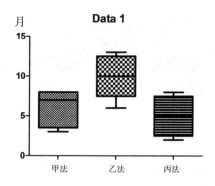

Step 3：**坐标轴和图形调整**

点击软件快捷菜单栏 Change 模块中的上左二 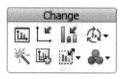，弹出坐标轴对话框。

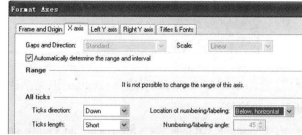

- 选择 X axis，将对 X 轴进行调整。
- 在 All ticks 中对 Location of numbering/labeling 项进行选择，选中 Below, horizontal，即 X 轴刻度文字出现在轴下方，横向排列。

点击软件快捷菜单栏 Change 模块中的上左三 ，弹出图形调整对话框。

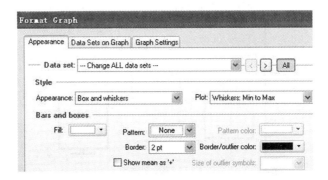

• Data set 项中选择 Change All data sets，即对所有数据集所表达的图形进行调整，当然也可以单独选择甲法、乙法或丙法进行调整。

• Bars and boxes 对箱式图进行调整，Fit 选择 clear，Pattern 选择 None，即不对箱体进行填充，结果图形如下：

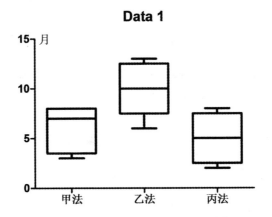

Step 4：文字修饰

将图形中不需要的文字点击删除即可。

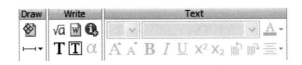

• 点击快捷菜单栏 Write 中的 T（文字输入按钮），然后在想要输入文字的地方输入文字即可，输入完成可以点击 Text 菜单栏中的选项进行字体大小等调整，最后图形如下：

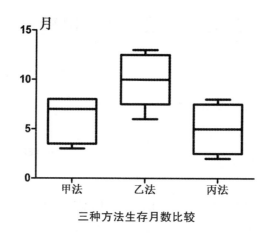

三种方法生存月数比较

第八节　简单线性回归和线性相关的图形绘制

一、示例

某地一项膳食调查中,随机抽取了 14 名 40～60 岁的健康妇女,测得每人的基础代谢(kJ/d)与体重(kg)数据,试分析这两项指标间有无关联。

14 名 40～60 岁健康妇女的基础代谢与体重的测量值

编号	基础代谢 (kJ/d)	体重 (kg)	编号	基础代谢 (kJ/d)	体重 (kg)
1	4175.6	50.7	8	3970.6	48.6
2	4435.0	53.7	9	3983.2	44.6
3	3460.2	37.1	10	5050.1	58.6
4	4020.8	51.7	11	5355.5	71.0
5	3987.4	47.8	12	4560.6	59.7
6	4970.6	62.8	13	4874.4	62.1
7	5359.7	67.3	14	5029.2	61.5

二、该示例的图形表达

简单直线回归和线性相关一般是纠缠在一起的,在图上需要同时标注回归方程和决定系数(R^2)。

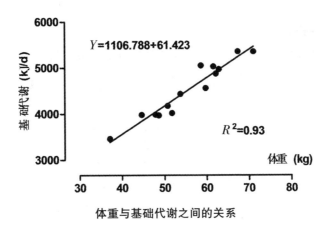

体重与基础代谢之间的关系

三、图形绘制

Step 1:图形类型选择

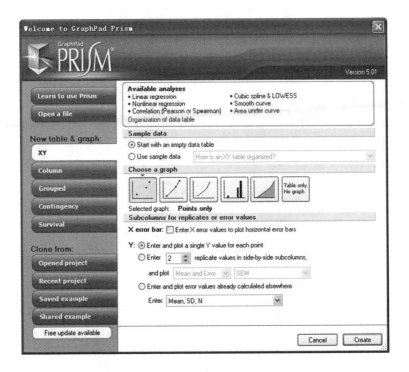

- 左侧 New table & graph 项选择 XY，即线性回归分析。
- 右上 Sample data 项选择 Start with an empty data table，即建立新的数据文件。
- 右中 Choose a graph 中选择 points only 图形类型，即散点图。
- 右下 Y 选择 Enter and plot a single Y value for each point，即一个 X 对应一个 Y 值。

Step 2：**数据录入**

软件自动进入数据录入窗口，即 data 窗口，按下图录入数据。

Table format: XY		X	A
		X	Y
		X	Y
1	Title	50.7	4175.6
2	Title	53.7	4435.0
3	Title	37.1	3460.2
4	Title	51.7	4020.8
5	Title	47.8	3987.4
6	Title	62.8	4970.6
7	Title	67.3	5359.7
8	Title	48.6	3970.6
9	Title	44.6	3983.2
10	Title	58.6	5050.1
11	Title	71.0	5355.5
12	Title	59.7	4560.6
13	Title	62.1	4874.4
14	Title	61.5	5029.2

点击左侧目录树中的 graphs 图标，可见自动生成如下图形。

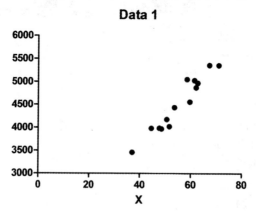

Step 3：**添加拟合直线**

点击软件菜单栏的 Analysis 模块中左上的直线回归对话框，弹出直线回归参数设定对话框（parameters：Linear Regression）。

不需要进行任何设定,直接按 OK 即可,软件自动为图形添加拟合的直线,见下图。

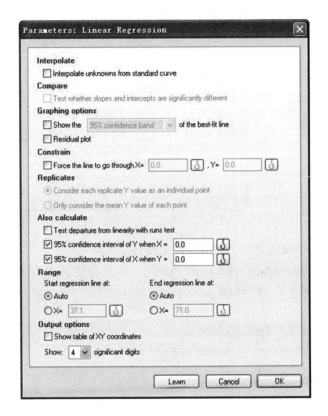

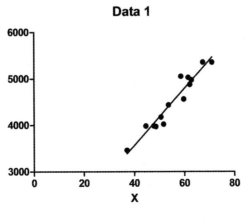

Step 4:坐标轴和图形调整

点击软件快捷菜单栏 Change 模块中的上左二 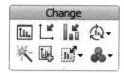,弹出坐标轴对话框。

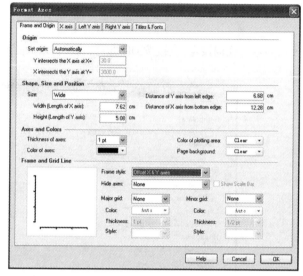

- 选择 Frame and Origin,将对坐标系进行整体调整。
- 下方的 Frame and Grid Line 对 Frame style 进行设定,选择 Offset X & Y axes,即 X 与 Y 轴无交叉,这是对坐标轴不交叉于(0,0)的一种处理方法。

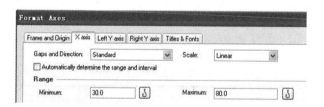

- 选择 X axis,对 X 轴进行调整。
- 去除 Automatically determine the range and interval 前面方框中的选项,从而自定义 X 轴的刻度方法,在 Range 选项中设定 Minimum(最小值)为 30、Maximum(最大值)为 80,得到的图形如下:

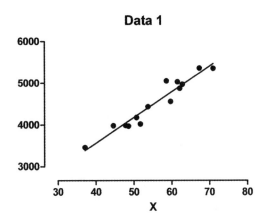

Step 5：文字修饰

将图形中不需要的文字点击删除即可。

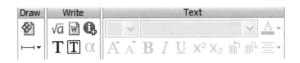

● 点击快捷菜单栏 Write 中的 T（文字输入按钮），然后在想要输入文字的地方输入文字即可，输入完成可以点击 Text 菜单栏中的选项进行字体大小等调整，最后图形如下：

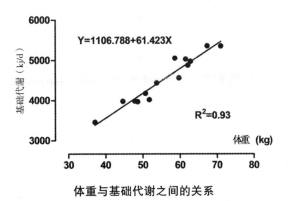

体重与基础代谢之间的关系

第九节　列联表分析的图形绘制

一、示例

某医师研究物理治疗、药物治疗和外用治疗三种疗法治疗周围性神经麻痹的疗效,资料见下表,问三种疗法的有效率有无差别。

三种疗法有效率的比较

疗法	有效	无效	合计	有效率(%)
物理治疗	68	54	122	56
药物治疗	75	44	119	63
外用治疗	50	55	105	48
合计	193	153	346	56

二、该示例的图形表达

列联表数据能用图形表达的比较少,常见的情况结局为等级资料的数据用条图和百分条图来表示,虽然在统计方法上这种数据可能采用秩和检验,但在图形表达上则不同于前面所描述的计量资料的秩和检验中用散点图和箱式图来表达。

1. 条图(图1),条图的高度反映了各组的具体例数(n)。

2. 百分条图(图2),条图的长度为100%,而条图是由各结局组合而成的。该图形可以用扇形图来表达,但是 Graphpad Prism 不能绘制扇形图。

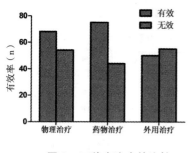

图1　三种疗法疗效比较

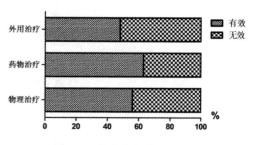

图2　三种疗法有效率比较

三、图形绘制

(一)条图的绘制

Step 1:图形类型选择

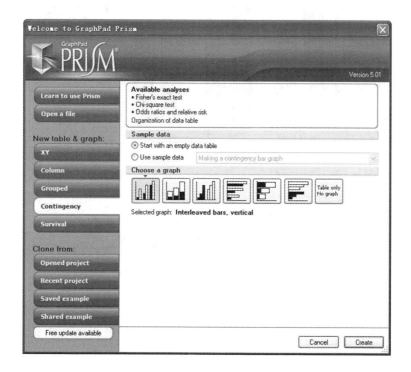

● 左侧 New table & graph 项选择 Contingency,即常说的列联表分析。

● 右上 Sample data 项选择 Start with an empty data table,即建立新的数据文件。

● 右下 Choose a graph 中选择左侧的 Interleaved bars, vertical 图形类型,即分组条图。

Step 2:数据录入

软件自动进入数据录入窗口,即 Data 窗口,按下图录入数据。

Table format: Contingency	A 有效	B 无效
	Y	Y
1 物理治疗	68	54
2 药物治疗	75	44
3 外用治疗	50	55

点击左侧目录树中的 graphs 图标,可见自动生成如下图形。

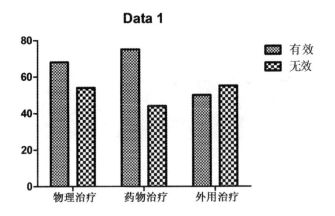

Step 3:坐标轴和图形调整

点击软件快捷菜单栏 Change 模块中的上左三 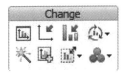,弹出图形对话框。

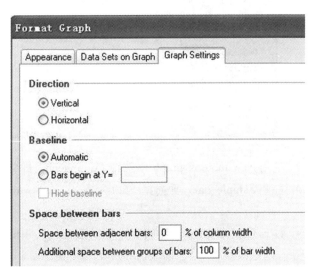

- 选择 Graph Settings,对图形整体进行调整。
- 在 Space between bars 中对组内条图之间的距离进行设定:Space between adjacent bars:0% of column width,组内条图距离为0,图形如下:

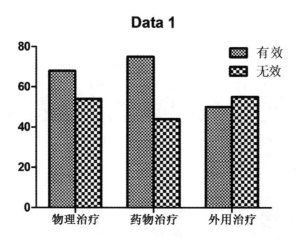

Step 4:**文字修饰**

将图形中不需要的文字点击删除即可。

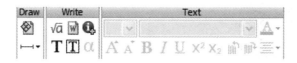

● 点击快捷菜单栏 Write 中的 T(文字输入按钮),然后在想要输入文字的地方输入文字即可,输入完成可以点击 Text 菜单栏中的选项进行字体大小等调整,最后图形如下:

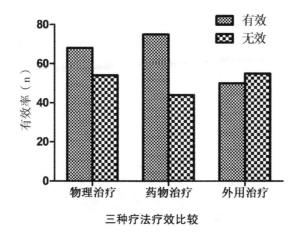

三种疗法疗效比较

(二)百分条图的绘制

Step 1:图形类型选择

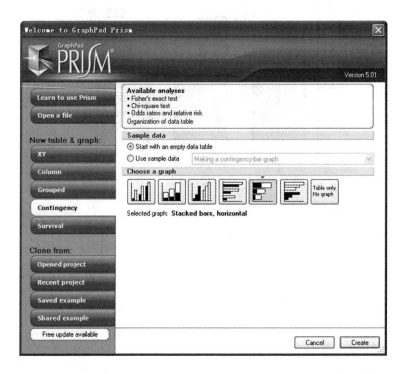

- 左侧 New table & graph 项选择 Contingency,即常说的列联表分析。
- 右上 Sample data 项选择 Start with an empty data table,即建立新的数据文件。
- 右下 Choose a graph 中选择左侧的 Stacked bars, horizontal 图形类型,即累积条图。

Step 2:数据录入

软件自动进入数据录入窗口,即 data 窗口,特别注意,由于软件不能直接做出百分条图,我们需要在数据窗口输入百分数,而非原始例数,按下图录入数据。

Table format: Contingency		A 有效	B 无效
	☒	Y	Y
1	物理治疗	56	44
2	药物治疗	63	37
3	外用治疗	48	52

点击左侧目录树中的 graphs 图标,可见自动生成如下图形。

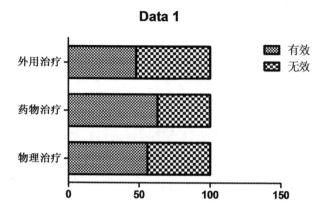

Step 3：坐标轴和图形调整

点击软件快捷菜单栏 Change 模块中的左二⌐⸄，弹出坐标轴对话框。

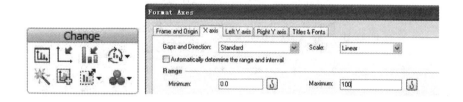

- 选择 X axis，将对 *X* 轴进行调整。
- 去除 Automatically determine the range and interval 前面方框中的选项，从而自定义 *X* 轴的刻度，在 Range 选项中设定 Minimum（最小值）为 0、Maximum（最大值）为 100，得到的图形如下：

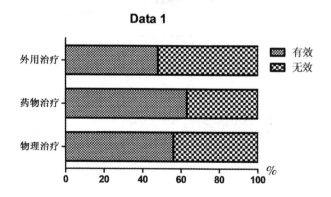

Step 4：文字修饰

将图形中不需要的文字点击删除即可。

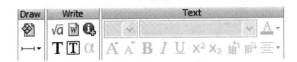

• 点击快捷菜单栏 Write 中的 T（文字输入按钮），然后在想要输入文字的地方输入文字即可，输入完成可以点击 Text 菜单栏中的选项进行字体大小等调整，最后图形如下：

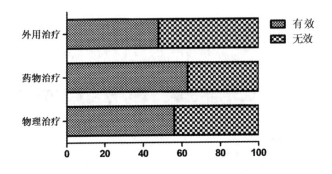

第十节　生存分析的图形绘制

一、示例

14 例膀胱肿瘤小于 3.0 cm 的患者和 16 例膀胱肿瘤大于或等于 3.0 cm 的患者的生存时间（月）如下，试估计两组的生存率。

肿瘤 < 3.0cm	14	19	26	28	29	32	36	40	42	44+
	45	53+	54	59+						
肿瘤 ≥3.0cm	6	7	9	10	11	12	13	20	23	25
	27	30	34	37	43	50				

二、该示例的图形表达

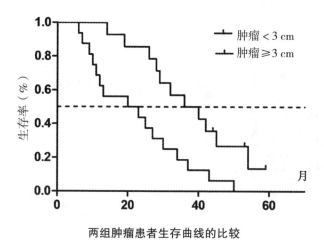

两组肿瘤患者生存曲线的比较

- 生存曲线一般呈阶梯状,每出现一例死亡,阶梯就下降一阶。
- 删失数据用"|"线表示。
- 中位生存时间(median survival time)表示刚好有50%的个体其存活期大于该时间,即从生存率$Y=0.5$处画出一条参考线,该线与各组生存曲线的交叉,其交点的X轴刻度为该组的中位生存时间。如该图中肿瘤小于3cm的患者的中位生存时间为38个月,肿瘤大于或等于3cm的患者的中位生存时间为20个月。

三、图形绘制

Step 1:图形类型选择

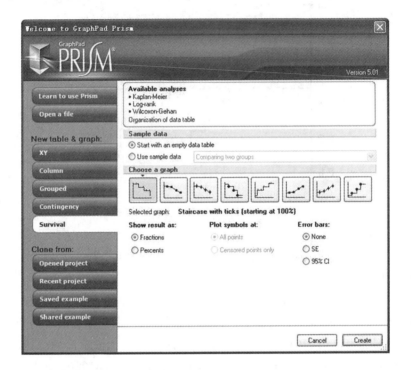

- 左侧 New table & graph 项选择 Survival,即生存分析。
- 右上 Sample data 项选择 Start with an empty data table,即建立新的数据文件。
- 右中 Choose a graph 项选择 Staircase with ticks（starting at 100%）,即建立阶梯形生存曲线,起点为 100%,删失值用"|"表示。
- Show result as 选择 Fractions,表示 Y 轴累计生存率为 0~1;若 Percents,则表示 Y 轴累计生存率为 0~100%。两者的含义一样,选择纯属个人喜好,本次选择 Fractions。
- Error bars 设定是否显示误差线,误差线能带来更多的信息,但是使图形显得过分拥挤,一般选择不显示(None)。

Step 2:数据录入

软件自动进入数据录入窗口,即 data 窗口,按下图录入数据。

Table format: Survival		X 月	A 肿瘤<3cm	B 肿瘤≥3cm
	☒	X	Y	Y
1	Title	14	1	
2	Title	19	1	
3	Title	26	1	
4	Title	28	1	
5	Title	29	1	
6	Title	32	1	
7	Title	36	1	
8	Title	40	1	
9	Title	42	1	
10	Title	44	0	
11	Title	45	1	
12	Title	53	0	
13	Title	54	1	
14	Title	59	0	
15	Title	6		1
16	Title	7		1
17	Title	9		1
18	Title	10		1
19	Title	11		1
20	Title	12		1
21	Title	13		1
22	Title	20		1
23	Title	23		1
24	Title	25		1
25	Title	27		1
26	Title	30		1
27	Title	34		1
28	Title	37		1
29	Title	43		1
30	Title	50		1

- X 纵轴表示生存时间,各组数据分别占一列,如此处的"肿瘤<3cm"和"肿瘤≥3cm"。
- X 纵列若出现相同的值,重复输入即可。
- Y 纵列完全数据用"1"表示,删失数据用"0"表示。

点击左侧目录树中的 graphs 图标,可见自动生成如下图形。

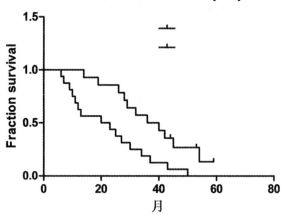

Survival of Data 1:Survival proportions

Step 3:**坐标轴调整**

点击软件快捷菜单栏 Change 模块中的上左二 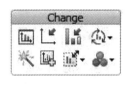,弹出坐标轴对话框。

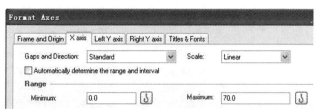

- 选择 X axis,对 X 轴进行调整。
- 去掉 Automatically determine the range and interval,对 Range 进行调整,Minimum 设为 0,Maximum 设为 70。

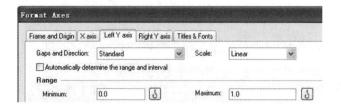

- 选择 Left Y axis,将对 Y 轴进行调整。
- 去掉 Automatically determine the range and interval,对 Range 进行调整,Minimum 设为 0,Maximum 设为 1。图形如下:

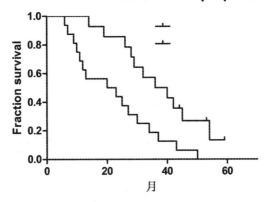

Survival of Data 1:Survival proportions

Step 4：**添加中位生存参考线**

点击软件快捷菜单栏 Change 模块中的上左二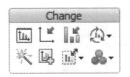,弹出坐标轴对话框。

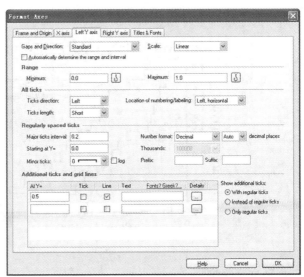

- 选择 Left Y axis,将添加中位生存参考线。
- 在 Additional ticks and grid lines 下方填入 At Y＝0.5,选中 Line 对话框,即在 Y＝0.5 处添加一条参考线。
- 点击 Details 按钮进入参考线设置。

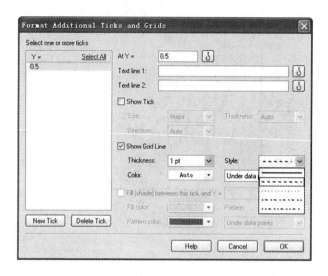

- 进入 Format Additional Ticks and Grids，对参考线进行设置。
- Show Grid Line 下方 Style 选择"粗虚线"，形成的图形如下：

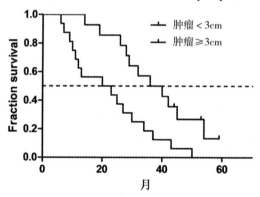

Step 5：文字修饰

将图形中不需要的文字点击删除即可。

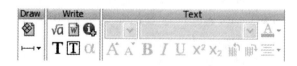

- 点击快捷菜单栏 Write 中的 T（文字输入按钮），然后在想要输入文字的地方输入文字即可，输入完成可以点击 Text 菜单栏中的选项进行字体大小等调整，最后图形如下：

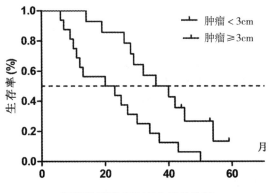

两组肿瘤患者生存曲线的比较

第十七章

统计图的排版与导出

一、建立示例文件

Step 1:利用软件自带示例数据建立文件"排版1. pzf"

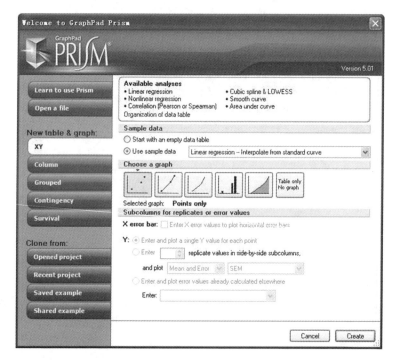

- 在 New table & graph 中选择 XY。
- 在 Sample data 中选择 Use sample data,即采用软件自带数据库,从中选择 Linear regression—Interpolate from standard curve。
- 点击 Create 按钮,自动生成数据和图形。

- 将图形保存为"排版1. pzf",关闭软件。

Step 2:利用软件自带示例数据建立文件"排版2. pzf"

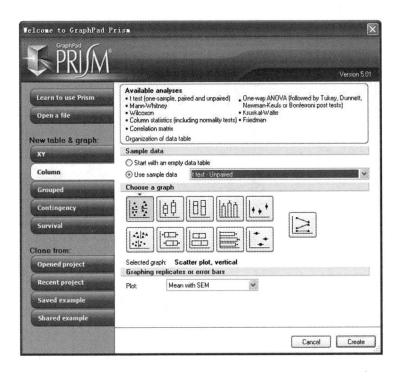

- 在 New table & graph 中选择 Column。

- 在 Sample data 中选择 Use sample data,即采用软件自带数据库,从中选择 t test – Unpaired。

- 点击 Create 按钮,自动生成数据和图形。

- 将图形保存为"排版2. pzf",关闭软件。

二、多图排版

Step 1:打开文件"排版1. pzf"和"排版2. pzf"

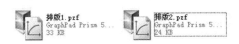

- 双击生成的文件,打开"排版1.pzf"和"排版2.pzf"。

Step 2:设定版式

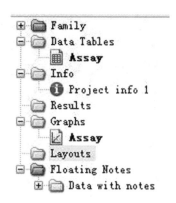

- 在打开"排版1.pzf"文件中点击目录树中的 Layouts,软件自动弹出 Create New Layout 对话框(见下图)。

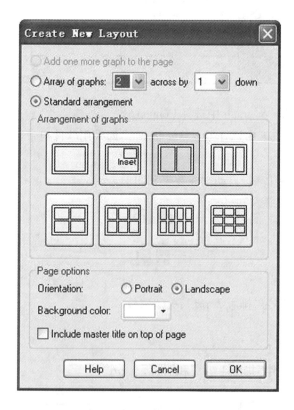

该对话框是对多个图形进行排版的版式设定。

- Standard arrangement:按照下面的缩略图,选用需要排版的样式,如果此处的样式不能满足你的要求,则可以从上方的 Array of graphs 中自己设定。

● Page options:设定版式的方向(orientation),常见的为 portrait(纵向)和 land-scape(横向),当版式方向发生改变时,上方的 Arrangement of graphs 也发生相应的变化。

● Background color:设定背景颜色,默认为透明,一般选择默认项即可。

Step 3:将各图纳入版式中

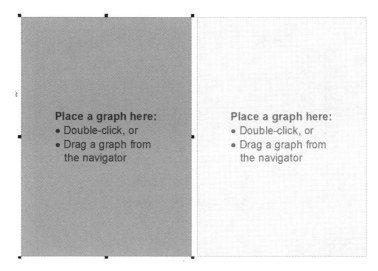

● 各方框将选定需要纳入的图形。

● 在左侧方格上双击鼠标,自动跳出图形选择对话框(Place Graph on Layout)。

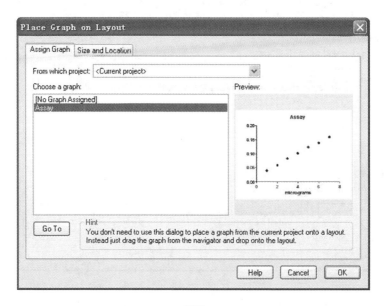

- 选定 Assign Graph 选项,即选择图形。
- From which project:选择纳入图形的相应文件,此处保留默认选项 current project,即当前操作的文件"排版 1. pzf"。
- Choose a graph:选择"排版 1. pzf"文件中的具体图形,因为一个 pzf 文件可以包括多个图形,但本文件中只有一个图形 Assay,因此选择 Assay 即可,此时对话框右侧出现预览图(Preview)。确认后将图形 Assay 纳入版式中,见下图:

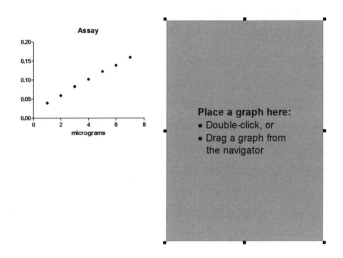

- 左侧方格已经选入了"排版 1. pzf"文件中的图形 Assay。
- 在右侧方格上双击鼠标,弹出图形设定对话框。

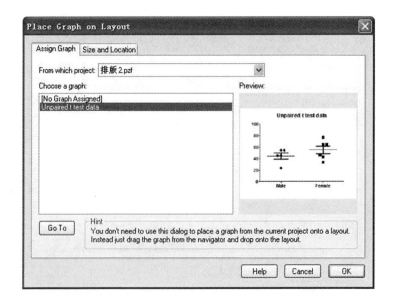

- 选定 Assign Graph 选项,即选择图形。

- From which project:选择纳入图形的相应文件,此处选择打开的另外一个文件"排版2. pzf"。

- Choose a graph:选择"排版2. pzf"文件中的具体图形,因为一个PZF文件可以包括多个图形,但本文档中只有一个图形 Unpaired t test data,因此选择其即可,此时对话框右侧出现预览图(Preview)。确认后出现 Paste Graph 对话框。

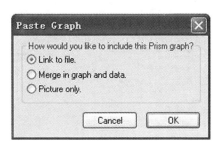

- 此对话框设定与图形纳入排版的方式,默认为 Link to file(链接到文件),即该图形与源文件保持一致,保留默认选项即可。

Step 4:统一各图大小

选择快捷菜单栏中右下的图形大小统一按钮,弹出 Equalize Graph Sizes 对话框。

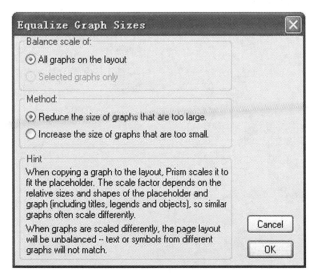

- Method 选择项中,Reduce the size of graphs that are too large,即以最小尺寸图形为标准进行调整;而 Increase the size of graphs that are too small,即以最大尺寸图形为标准进行调整,本例按默认项即可。排版完成后软件界面如下:

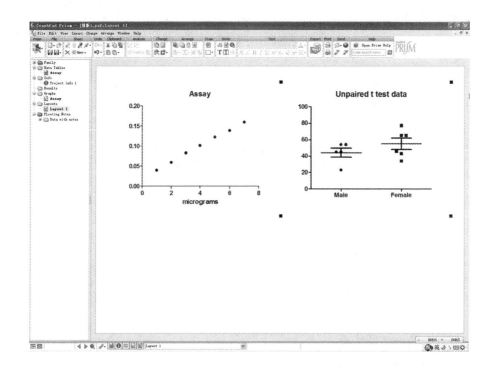

三、导出出版级图片

点击软件快捷菜单栏中的 Export 按钮，可以导出出版级图片。

方法一:导出矢量图

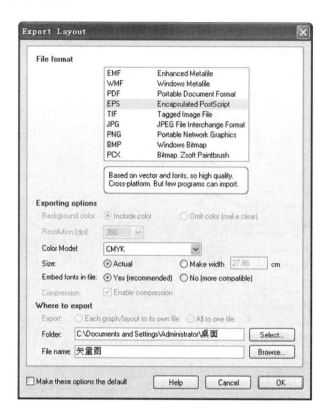

- File format:选择 EPS(Encapsulated PostScript),即通行矢量图。

- Exporting options:Color Model(色彩模式),默认为 CMYK,即印刷模式。

- Where to export:导出选项,Folder 文件存储位置,本次选择存放在桌面;File name 文件名,本次取名"矢量图"。

方法二：导出位图

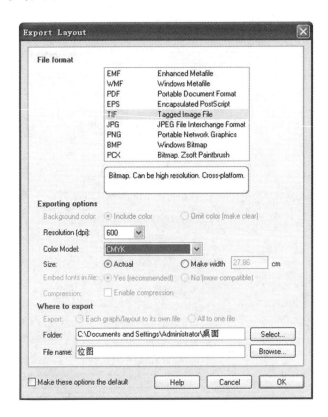

• File format：选择 TIF（Tagged Image File），即通行位图。

• Exporting options：Resolution（dpi），即选择分辨率，一般选择 600 即可；Color Model（色彩模式），默认为 CMYK，即印刷模式。

• Where to export：导出选项，Folder 文件存储位置，本次选择存放在桌面；File name 文件名，本次取名"位图"。

四、注意事项

（一）矢量图和位图的区别

计算机绘图分为位图和矢量图两大类。

1. 位图图像　也称为栅格图像，Photoshop 及其他绘图软件一般都使用位图图像。位图图像由像素组成，每个像素都被分配一个特定的位置和颜色值。在处理位图图像时，您编辑的是像素而不是对象或形状，也就是说，编辑的是每一个点。位图图像与分辨率（dpi）有关，即在一定面积的图像上包含有固定数量的像素。因此，如果在屏幕上以较大的倍数放大显示图像或以过低的分辨率打印，位图图像会出现锯齿边缘。

2. 矢量图形 由矢量定义的直线和曲线组成,Adobe Illustrator、CorelDraw、CAD 等软件是以矢量图形为基础进行创作的。矢量图形根据轮廓的几何特性进行描述。图形的轮廓画出后,被放在特定位置并填充颜色。移动、缩放或更改颜色不会降低图形的品质。矢量图形与分辨率无关,可以将它缩放到任意大小和以任意分辨率在输出设备上打印出来,都不会影响清晰度。因此,矢量图形是文字(尤其是小字)和线条图形(比如徽标)的最佳选择。

(二) RGB 模式和 CMYK 模式

1. RGB 模式 自然界中绝大部分的可见光谱可以用红、绿和蓝三色光按不同比例和强度的混合来表示。RGB 分别代表着三种颜色:R 代表红色,G 代表绿色,B 代表蓝色。RGB 模型也称为加色模型,RGB 模型通常用于光照、视频和屏幕图像编辑。

2. CMYK 色彩模式 以打印油墨在纸张上的光线吸收特性为基础,图像中的每个像素都是由靛青(C)、品红(M)、黄(Y)和黑(K)色按照不同的比例合成的。在制作用于印刷色打印的图像时,要使用 CMYK 色彩模式。

(三) 印刷要求和网络发表要求

1. 印刷要求 按照杂志社的要求,可以采用矢量图(如 EPS 格式)和位图(如 TIF 格式),矢量图的大小很小,而位图可以高达几十兆,那么导出后可以 Photoshop 软件压缩成 LZW 格式,这种格式是无损压缩,图像质量不会受到影响。由于 GraphPad Prism 软件对中文的兼容性不是太好,图形的中文标题排版不尽人意,可以导出后在制图软件(如 Adobe Photoshop)当中修改即可。

2. 网络发表要求 现在很多杂志同时有纸质版和网络版两种,网络版的图片体积不能太大,多采用 PNG 格式和 JPGE 格式。

五、图片发布至 word 文档或 PPT 中

一键发布至 word 和幻灯片上。

- 发布至 word 文档中,只需要点击快捷菜单 Send 模块中的"W"按钮即可。
- 发布至幻灯片文档中,只需要点击快捷菜单 Send 模块中的"P"按钮即可。

注意事项:修改图形必须回到源图,而不能在排版后的图形中进行修改,而在幻灯片中,一般需要将图形变成彩图,因此,也需要回到源图进行色彩配置,即选择快捷菜单栏中的 Change 模块 右下角中的 即可。

第四篇

量表(问卷)分析

网络问卷(量表)的制作和回收

研究者在研究过程中,通常采用问卷式量表来进行数据收集,两者的简要区别如下:

	问卷	量表
答题形式	多样,包括填空题、单选题、多选题、定向多选题	单一,采用李克特量表,如从不满意到满意
标化程度	低	高,形成过程中需要进行区分度、信度和效度分析,形成最后量表
统计方法	少,以描述性分析(如频率、均数等)为主,还可进行卡方检验	多,由于最后得出的量表总分为连续变量,可以进行多种高级统计,如 t 检验、方差分析、回归分析等

问卷(量表)收集方式主要分为两种,即**自填式**和**访问式**。

一、自填式问卷(量表)法

1. 优点

(1)应答者可不受其他方面因素的影响,真实地表达自己的想法,特别是对于敏感性的问题和涉及隐私方面的问题。

(2)由于问题的提出是采用标准的词汇,而且每个人看到的都是同样的问题,所以不存在调查人员在解释中出现主观随意性和诱导性,从而避免了应答者的偏见。

2. 缺点　如果问卷中问题的表述不清或答案含糊时,是无法补救的,也不能准确掌握应答者回答问题时的环境,从而影响对问卷信度的判断。

二、访问式问卷(量表)法

1. 优点　能够更好地对调查过程进行控制,达到调查结果更加真实的目的,同时回答率也会高于自填式问卷。

2. 缺点

(1)调查时间和成本高,因此,调查范围和规模都有一定的局限性,为此收集的资料也就存在不广泛的情况。

(2)对于敏感问题或是隐私问题,访问式收到的效果往往比不上自填式。这主要是因为在自填式中可以匿名,这样可以减轻应答者的心理负担。

现在随着网络和智能手机的普及,对于一些自填式问卷(量表),研究者更愿意采用网络方式收集。下面以《预防艾滋病知识调查问卷》为例,介绍如何用**问卷星**(http://www.sojump.com/)来进行网络问卷的制作和回收。

预防艾滋病知识调查问卷

1. 性别　　□男　　□女

2. 年龄＿＿＿＿＿＿

3. 你听说过艾滋病没有　□有　□无

(如果选有,则跳至第5题,选无,则回答第4题)

4. 你有没有兴趣了解一些艾滋病的相关知识　□有　□无

5. 你以前是从哪些途径知道艾滋病及其相关知识的

　　□培训　□电视广播　□网络　□书本　□其他

6. 如果想进一步了解,你希望从哪些途径了解艾滋病

	网络	书本	热线	讲座	电视广播	其他
第一选择	□	□	□	□	□	□
第二选择	□	□	□	□	□	□
第三选择	□	□	□	□	□	□

7. 有人认为,感染艾滋病的人不值得可怜,你对此的观点是

　　□完全同意　□同意　□一般

这份简单问卷包括了常见题型:题1(单选题),题2(填空题),题3(单选题),但是此处有跳题逻辑,题4(单选题),题5(多选题),题6(定向多选题),题7(量表单选题)。而且设置了前3题为必答题。

Step 1:登录问卷星,创建问卷

登录问卷星网站(http://www.sojump.com/),注册或者QQ登录。

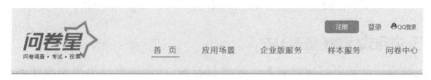

点击创建**问卷**、**考试**、**投票**,准备创建问卷。

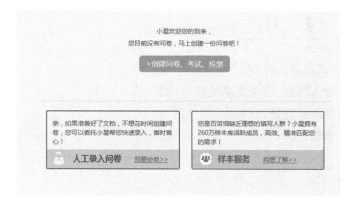

点击**调查**,然后点击下一步。

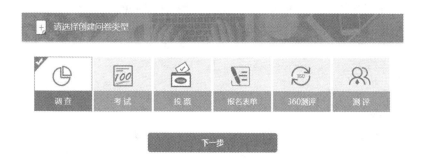

在**调查名称**处填写问卷题目:预防艾滋病知识调查问卷。

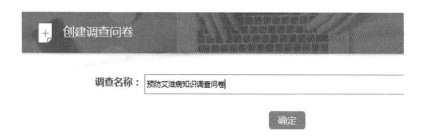

这样就形成了一张空白调查问卷,特别注意上面的选项:单选、多选、填空和矩阵,选择然后录入不同类型的题目。

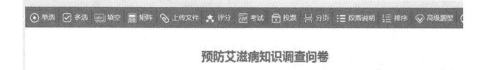

预防艾滋病知识调查问卷

Step 2：录入题 1 ~ 7

1. 性别　　□男　　□女

点击**单选**，跳出录入界面。

在**标题**处输入性别，**选项文字**处输入"男""女"。

当前题型默认单选题，默认为"必答题"。

点击**完成编辑**。

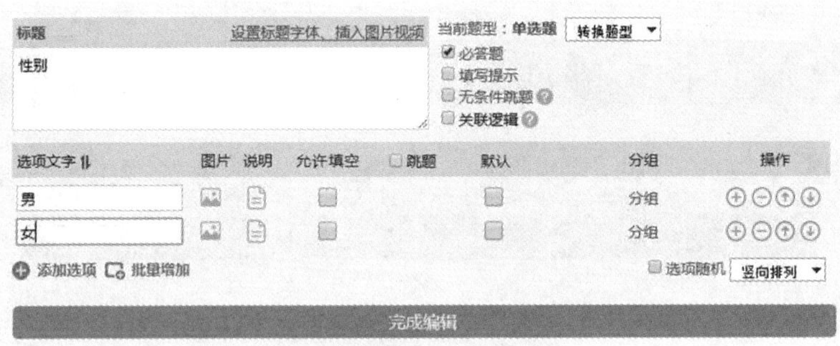

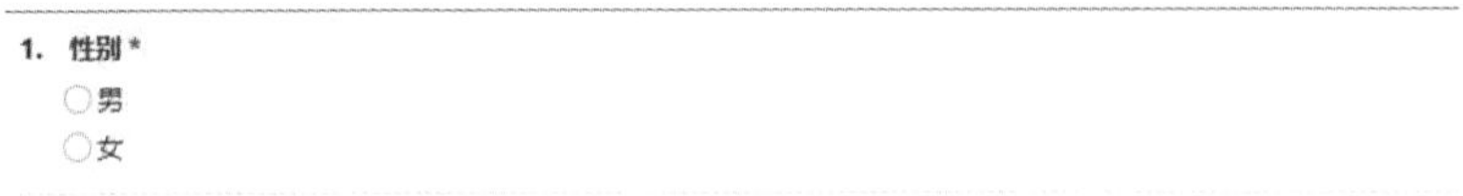

2. 年龄 _____

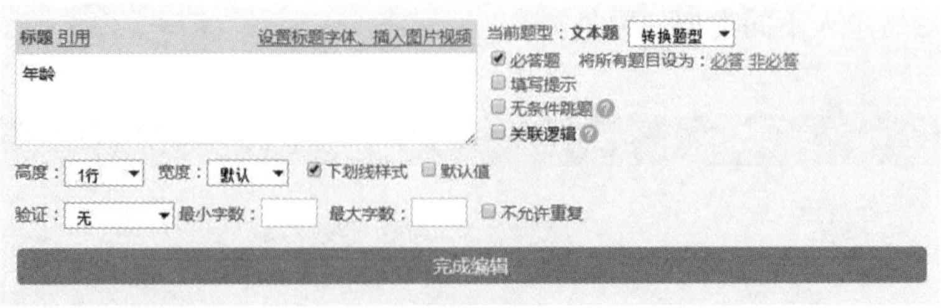

点击**填空**，单项填空，跳出录入界面。

在**标题**处输入"年龄"。

当前题型默认文本单选题，默认为"必答题"。

点击**完成编辑**。

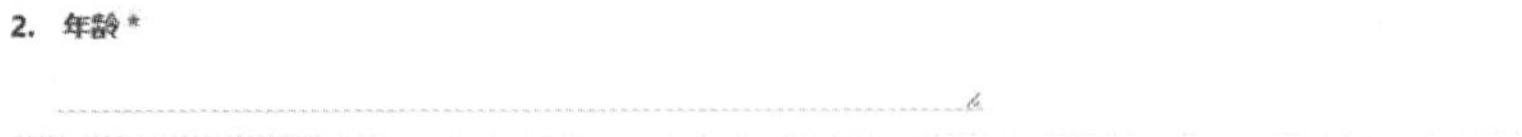

3. 你听说过艾滋病没有 □有 □无

点击**单选**，跳出录入界面。

在**标题**处输入"你听说过艾滋病没有"，**选项文字**处输入"有""无"。

当前题型默认单选题，默认为"必答题"。

点击**完成编辑**。

3. 你听说过艾滋病没有 *
　○有
　○无

标题 引用			设置标题字体、插入图片视频	当前题型：单选题	转换题型 ▼
你听说过艾滋病没有				☑ 必答题 ☐ 填写提示 ☐ 无条件跳题 ❓ ☐ 关联逻辑 ❓	

选项文字 ↓↑	图片	说明	允许填空	☐ 跳题	默认	分组	操作
有	🖼	📄	☐		☐	分组	⊕ ⊖ ⬆ ⬇
无	🖼	📄	☐		☐	分组	⊕ ⊖ ⬆ ⬇

➕ 添加选项 　批量增加 　　　　　　　　　　　　 ☐ 选项随机 竖向排列 ▼

完成编辑

4. 你有没有兴趣了解一些艾滋病的相关知识 □有 □无

点击**单选**，跳出录入界面。

在**标题**处输入"你有没有兴趣了解一些艾滋病的相关知识"，**选项文字**处输入"有""无"。

当前题型默认单选题，将"必答题"的勾去掉，变为非必答题。

点击**完成编辑**。

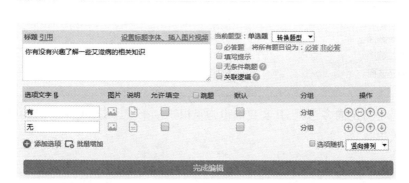

4. 你有没有兴趣了解一些艾滋病的相关知识
　○有
　○无

标题 引用			设置标题字体、插入图片视频	当前题型：单选题	转换题型 ▼
你有没有兴趣了解一些艾滋病的相关知识				☐ 必答题 将所有题目设为：必答 非必答 ☐ 填写提示 ☐ 无条件跳题 ❓ ☐ 关联逻辑 ❓	

选项文字 ↓↑	图片	说明	允许填空	☐ 跳题	默认	分组	操作
有	🖼	📄	☐		☐	分组	⊕ ⊖ ⬆ ⬇
无	🖼	📄	☐		☐	分组	⊕ ⊖ ⬆ ⬇

➕ 添加选项 　批量增加 　　　　　　　　　　　　 ☐ 选项随机 竖向排列 ▼

完成编辑

> 5. 你以前是从哪些途径知道艾滋病及其相关知识的
> □培训 □电视广播 □网络 □书本 □其他

点击**多选题**,跳出录入界面。

在**标题**处输入"你以前是从哪些途径知道艾滋病及其相关知识的",**选项文字**处分别输入"培训、电视广播、网络、书本、其他"(当选项空格不够时,点击左下角"添加选项")。

当前题型默认多选题,将"必答题"的勾去掉,变为"非必答题",否则默认为"必答题"。

点击**完成编辑**。

> 6. 如果想进一步了解,你希望从哪些途径了解艾滋病
>
> | | 网络 | 书本 | 热线 | 讲座 | 电视广播 | 其他 |
> |---|---|---|---|---|---|---|
> | 第一选择 | □ | □ | □ | □ | □ | □ |
> | 第二选择 | □ | □ | □ | □ | □ | □ |
> | 第三选择 | □ | □ | □ | □ | □ | □ |

这是一道**定向多选题**,其实我们也常见以下的形式,不过上面的形式更加符合数据录入规范。

> 7. 如果想进一步了解,你希望从哪些途径了解艾滋病,前三项选择是 ＿＿＿＿＿
>
> 　① 网络　② 书本　③ 热线　④ 讲座　⑤ 电视广播　⑥ 其他

点击**矩阵——矩阵单选**,跳出录入界面。

在**标题**处输入"如果想进一步了解,你希望从哪些途径了解艾滋病",左行标题处输入"第一选择、第二选择、第三选择"。

选项文字处输入"网络、书本、热线、讲座、电视广播、其他"(当选项空格不够时,点击左下角"添加选项")。

当前题型默认矩阵单选题,将"必答题"的勾去掉,变为"非必答题",否则默认为必答题。

点击**完成编辑**。

> 8. 有人认为,感染艾滋病的人不值得可怜,你对此的观点是
>
> 　□完全同意　□同意　□一般　□反对　□完全反对

点击**矩阵——矩阵量表**,跳出录入界面。

在**标题**处输入"有人认为,感染艾滋病的人不值得可怜,你对此的观点是",**选项文字**处输入"完全同意、同意、一般、反对、完全反对"。

当前题型量表题,将"必答题"的勾去掉,变为"非必答题"。

点击**完成编辑**。

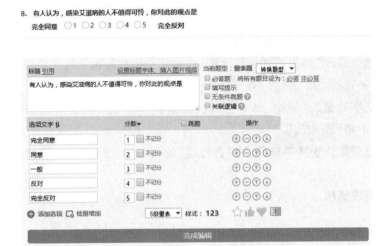

Step 3：设置跳题逻辑

题3"你听说过艾滋病没有？"如果是选**无**，就跳至题4，"你有没有兴趣了解一些艾滋病的相关知识"；如果选**有**，则跳至题5，"你以前是从哪些途径了解艾滋病及其相关知识的"。

对于跳题逻辑，我们分三步处理：

- 题3进行填写提示
- 题4设置跳题逻辑
- 题5设置跳题逻辑

将鼠标挪至题3，出现如下界面，点击编辑，进入设置界面。

勾选**填写提示**，然后在后面空格处填写"如果选有，跳至题5，如选无，跳至题4"。

点击**完成编辑**。

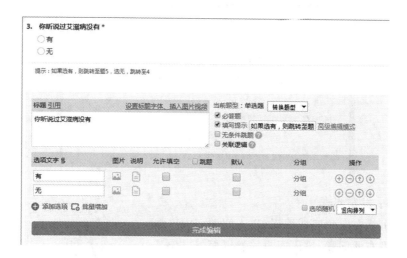

将鼠标挪至题4,点击**编辑**,进入设置界面。

勾选**关联逻辑**项,跳出关联逻辑设置界面,在关联题目下拉菜单中选择"3. 你听说过艾滋病没有【单选】",并且勾选"当关联题目选择下面选项"中的"无"。

点击**确定**,完成编辑。

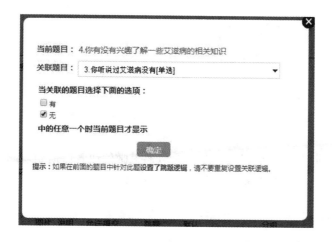

将鼠标挪至题5,点击**编辑**,进入设置界面。

勾选**关联逻辑**,跳出关联逻辑设置界面,在关联题目下拉菜单中选择"3. 你听说过艾滋病没有【单选】",并且勾选"当关联题目选择下面选项"中的"有"。

点击**确定**,完成编辑。

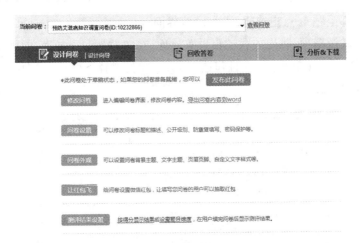

Step 4：发布问卷

点击页面左上角**完成编辑**，进入问卷完成界面。

点击**发布此问卷**，进入回收答卷界面。

问卷星提供了多种问卷发放渠道，可以通过微信或者微信朋友圈、QQ 或者 QQ 空间、新浪微博、人人网，当然还可以点击右下方的更多发送方式。

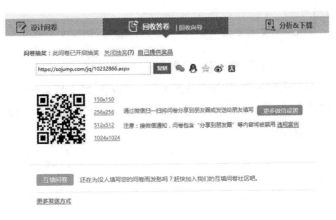

下图是微信(微信朋友圈)的问卷界面,不过需要注意的是,由于设置了逻辑跳转,因此,题4和题目被隐藏起来,当你选中题3中的选项有时,自动出现题5,选择无,自动出现题4。

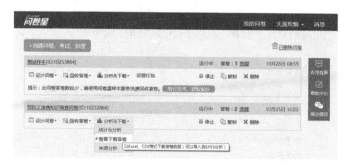

Step 5:回收问卷

等数据收集完成后,登录问卷星,点击**我的问卷**,出现你所进行的所有问卷。

点击所收集问卷的"**分析 & 下载**"下拉菜单,选择"查看下载答卷"。

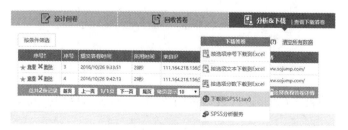

如果在"下载答卷"下拉菜单选择下载到 SPSS(.sav),可能服务器要转换格式,稍等片刻,就可以下载了。

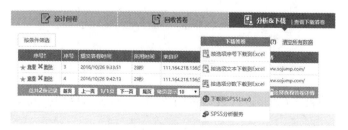

Step 6：在 SPSS 中导入问卷

SPSS 软件打开下载的数据文件，在变量视图中见到如下界面：

前两个变量 index 和 totalseconds 分别代表机器自动产生的序号和填表时间，可以删除。

多选题在数据表中变量数目和选项一致，"题5 你以前是从哪些途径知道艾滋病及其相关知识的"，第一个选项是"培训"，那么如果是，则显示1，否则为0。

定向多选题有 3 个选择，其实就是单独的 3 个单选题。

（特别注意的是，比如跳题等原因，数据中可能出现负数，其实就是缺失值，大家在分析时进行替换成缺失值就可以了。）

	名称	类型	宽度	小数	标签	值
1	index	字符串	3000	0	序号	无
2	totalseconds	字符串	3000	0	所用时间	无
3	Q1	数值	8	0	性别	{1, 男}...
4	Q2	字符串	3000	0	年龄	无
5	Q3	数值	8	0	你听说过艾滋病没有	{1, 有}...
6	Q4	数值	8	0	你有没有兴趣了解一些艾滋病的相关知识	{1, 有}...
7	Q5_选项1	数值	8	0	你以前是从那些途径知道艾滋病及其相关知识的(培训)	{0, 未选中}...
8	Q5_选项2	数值	8	0	你以前是从那些途径知道艾滋病及其相关知识的(电视广播)	{0, 未选中}...
9	Q5_选项3	数值	8	0	你以前是从那些途径知道艾滋病及其相关知识的(网络)	{0, 未选中}...
10	Q5_选项4	数值	8	0	你以前是从那些途径知道艾滋病及其相关知识的(书本)	{0, 未选中}...
11	Q5_选项5	数值	8	0	你以前是从那些途径知道艾滋病及其相关知识的(其他)	{0, 未选中}...
12	Q6_行1	数值	8	0	6、如果想进一步了解，你希望从那些途径了解艾滋病(第一选择)	{1, 网络}...
13	Q6_行2	数值	8	0	6、如果想进一步了解，你希望从那些途径了解艾滋病(第二选择)	{1, 网络}...
14	Q6_行3	数值	8	0	6、如果想进一步了解，你希望从那些途径了解艾滋病(第三选择)	{1, 网络}...
15	Q7	数值	8	0	有人认为，艾滋病病人不值得同情，你对此的观点是	{1, 完全同意}...
16	totalvalue	字符串	3000	0	总分	无

- **纠正处理**

大家可以对名称、类型、宽度、小数点数、标签和值进行调整。尤其是对类型不正确的，需要纠正。

Q2 年龄变量，默认为字符串，点击纠正为数值，如下图。

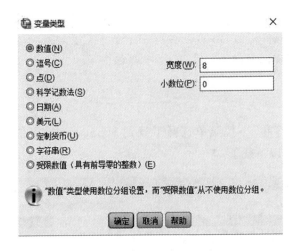

点击下方的数据视图，进入数据视图界面，为了显示更加明确，可以在视图菜

单下值标签选勾。

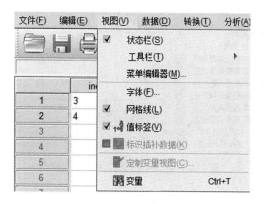

比如 Q1, 本显示数值 1 和 2, 现在则显示男和女。

	index	totalseconds	Q1	Q2	Q3	Q4	Q5_选项1	Q5_选项2
1	3	28	男		30	有	-3	选中	选中
2	4	29	女		20	无	有	-3	-3

- 负数值的处理

需要注意界面当中出现的负值(-3),其实相当于缺失值,在整理时需要转换成缺失值。处理过程如下。

转换下拉菜单选择"重新编码为相同变量"。

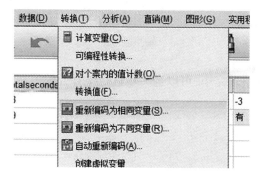

将左侧需要转换的变量选入右侧的"数字变量"框中,此处选择 Q4(布置 Q4, 有负值的变量都应当选入),点击旧值和新值。

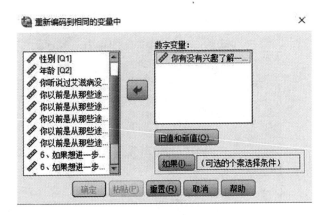

在左侧旧值空格处填入"－3"（也可能是其他负值），右侧新值选中"系统缺失"，然后点击添加，如果同一变量同时出现－1、－2、－3，那么接着操作，将－1和－2也改为系统缺失，最后点击继续。

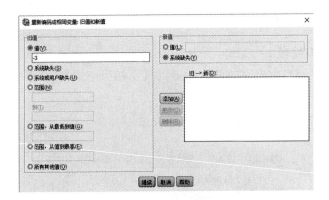

此时，问卷数据整理完毕，可以进一步进行统计处理了。

问卷分析

　　问卷调查是临床医学研究中常用的一种手段,研究者根据自己的研究目的设计一份问卷,问卷一般包括填空题、单选题、多选题、定向多选题。其实填空题又分为两类,如"年龄____"和"你认为其他合理的形式是____"。"年龄"填写数值,可以进行统计分析;而"合理的形式"为开放式问题,无法进行统计分析,但是可以开阔研究者的思路。单选题一般可以进行频率分布和卡方检验,多选题则采用 SPSS 中的多重响应来进行分析,定向多选题可以视为多个单选题。

第一节　多选题分析

一、分析示例

下表为艾滋病知识相关调查中的两道题,题 1 为单选题,题 2 为多选题。

```
1. 性别    □男    □女
2. 你以前是从哪些途径知道艾滋病及其相关知识的
       □网络 □书本  □电视广播 □其他
```

对题 1(单选题)和题 2(多选题)的 24 例调查对象的结果见下表。

调查编号	性别	网络	书本	电视广播	其他
1	男		√		√
2	女		√		√
3	男	√	√		
4	女	√	√	√	
5	男	√		√	√
6	女	√		√	

续表

调查编号	性别	网络	书本	电视广播	其他
7	男	√		√	
8	女			√	
9	男		√		√
10	女		√		
11	男		√		
12	女		√		
13	男	√			√
14	女	√			
15	男	√			
16	女	√			
17	男	√	√	√	√
18	女	√	√	√	
19	男	√	√	√	
20	女	√	√	√	
21	男	√		√	√
22	女	√		√	
23	男	√		√	
24	女	√		√	

二、数据录入

(一)变量视图

名称,sex;标签,性别。

名称,a1m1;标签,以前获取艾滋病知识途径网络。

名称,a1m2;标签,以前获取艾滋病知识途径书本。

名称,a1m3;标签,以前获取艾滋病知识途径电视广播。

名称,a1m4;标签,以前获取艾滋病知识途径其他。

	名称	类型	宽度	小数	标签	值
1	sex	数值	8	0	性别	无
2	a1m1	数值	8	0	以前获取艾滋病知识途径网络	无
3	a1m2	数值	8	0	以前获取滋滋病知识途径书本	无
4	a1m3	数值	8	0	以前获取滋滋病知识途径电视广播	无
5	a1m4	数值	8	0	以前获取滋滋病知识途径其他	无

一个多选题对应的有多个变量,一个选项对应一个变量,比如此处"以前获取艾滋病知识途径网络"有"网络、书本、电视广播、其他"4 个选项,因此,产生 4 个变量,如果该选项选中,则赋值 1,否则为 0。

(二)数据视图

	sex	a1m1	a1m2	a1m3	a1m4
1	1	0	1	0	1
2	2	0	1	0	1
3	1	1	1	0	0
4	2	1	1	1	0
5	1	1	0	1	1
6	2	1	0	1	0
7	1	1	0	1	0
8	2	0	0	1	0
9	1	0	1	0	1
10	2	0	1	0	0
11	1	0	1	0	0
12	2	0	1	0	0
13	1	1	0	0	1
14	2	1	0	0	0
15	1	1	0	0	0
16	2	1	0	0	0
17	1	1	1	1	1
18	2	1	1	1	0
19	1	1	1	1	0
20	2	1	1	1	0
21	1	1	0	1	1
22	2	1	0	1	0
23	1	1	0	1	0
24	2	1	0	1	0

三、定义多选题

```
分析---多重响应---定义变量集
集合中的变量(V):  以前获取艾滋病知识途径网络
                以前获取艾滋病知识途径书本
                以前获取艾滋病知识途径电视广播
                以前获取艾滋病知识途径其他
将变量编码为:二分类(D);计数值:1
名称(N):a1
添加(A)
关闭
```

这 4 个变量其实反映的都是题 2(多选题)的内容,但是 SPSS 软件并不知晓,需要通过定义多响应集的方式来确认,点击添加按钮后在多响应集中出现$a1,即将这 4 个变量定义为一个整体(一个多选题)。此处只有一个多选题,如果出现多个多选题,则应当多次添加定义。

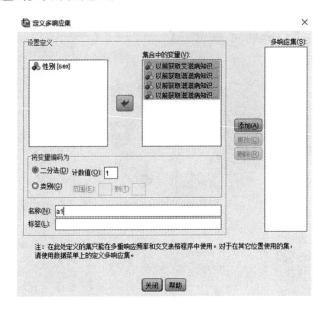

四、频率分布

(一)操作流程

分析—多重响应—频率 (F)

表格 (T) : $a1

确定

频率分布界面很简单,就是计算反应频率。

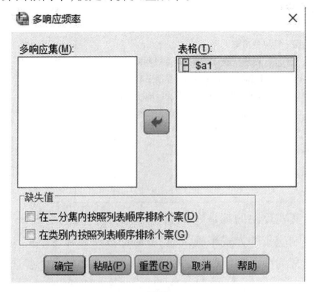

（二）结果解释

1. 下表是**资料汇总**，共调查 24 人，没有缺失项。

个案摘要

	个案					
	有效		缺失		总计	
	N	百分比	N	百分比	N	百分比
$ a1[a]	24	100.0%	0	0.0%	24	100.0%

注：[a] 二分法组值为 1 时进行制表。

2. 下表是**频率分布表**，在 24 名被调查者中，其中 17 人选择了网络，12 人选择书本，13 人选择电视广播，7 人选择其他途径，共计 49（响应总数）。由于为多选题，那么一名被调查者既可以选择网络，同时还可以选择其他，这四种途径被选择的次数共计 49 次。网络的百分比为 34.7%（$17 \div 49 = 34.7\%$），表示网络在总响应次数中的比例为 34.7%。个案数的百分比为 70.8%（$17 \div 24 = 70.8\%$），表示 24 人中有 70.8% 的人选择了网络。

$ a1 频率

		响应		个案数的百分比
		N	百分比	
$ a1[a]	以前获取艾滋病知识途径网络	17	34.7%	70.8%
	以前获取艾滋病知识途径书本	12	24.5%	50.0%
	以前获取艾滋病知识途径电视广播	13	26.5%	54.2%
	以前获取艾滋病知识途径其他	7	14.3%	29.2%
总计		49	100.0%	204.2%

注：[a] 二分法组值为 1 时进行制表。

五、多选题列联表

（一）操作流程

```
分析---多重响应---交叉表格
行（W）--sex（??）--定义范围：最小（M）1；最大（M）2—继续
列（N）：$a1
选项：行 列 总计—继续
确定
```

其实界面和普通交叉表界面一致，只不过普通交叉表的列变量是一个变量，而此处是定义**多响应集**(多选题变量),其实软件也将其视为一个变量对待。

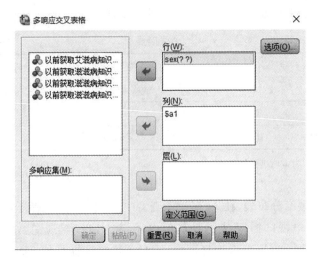

定义行变量的最大、最小值。

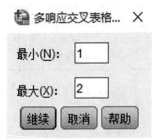

选择交叉表格的输出项。

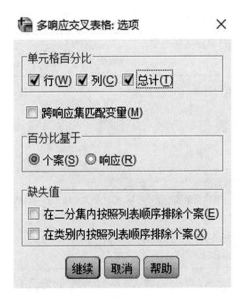

（二）结果解释

1. 下表就是资料汇总，共调查 24 人，没有缺失项。

个案摘要

	个案					
	有效		缺失		总计	
	N	百分比	N	百分比	N	百分比
sex * $ a1	24	100.0%	0	0.0%	24	100.0%

2. 下表为多选题的列联表。

sex * $ a1 交叉列表

			$ a1[a]				总计
			网络	书本	电视广播	其他	
性别	1	计数	9	6	6	6	12
		百分比在 sex 内	75.0%	50.0%	50.0%	50.0%	
		百分比在 $ a1 内	52.9%	50.0%	46.2%	85.7%	
		占总额的百分比	37.5%	25.0%	25.0%	25.0%	50.0%
	2	计数	8	6	7	1	12
		百分比在 sex 内	66.7%	50.0%	58.3%	8.3%	
		百分比在 $ a1 内	47.1%	50.0%	53.8%	14.3%	
		占总额的百分比	33.3%	25.0%	29.2%	4.2%	50.0%
总计		计数	17	12	13	7	24
		占总额的百分比	70.8%	50.0%	54.2%	29.2%	100.0%

注：百分比和总数是基于响应者。

a 二分法组值为 1 时进行制表。

软件给出了部分数据，为了更容易理解，请见下表。我们看男性选择网络的人数为 9 人，那么 75.0%（9÷12＝75.0%），表示男性 12 人中有 75% 的人选择了网络；52.9%（9÷17＝52.9%），表示在选择网络的 17 人中男性占了 52.9%；37.5%（9÷24＝37.5%），在 24 人中男性选择网络的占了 37.5%。

响应者性别和途径分布

性别	网络	书本	电视广播	其他	响应总计	人数
男	9	6	6	6	27	12
女	8	6	7	1	22	12
响应总计	17	12	13	7	49	24

第二节　定向多选题分析

一、分析示例

　　定向多选题也是问卷调查中的一类常见题型,不过实际上就是多个独立的单选题,下面是艾滋病知识调查当中的"你如果想进一步了解艾滋病及其相关知识,选择的途径有"这个题目的量表。当然实际中可能有两种形式:

	网络	书本	热线	电视广播	其他
第一选择	□	□	□	□	□
第二选择	□	□	□	□	□
第三选择	□	□	□	□	□

> 如果想进一步了解,你希望从哪些途径了解艾滋病,前三项选择是(请按次序填写)_____
> ① 网络 ② 书本 ③ 热线 ④电视广播 ⑤其他

下表是汇总 12 例被调查填写的信息。

调查编号	第一选择	第二选择	第三选择
1	网络	书本	热线
2	网络	电视广播	书本
3	书本	热线	其他
4	电视广播	书本	热线
5	网络	书本	热线
6	网络	电视广播	书本

续表

调查编号	第一选择	第二选择	第三选择
7	书本	热线	其他
8	电视广播	书本	热线
9	网络	书本	热线
10	网络	电视广播	书本
11	书本	热线	其他
12	电视广播	书本	热线

二、数据录入

(一)变量视图

名称,a1;标签,第一选择;值,1 = 网络,2 = 书本,3 = 热线,4 = 电视广播,5 = 其他。

名称,a2;标签,第二选择;值,1 = 网络,2 = 书本,3 = 热线,4 = 电视广播,5 = 其他。

名称,a3;标签,第三选择;值,1 = 网络,2 = 书本,3 = 热线,4 = 电视广播,5 = 其他。

	名称	类型	宽度	小数	标签	值
1	a1	数值	8	0	第一选择	{1,网络}...
2	a2	数值	8	0	第二选择	{1,网络}...
3	a3	数值	8	0	第三选择	{1,网络}...

值标签只改变显示,即以前在数据视图中只显示数字,现在显示对应的值标签,开启方法在"视图—值标签"。

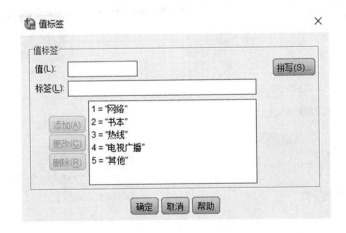

（二）数据视图

	a1	a2	a3
1	网络	书本	热线
2	网络	电视广播	书本
3	书本	热线	其他
4	电视广播	书本	热线
5	网络	书本	热线
6	网络	电视广播	书本
7	书本	热线	其他
8	电视广播	书本	热线
9	网络	书本	热线
10	网络	电视广播	书本
11	书本	热线	其他
12	电视广播	书本	热线

三、操作流程

```
分析—描述统计—频率
变量（V）：   第一选择【a1】
              第二选择【a2】
              第三选择【a3】
确定
```

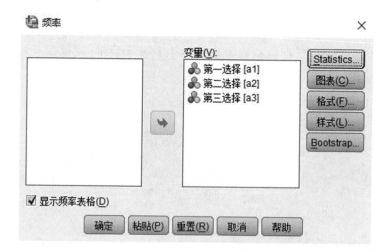

四、结果解释

1. 资料的简单信息，该资料显示没有缺失值。

统计量

		第一选择	第二选择	第三选择
N	有效	12	12	12
	缺失	0	0	0

2. 第一选择,12 人中,有 6 人选择网络(50%),有 3 人选择书本(25%),有 3 人选择电视广播(25%)。

第一选择

	途径	频率	百分比	有效百分比	累积百分比
有效	网络	6	50.0%	50.0%	50.0%
	书本	3	25.0%	25.0%	75.0%
	电视广播	3	25.0%	25.0%	100.0%
	总计	12	100.0%	100.0%	

3. 第二选择,12 人中,有 6 人选择书本(50%),有 3 人选择热线(25%),有 3 人选择电视广播(25%)。

第二选择

	途径	频率	百分比	有效百分比	累积百分比
有效	书本	6	50.0%	50.0%	50.0%
	热线	3	25.0%	25.0%	75.0%
	电视广播	3	25.0%	25.0%	100.0%
	总计	12	100.0%	100.0%	

4. 第三选择,12 人中,有 3 人选择书本(25%),有 6 人选择热线(50%),有 3 人选择其他(25%)。

第三选择

	途径	频率	百分比	有效百分比	累积百分比
有效	书本	3	25.0%	25.0%	25.0%
	热线	6	50.0%	50.0%	75.0%
	其他	3	25.0%	25.0%	100.0%
	总计	12	100.0%	100.0%	

第二十章

量表分析

第一节　量表的基本概念

量表是由若干问题或自我评分指标组成的标准化测定表格,用于测量研究对象的某种态度、行为或状态。

一、量表的适应范围

1. 无法直接测量的指标,如临床医学研究中的疼痛评价指标。

2. 抽象的概念和态度,如社会医学中的幸福感、满意度、社会交流能力等。

3. 复杂的行为或神经心理状态,如心理研究中的儿童多动症、认知障碍、阅读障碍等。

二、量表分析的基本步骤

(一) 形成初稿

研究者根据研究目的、相关文献与研究结构等进行量表编制,也可以根据已有的研究量表加以修订和删减。态度量表通常采用**李克特量表**(Likert Scale)法,回答方式通常为 4 ~ 6 点,大多数情况下用 5 点量表最为可靠。

(二) 预调查

量表初稿形成以后,应当进行预调查,调查对象应当与正式量表的测量对象一致,如研究对象为中学生,那么预调查对象也应当为中学生;预调查人数以量表中包括最多题目的"分量表"的 3 ~ 5 倍人数为原则,如一份调查问卷包括三种分量表,所包含的题目数分别为 40、35 和 25 题,那么对象最后为 120 ~ 200 人。

(三) 数据整理

当量表回收以后,应逐份进行检查筛选,对于数据不全或不诚实回答的量表,应当考虑删除。由于一份量表为一个整体,最后需计算总分,因此,不能出现容忍数据不全。

（四）区分度分析

一份好的量表应当具有良好的区分能力，在统计属于表达，即高分组和低分组在各个题目上应当区别并有统计学意义。

（五）效度分析

效度主要评价量表的准确性、有效性和正确性，即实际测量结果和预想结果的符合程度。常用的效度指标有内容效度（content validity）、标准关联效度（criterion-related validity）和结构效度（construct validity）。

1. 内容效度　内容效度一般通过专家评议打分。内容效度和结构效度也有相关性，因此，评价结构效度的指标也间接反映了内容效度。

2. 标准关联效度　又称标准效度，是以一个公认有效的量表为标准，检验新量表与标准量表的相关性，以两种量表间的相关系数表示标准效度。

3. 结构效度　是指测量结果体现出来的某种结构与测值之间的对应程度，所采用的方法是因子分析。因子分析的主要功能是从量表全部变量（题项）中提取一些公因子，各公因子分别与某一群特定变量高度关联，这些公因子即代表了量表的基本结构。通过因子分析可以考察问卷是否能够测量出研究者设计问卷时假设的某种结构。因子分析又可分为**探索性因子分析**（exploratory factor analysis，EFA）和**验证性因子分析**（confirmatory factor analysis，CFA）两种，探索性因子分析常用SPSS、SAS 等进行分析，验证性因子分析常用 AMOS、LISREL 等进行分析。

（六）信度分析

信度（reliability）指使用某研究工具重复测量某一组研究对象时，所获得结果的一致性程度，即研究工具能否稳定地测量所测的事物或变量。所测得的结果的一致程度越高，该工具的信度就越高。信度又可分为外部信度和内部信度两种。

1. 外部信度　常用重测信度（test-retest reliability）来表示，指用同样的工具对同一组研究对象进行重复测量，计算两次测量结果的相关系数，用以考察量表的跨时间稳定性。关于重测信度测量方法主要包括两种：组内相关系数法及相关系数法。

2. 内部信度　又称内部一致性信度（internal consistency reliability），是指组成研究工具的各个项目之间的同质性和内在相关性。当研究工具包含多条项目时，需要对各项目之间的关系进行评测。内在相关性越高或同质性越好，就说明组成研究工具的各项目在一致性地测量同一个问题或指标，也就说明该工具的内部一致性越好，信度越高。对量表内部一致性的评价，一般可以通过 KR-20 值、分半系数以及 Cronbach α 系数来计算。

（七）形成正式量表

三、量表制订流程

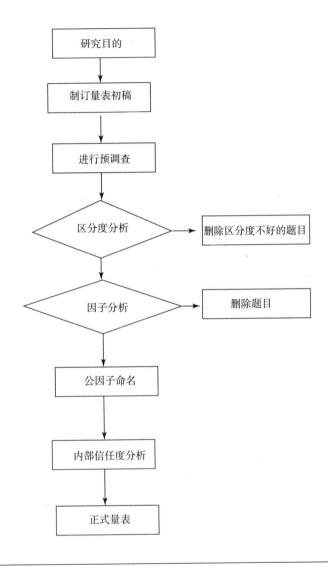

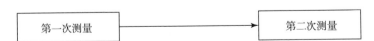

四、示例

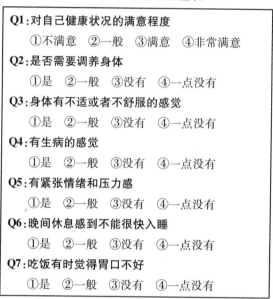

硕士研究生健康调查量表

共计7道题,选项计1~4分,总分为7~28分。下面是对50名硕士进行健康状况的量表调查,第三章量表的分析内容皆来自于该数据。

N	X1	X2	X3	X4	X5	X6	X7	T1	T2	N	X1	X2	X3	X4	X5	X6	X7	T1	T2
1	2	2	3	3	3	2	2	17	18	26	2	3	3	2	2	1	2	15	15
2	2	2	2	2	3	1	3	15	15	27	2	2	2	2	2	1	1	12	11
3	2	2	2	2	2	2	2	14	16	28	2	3	2	2	3	2	2	16	16
4	2	2	2	2	3	1	3	15	13	29	2	2	2	2	2	2	2	14	15
5	2	2	3	2	2	3	3	17	17	30	2	2	2	1	1	2	1	11	10
6	2	3	2	2	2	2	2	15	14	31	2	2	2	2	3	1	3	15	16
7	1	2	2	2	2	2	2	13	13	32	2	2	3	1	1	1	1	11	10
8	2	1	3	2	1	1	2	12	13	33	3	3	3	3	3	1	1	17	18
9	2	2	2	2	1	1	3	13	14	34	2	3	2	4	3	3	2	19	20
10	1	2	2	1	3	3	4	16	18	35	2	2	2	2	2	2	2	14	15

续表

N	X1	X2	X3	X4	X5	X6	X7	T1	T2	N	X1	X2	X3	X4	X5	X6	X7	T1	T2
11	2	2	2	1	3	1	2	13	12	36	3	3	2	2	2	2	2	16	16
12	2	2	2	2	3	4	1	16	15	37	2	2	2	3	3	3	3	17	18
13	2	2	2	2	2	2	1	13	14	38	2	2	2	3	3	2	2	16	16
14	2	4	2	3	3	2	2	17	15	39	2	3	2	2	2	2	2	15	15
15	1	1	1	1	1	1	1	7	9	40	2	3	3	2	3	4	2	19	20
16	2	3	2	2	4	4	4	21	20	41	2	2	2	2	2	2	2	14	15
17	2	1	2	2	2	2	3	14	15	42	2	4	2	2	4	3	4	21	20
18	1	1	1	1	1	2	1	8	6	43	3	3	3	3	4	1	2	19	20
19	3	3	3	3	3	2	2	19	19	44	2	3	2	2	2	2	2	15	18
20	2	2	2	2	2	2	2	15	15	45	2	3	2	3	3	3	2	18	20
21	2	3	2	2	2	2	1	14	13	46	3	3	3	3	3	3	3	21	21
22	2	2	2	2	2	2	2	14	14	47	2	1	2	2	3	2	2	13	15
23	2	3	2	2	3	3	3	18	14	48	2	2	2	2	3	2	3	16	14
24	2	2	2	2	2	2	1	15	16	49	2	2	2	3	3	3	3	17	18
25	2	2	2	1	1	1	1	10	9	50	2	2	2	2	3	3	2	16	15

第二节　区分度分析

一、方法原理

量表一般要求各个项目和总分具有鉴别作用,高考试卷其实就是一份量表,一份好的高考试卷能把考生的知识能力区分出来,否则该考卷无效。其方法在于求出各个题目的**临界比率值**(CR 值),将未达显著性水准的题目删除,其操作流程如下。

1. 量表总分高低排序。

2. 找出高低分组上、下 27% 的分数。

3. 依据临界分数将其挑选出高分组和低分组。

4. 独立样本 t 检验检验两组在每个题目上的差异。

5. 考虑将 t 检验结果未达显著性的题目删除。

其中 1、2、3 均为数据预处理过程,4 和 5 为数据分析过程。

二、分析示例

见《硕士研究生健康调查量表》(见 334 页)。

三、数据预处理

在数据视图窗口,在 T1 变量上点击右键,选择升序排列。

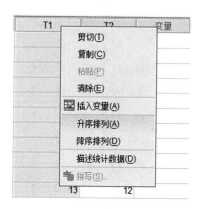

此时数据按照总分从低到高排列,该数据共 50 条,前 27% 则为 13.5(50 × 27% =13.5),那么从低到高数 14 名,总分为 14;后 27% 则为 36.5(50 × 73% = 36.5),那么从低到高数 37 名,对应的总分为 17。则可以将总分 T1 ≤14 列为低分组,≥17 列为高分组。

转换—重新编码为不同变量

输入变量→输出变量:T1

输出变量 名称(N):group

旧值和新值

范围 从最低到值:14—新值:1 – 旧→新:点击添加

范围 从值到最高:17—新值:2 – 旧→新:点击添加

继续—更改—确定

下图是变量编码的主界面,需要按照 T1,生成分组变量 group。而点击"旧值和新值"则进入了具体的设置规则。

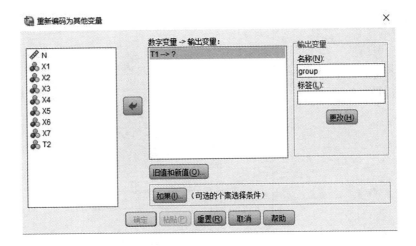

这是设定 T1 生成 group 的规则,就是 T1 ≤14 则为 group = 1(低分组),T2 ≥17 则为 group = 2(高分组)。

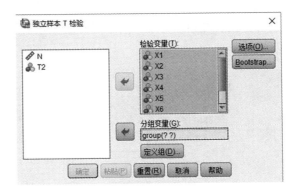

四、数据分析

(一)操作流程

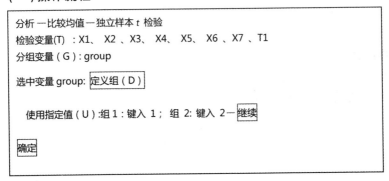

分析 —比较均值—独立样本 t 检验
检验变量(T) : X1、X2、X3、X4、X5、X6、X7、T1
分组变量(G) : group

选中变量 group: 定义组(D)

　使用指定值(U):组 1:键入 1; 组 2: 键入 2—继续

确定

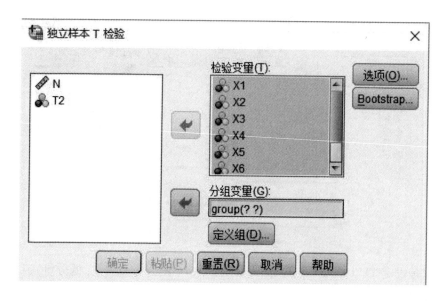

这是独立样本 t 检验的主对话框,也非常简单明了,**检验变量**(T)为 X1、X2、X3、X4、X5、X6、X7、T1,**分组变量**(G)为 group,不过分组变量需要点击**定义组**(D)进行进一步定义,见下图。

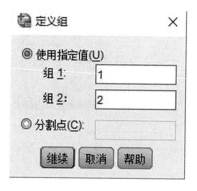

这是定义组的对话框,本例当中明确了两组的具体赋值 1(低分组)和 2(高分组),只需要填入即可。

(二)结果解释

1. 下表给出了资料概要,从左到右包括组别(1 = 低分组,2 = 高分组)、每组人数(低分组 19 人,高分组 15 人)、均值、标准差和标准误。

组统计

	group	数字	平均值（E）	标准偏差	标准误差平均值
X1	1.00	19	1.84	.375	.086
	2.00	15	2.27	.458	.118
X2	1.00	19	1.79	.535	.123
	2.00	15	2.80	.676	.175
X3	1.00	19	2.00	.471	.108
	2.00	15	2.53	.516	.133
X4	1.00	19	1.68	.478	.110
	2.00	15	2.33	.488	.126
X5	1.00	19	1.68	.582	.134
	2.00	15	3.20	.561	.145
X6	1.00	19	1.63	.496	.114
	2.00	15	2.67	.900	.232
X7	1.00	19	1.68	.671	.154
	2.00	15	2.67	.816	.211
T1	1.00	19	12.32	2.083	.478
	2.00	15	18.47	1.552	.401

独立样本检验

		方差相等性检验		平均值相等性的 t 检验					
		F	显著性	t	自由度	显著性（双尾）	平均差	标准误差差值	差值的 95% 置信区间 下限	上限
X1	已假设方差齐	2.308	.139	−2.976	32	.006	−.425	.143	−.715	−.134
	未假设方差齐			−2.905	26.877	.007	−.425	.146	−.724	−.125
X2	已假设方差齐	.928	.343	−4.868	32	.000	−1.011	.208	−1.433	−.588
	未假设方差齐			−4.734	26.279	.000	−1.011	.213	−1.449	−.572
X3	已假设方差齐	6.972	.013	−3.141	32	.004	−.533	.170	−.879	−.187
	未假设方差齐			−3.107	28.789	.004	−.533	.172	−.885	−.182
X4	已假设方差齐	.044	.835	−3.898	32	.000	−.649	.167	−.988	−.310
	未假设方差齐			−3.888	29.887	.001	−.649	.167	−.990	−.308
X5	已假设方差齐	.547	.465	−7.659	32	.000	−1.516	.198	−1.919	−1.113
	未假设方差齐			−7.695	30.691	.000	−1.516	.197	−1.918	−1.114

续表

		方差相等性检验		平均值相等性的 t 检验					
		F	显著性	t	自由度	显著性（双尾）	平均差	标准误差差值	差值的 95% 置信区间 下限	上限
X6	已假设方差齐	3.995	.054	−4.271	32	.000	−1.035	.242	−1.529	−.541
	未假设方差齐			−4.002	20.591	.001	−1.035	.259	−1.574	−.497
X7	已假设方差齐	.492	.488	−3.853	32	.001	−.982	.255	−1.502	−.463
	未假设方差齐			−3.764	26.951	.001	−.982	.261	−1.518	−.447
T1	已假设方差齐	.652	.425	−9.526	32	.000	−6.151	.646	−7.466	−4.836
	未假设方差齐			−9.862	31.922	.000	−6.151	.624	−7.421	−4.880

　　该表为 X1 ~ X7 各题目和总分 T1 的两组 t 检验结果，每项又分为两部分，第一部分为 Levene **方差齐性检验**，用于判断两总体方差是否齐；第二部分同时给出了两组在总体方差齐和不齐两种情况下的 t 检验结果。以总分 T1 为例，方差齐性检验 $F = 0.652$，$P = 0.425 > 0.05$，则方差齐；第二部分 t 检验结果选择已假设方差齐的部分，$t = −9.526$，$P < 0.05$，从而认为高分组和低分组两者的总体均数有差异，该量表总分的区分度较好。同理，从表中可以看出，X1 ~ X7 各题目的差异均有统计学意义，可见各题目均有较好的区分度。

五、注意事项

　　1. **区分度**受样本量大小和样本特征的影响。如果样本量过小，容易出现区分度无意义。也受到样本同质性的影响，如果样本人群的同质性高，在某些题目上回答一致，则也会出现区分度不好的现象。

　　2. 某些情况下，区分度不好并不代表题目无效，比如测量国民幸福感，可能得分很高，出现天花板效应，区分度不好，但是该题目可能属于整体测量内容的一个必要部分，一般需要进行保留。因此，在删除区分度不好的题目时，也应当结合专业知识进行综合考虑。

第三节　信度分析

一、外部信度分析

（一）方法原理

重测信度如果为计量资料，可采用线性相关分析，也可采用配对 t 检验；如果为分类资料,则采用 Kappa 检验;若为组内相关系数(interclass correlation coefficient,ICC),则同时适应于这两种资料。但是我们通常的量表均为计量资料,则此处以进行线性相关分析。

(二)分析示例

采用《硕士研究生健康调查量表》(见334页)。

```
分析 —— 相关 —— 双变量
变量(V): T1,T2
相关系数:☑ Pearson

确定
```

(三)操作流程

这里有相关系数的三个选项,我们选择 Pearson,又称线性相关系数(linear correlation coefficient),是定量表述两个连续变量间线性关系密切程度和相关方向的统计指标。

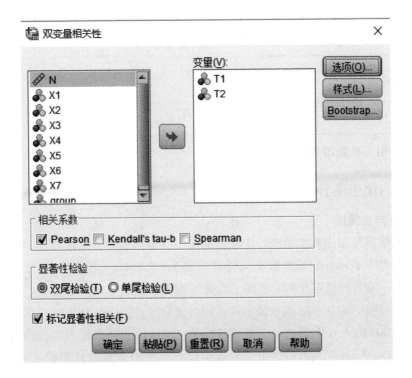

（四）结果解释

相关性

		T1	T2
T1	Pearson 相关性	1	.910*
	显著性（双尾）		.000
	N	50	50
T2	Pearson 相关性	.910*	1
	显著性（双尾）	.000	
	N	50	50

注：* 在置信度（双测）为 0.01 时，相关性是显著的。

在上面的结果中，可见 Pearson 相关系数大小为 0.91064，$P < 0.01$，则说明两次检验结果高度相关，重测信度良好，一般认为大于 0.7 以上。

（五）注意事项

也可以计算组内相关系数来表示，其操作流程如下：

```
分析—度量—可靠性分析
项目—T1、T2
统计：☑ 同类相关系数—继续
确认
```

同类相关系数即组内相关系数。

二、内部信度分析

（一）方法原理

内部信度是指用来测量同一个概念的多个计量指标的一致性程度，常用 Cronbach α 系数来表示。它最先被美国教育学家 Lee Cronbach 在 1951 年命名。通常 Cronbach α 系数的值在 0 和 1 之间。如果 α 系数不超过 0.6，一般认为内部一致信度不足；达到 0.7 ~ 0.8 时表示量表具有相当的信度；达 0.8 ~ 0.9 时说明量表信度非常好。Cronbach α 系数的一个重要特性是它们的值会随着量表项目的增加而增加，因此，Cronbach α 系数可能由于量表中包含多余的测量项目而被人为地、不适当地提高。

（二）分析示例

见《硕士研究生健康调查量表》（见 334 页）。

（三）操作流程

```
分析—度量—可靠性分析
项目：X1、X2、X3 、X4、X5、X6 、X7 – 统计
可靠性分析： ☑度量
              ☑如果项目已删除则进行度量—继续
确定
```

下图为**信度分析**（reliability analysis），也就是可靠性分析的主界面，项目指的是各个题目，但需要注意，不能将总分 T1 变量选入。模型下拉菜单默认为克隆巴赫系数，它实际计算变量间的平均相关性。

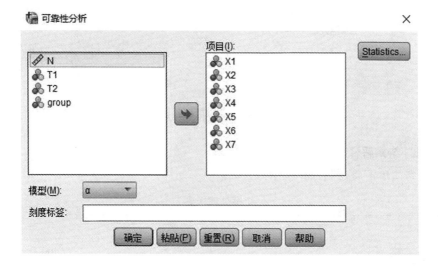

下图为统计设定界面。

- **度量**（S）指计算各变量值之和（即总分）的均数、方差和标准差。

- 如果项已删除则进行度量（A）则给出量表删除该题目后，量表相应指标的改变情况。这一项非常重要，可以用来对量表中的每个问题进行分析，已达到改良量表的目的。

- **同类相关系数**（T）则是计算组内相关系数（ICC），是计算重测信度的指标，详见外部信度章节。

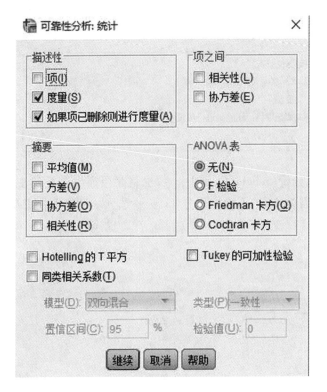

(四)结果解释

资料简单汇总,共有 50 例纳入计算。

个案处理摘要

		数字	%
个案	有效	50	100.0
	除外[a]	0	.0
	总计	50	100.0

注:a 基于过程中所有变量的成列删除。

这时总体的克隆巴赫系数 $\alpha = 0.732 > 0.7$,总体信度基本良好。

可靠性统计

克隆巴赫系数	项数
.732	7

下表是最重要的结果,给出的是将相应题目删除后,量表总体信度会如何改变,从左至右依次为总分均数改变、方差改变、该题与总分的相关系数和克朗巴赫

系数的改变,最后两项非常重要。如果相关系数比较低,显示该题得分的高低和总分高低相关性不大,可以考虑将其删除。如果删除该题后 α 系数相对较大,则说明该题区分度不太好,可以考虑将其删除。在本例当中,删除该题后相关系数均 > 0.3,α < 0.8,则说明各题信度较好,各题均可保留在量表当中。

项目总计统计

	删除项目后的标度平均值	删除项目后的标度方差	校正后项目与总分相关性	项目删除后的克隆巴赫系数
X1	13.14	7.715	.410	.714
X2	12.84	6.627	.474	.693
X3	12.98	7.693	.354	.720
X4	13.18	7.171	.521	.691
X5	12.72	5.349	.729	.615
X6	13.10	6.622	.355	.729
X7	13.00	6.490	.390	.719

下表为该数据总分的平均值、方差、标准偏差,以及该量表题目为 7 道。

标度统计

平均值	方差	标准偏差	项数
15.16	8.872	2.979	7

第四节　效度分析

研究人员需要解释“量表为什么有效”这一理论问题,以及考虑从这一理论问题中能得出什么推论。其中最关心的问题是量表实际测量的是哪些特征? 结构效度分析所采用的方法是因子分析。**因子分析**(factor analysis)是一种降维的相关分析技术,用来考察一组变量的协方差或相关系数矩阵,并用以解释这些变量(即可观察的显变量)与为数较少的公因子(即不可观察的潜变量)之间的关联。因子分析包括探索性因子分析(exploratory factor analysis, EFA)和验证性因子分析(confirmatory factory analysis, CFA)。

一、共同点

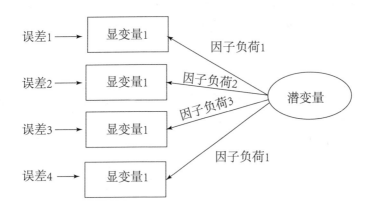

两者的结构模型一致,均为显变量(观察变量)= 误差(特殊因子)+ 潜变量(公因子),即将每个变量进行分解,抽取出公因子(潜变量)和特殊因子(误差),上图是最简单的结构模型。

二、不同点

1. 基本思想不同

(1)**探索性因子分析**主要是为了找出影响观察变量的因子个数,以及各因子和各个观察变量之间的相关程度。

(2)**验证性因子分析**主要是决定事前定义因子的模型拟合实际数据的能力,以检验观察因子变量的因子个数和因子负荷是否与基于预先建立的理论的预期一致。

2. 应用前提不同

(1)**探索性因子分析**是在事先不知道影响因子的基础上,完全依据样本数据,利用统计软件以一定的原则进行因子分析,最后得出因子的过程。在进行探索性因子分析之前,不知道要用几个因子,及各因子和观察变量之间的关系。

(2)**验证性因子分析**则是基于事先建立的理论,要求事先假设因子结构,其先验证假设是每个因子都与几个特定的观察变量相对应,以检验这种结构与观察数据是否一致。

三、正确使用

探索性因子分析和验证性因子分析是因子分析中两个不可分割的重要组成部分,两者不能截然分开,而要结合使用,使研究更有深度。探索性因子分析提供了发现模型以验证假设的概念和计算工具,其提供的结果为验证性因子分析建立假设提供了重要的基础和保证,两种因子分析缺少任何一个,因子分析都将是不完整的。但是两种因子分析必须使用两组分开的数据来拟合。如果研究者采用同一数据来进行两种分析的话,仅仅是拟合数据,而不是检验理论结构。如果样本容量足够大的话,可将数据随机分成两半,先用一半数据进行探索性因子分析,然后将取得的因子用另外一部分数据进行验证性因子分析。如果验证性因子分析拟合效果很差,还必须用探索性因子分析来找出数据和模型之间的不一致性。

第五节　因子分析

一、探索性因子分析

(一)方法原理

其模型理论中,假定每个问题(变量)均由两部分组成,一个为公因子(common factor),一个为特殊因子(unique factor)。因子分析就是从量表的全部变量(题目)中提取一些公因子,各公因子分别与某一群特定的问题(变量)高度关联,这些公因子即代表了量表的基本结构。通过因子分析可以考察问卷是否能够测量出研究者设计问卷时假设的某种结构。

标准分析步骤如下。

1. 根据具体情况,判断是否需要进行因子分析,并采用 KMO 检验以及球形检验来判断数据是否符合分析要求。

2. 按一定标准确定提取的公因子数目。

3. 考虑公因子的可解释性,并在必要时进行因子旋转,以寻求最佳解释方式。

(二)分析示例

见《硕士研究生健康调查量表》(见 334 页)。

(三)操作流程

```
分析 — 降维 — 因子分析
变量：X1 X2 X3 X4 X5 X6 X7
描述：☑原始分析结果
      ☑KMO 和 Bartlett 的球形度检验 — 继续
抽取：方法：主成分
      分析：☑相关性举证
      输出：☑碎石图 — 继续
旋转：方法 ☑最大方差法 — 继续
确定
```

这是因子分析的主界面,需要将待分析的变量选入,该量表 X1～X7 同时选入即可。

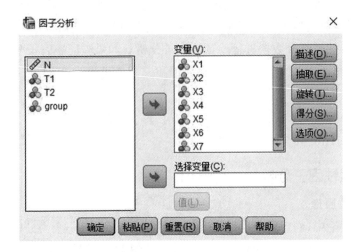

因子分析的**描述统计部分**,原始分析结果包括原变量的公因子方差、与变量相同个数的因子、各因子的特征根及其所占总方差的百分比和累计百分比。该选项为系统默认选中。选中 KMO 和 Bartlett 球形度检验,这是一项非常重要的选项,用来从统计上判断数据是否符合因子分析的前提条件。

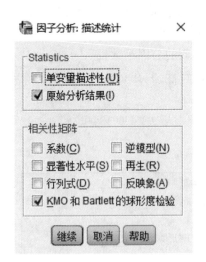

下图为公因子抽取的方法,默认为**主成分分析法**(principal components),该方法从解释变量的变异出发,尽量使变量的方差能够被主成分所解释。而输出部分选中碎石图(scree plot),用于显示各因子的重要程度。

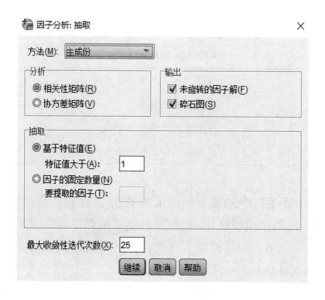

为了使因子在专业上更好解释,需用进行**因子旋转**,我们选用最常用的最大方差法(varimax),它旋转的原则在于各因子仍旧保持直角正交,但是使因子间方差的差异达到最大(相对载荷平方之和达到最大)。用通俗比喻表达,就是在平面坐标上以圆点为轴心,X、Y 轴的交角为直角,然后对坐标轴进行旋转。

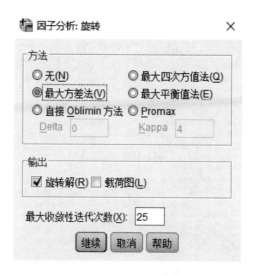

(四)结果解释

下表为检验数据是否符合因子分析的前提条件,第一行 KMO 统计量为0.718,接近 0.8,表明各变量之间的相关程度无太大差异,适合进行因子分析;第二行为球形检验结果,$P < 0.01$,说明 7 个指标之间并非独立,取值有关系,符合因子分析

的前提条件。

KMO 和 Bartlett 检验

KMO 统计量		.718
Bartlett 球形检验	上次读取的卡方	110.653
	自由度	21
	显著性	.000

- KMO 统计量:用于探查变量间的偏相关性,它比较的是各变量间的简单相关和偏相关的大小,取值范围在 0 ~ 1,如果各变量间存在内在联系,则由于计算偏相关时控制其他因素就会同时控制潜在变量,导致偏相关系数远远小于简单相关系数,此时 KMO 统计量接近 1,做因子分析效果很好。一般认为 KMO > 0.9 时效果最佳,0.7 以上效果尚可,0.6 则效果很差,0.5 以下不宜做因子分析。
- Bartlett 球形检验:用于检验相关阵是否为单位阵,即各变量是否各自独立。

下表表示公因子方差比,即按照标准提取相应数量的主成分后,各变量中信息被提取的比例,可见 X2(0.445)信息提取不够充分。

公因子方差

	初始值	提取
X1	1.000	.808
X2	1.000	.445
X3	1.000	.586
X4	1.000	.702
X5	1.000	.775
X6	1.000	.626
X7	1.000	.621

提取方法:主成分分析。

- 公因子方差比(communalities):只提取公因子后,各变量信息分别被提取的比例;或者说原变量方差中由公因子决定的比例。公因子方差比在 0 ~ 1,取值越大,说明该变量被因子说明的程度越高。

下表是一个最重要的表格"主成分(公因子)列表",表中列出了所有的主成分(公因子),它们按照**特征根**的大小从大到小排序。第一个主成分特征根为 2.925,

它解释了总变异的 41.784%；第二个主成分特征根为 1.639，它解释了总变异的 23.411%；而第三个虽然解释了总变异的 10.985%，但是特征根只有 0.769，说明该主成分的解释力度还不如引入原变量大。因此，该数据只需要引入第一和第二个主成分即可。

总方差解释

组件	初始特征值			提取载荷平方和			旋转载荷平方和		
	总计	方差百分比	累积 %	总计	方差百分比	累积 %	总计	方差百分比	累积 %
1	2.925	41.784	41.784	2.925	41.784	41.784	2.554	36.480	36.480
2	1.639	23.411	65.195	1.639	23.411	65.195	2.010	28.715	65.195
3	.769	10.985	76.181						
4	.597	8.522	84.703						
5	.494	7.059	91.762						
6	.317	4.529	96.291						
7	.260	3.709	100.000						

提取方法：主成分分析。

- 特征根（eigenvalue）：可以看作主成分影响力度大小的指标，代表引入该因子（主成分）后可以解释多少原始变量的信息。如果特征根 <1，说明该主成分的解释力度还不如直接引入一个原始量表的平均解释力度大，因此，一般用特征根 >1 作为纳入标准。
- 方差百分比：就是公因子（主成分）对于量表的方差的解释力度。
- 累计贡献率：就是方差百分比的累加，如果累积贡献率达到了 80% ~85% 以上就比较满意了。

下图称为碎石图，实际上是按照特征根大小排列的主成分散点图，可以看出从第三个主成分开始特征根 <1，该图实际是使上面的特征根排序更加直观。

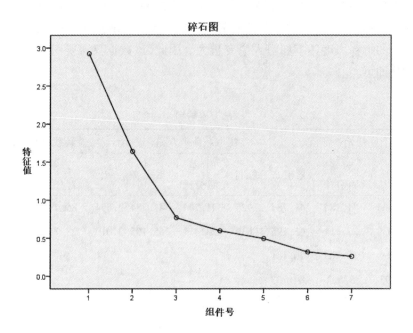

下表为未旋转的公因子负荷矩阵,表明 X1 ~ X7 这 7 个题目当中 2 个公因子(主成分)主要由哪些变量提供信息,其负荷值实际上是变量与该公因子的相关系数,它的平方表示该因子解释该变量的方差比例。比如变量 X1(对自己健康状况的满意程度)与公因子 1 的相关系数为 0.725,解释了 49% 的变量变异度;而与公因子 2 为负相关(−0.532),解释了 25% 的变异度。

成分矩阵[a]

	组件	
	1	2
X1	.725	−.532
X2	.667	.028
X3	.635	−.428
X4	.787	−.289
X5	.779	.410
X6	.378	.695
X7	.429	.661

注:提取方法:主成分分析。

[a]已提取 2 个成分。

● 因子负荷:即因子表达式中各因子的系数值,用于反映因子和各个变量之间的密切程度,当各因子间完全不相关时,因子负荷值就等于因子与变量的相关系数,它的绝对值越大,表明该因子对于当前变量的影响程度越大。

为了使公因子更好解释而进行旋转,旋转后可见 X1～X7 的负荷比较集中,公因子 1 的负荷主要集中在 X1(对自己健康状况的满意程度)(0.897)、X2(是否需要调养身体)(0.547)、X3(身体有不适或不舒服的感觉)(0.765)、X4(有生病的感觉)(0.819),可以将公因子 1 视为主观认识因子;公因子 2 的负荷主要集中在 X5(有紧张情绪和压力感)(0.765)、X6(晚间休息不能很快入睡)(0.789)、X7(吃饭有时胃口不好)(0.788),可以将公因子 2 视为客观感觉因子。

旋转后的成分矩阵^a

	组件	
	1	2
X1	.897	−.059
X2	.547	.382
X3	.765	−.020
X4	.819	.179
X5	.437	.765
X6	−.055	.789
X7	.006	.788

注:提取方法:主成分分析。

旋转方法:Kaiser 标准化最大方差法。

[a] 旋转在 3 次迭代后已收敛。

● 因子旋转:因子旋转并不会影响公因子的提取过程和结果,只会影响各个变量在各因子的贡献率,之所以要进行旋转,就是按照默认的分解方式,各因子可能难以找到所代表的实际意义,此时通过适当的旋转,改变信息量在不同因子上的分布,就可能为所有因子找到合适的解释。

下表为主成分变换矩阵,说明旋转前后主成分间的系数对应关系,据此可以对主成分进行相互转换。

成分变换矩阵

组件	1	2
1	.843	.537
2	−.537	.843

注:提取方法,主成分分析;旋转方法,Kaiser 标准化最大方差法。

二、验证性因子分析

(一)方法原理

在行为社会科学领域中,很多假设概念是无法直接测量或观察的,这些假设概念如焦虑、态度、动机、工作压力等,这种假设只是一种抽象的概念,只能间接以量表或观察到的实际数值来反映该概念。就如同一个人的个性和外表行为、个性如何,我们无法获知,但是我们可以根据一个人的外表行为来作为判断个性的依据,外表行为的特征很多,综合这些外表行为特征,就能了解一个人的个性如何。上述的个性就是一个假设概念,也就是**潜变量**,而外表的具体行为表现就是**显变量**(观察变量)。若外表行为特征的指标越多,则对一个人的个性判断越准确。

验证性因子分析采用了**结构方程模型**(structural equation modeling, SEM),而结构方程模型在于决定假设模型与样本数据之间的适配程度,评估研究者所提出的假设模型结构能否适用于样本数据,但同时观察数据与假设模型之间很少出现完美适配的状况,因此,两者之间总是存在某种程度的差异,此差异项称为残差项(residual terms)。模型适配可以简单表示为数据 = 模型 + 残差,数据是依据显变量中的实际数据为代表,而假设结构则连接了显变量与潜在变量之间的关系,残差值代表了假设模型与观察数据之间的差异值。

(二)分析示例

见《硕士研究生生健康调查量表》(见 334 页),实际运用中应该采用与探索性因子分析不同的数据,但是此处仅作为演示流程,故采用相同的数据。

(三)分析流程

1. 数据预处理

> File — import External Data in other Formats
> 打开 文件名 health
> 　　文件类型 SPSS Data File (* .sav)—打开
> 保存为 文件名 health
> 　　文件类型 PRELIS Data (* .psf)—保存
> 在弹出的数据视图窗口（变量 X1~X7），任选一个变量，右键菜单中选中 Define Variables
> 在弹出的 Define Variables 窗口中，任选一个变量，然后点击 Variable Type
> 在进入的下级窗口中，选中 Continuous 和 Apply to all，点击 OK,回到上级菜单，点击 ok
> 点击 save（保存）

　　数据预处理就是将 SPSS 数据文件转变成 Lisrel 数据文件,但是转变以后,数据类型默认为有序变量(ordinal),需要改编为连续变量(continuous)。下图就是修改数据类型的界面。需要注意的是,操作结束后需要最后对数据文件进行保存(save)。

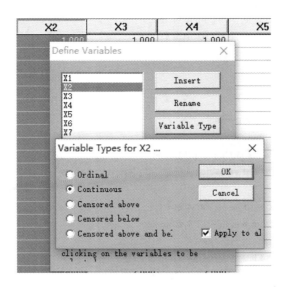

2. 计算协方差矩阵

> Statistics—output options
> Moment Matrix: Covariances
> 　　Save to fit 　　LISREL system data
> 在下方空白处给生成的协方差阵命名，此处我将其命名为 health.cov
> OK

此处需要计算出协方差矩阵,以备建构结构性方程模型时引用,此处需要在协方差文件名为 health. cov,后缀也必须同时标明。

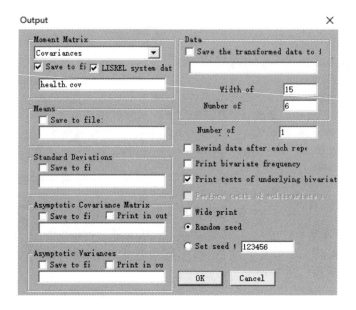

3. 建构结构性方程模型(SEM)

(1)设定显变量、潜变量

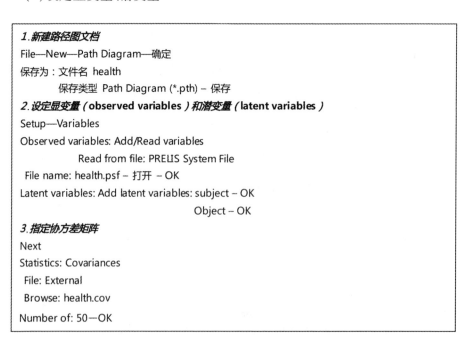

1.新建路径图文档

File—New—Path Diagram—确定

保存为:文件名 health

　　　　保存类型 Path Diagram (*.pth) – 保存

2.设定显变量(observed variables)和潜变量(latent variables)

Setup—Variables

Observed variables: Add/Read variables

　　　　　Read from file: PRELIS System File

 File name: health.psf – 打开 – OK

Latent variables: Add latent variables: subject – OK

　　　　　　　　　　　　Object – OK

3.指定协方差矩阵

Next

Statistics: Covariances

 File: External

 Browse: health.cov

Number of: 50—OK

下图为设置显变量和潜变量主界面。

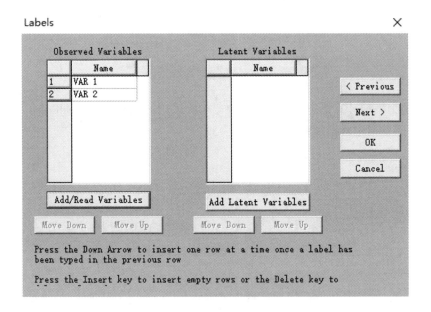

下图为显变量设置窗口，**显变量**是可以测量的，选择 health. psf 数据文件，将 X1 ~ X7 作为显变量纳入模型。

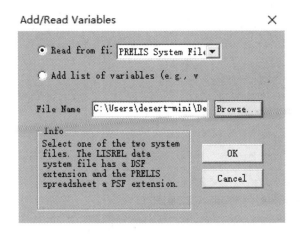

潜变量是不能直接测量的，因此需要来设定，比如分为两个变量：subjective（**主观**）和 objective（**客观**），在对话框中逐一填入（在探索性因子分析中，提取了两个公因子，公因子 1 代表主观认识因子，公因子 2 代表客观感受因子，因此，在此处将其设定为两个潜变量）。

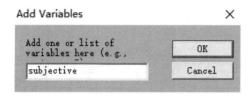

下图为模型计算指定的协方差矩阵,本次采用之前计算的 health. cov 数据文件,同时需要指定数据观察共 50 例。

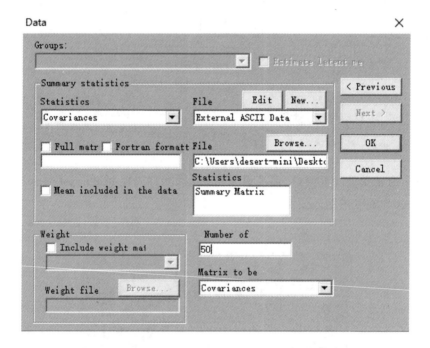

(2)绘制路径图

将显变量(observed)X1~X7拖至画图窗口
将潜变量(latent)subject 和 object 拖至画图窗口
选取单项箭头(one-way path),将 subject 与 X1~X4连接起来;将 object 与 X5~X7连接起来

需要绘制**路径图**,来说明各变量之间的关系,X1 ~ X7 为**显变量**(软件中,方框代表显变量),subjective 和 objective 为**潜变量**(软件中,用椭圆来代表潜变量),拖至右侧绘图区域。接着需要指定变量之间的逻辑关系,因此 subjective(主观感受)影响 X1 ~ X4,而 objective(客观感受)影响 X5 ~ X7。

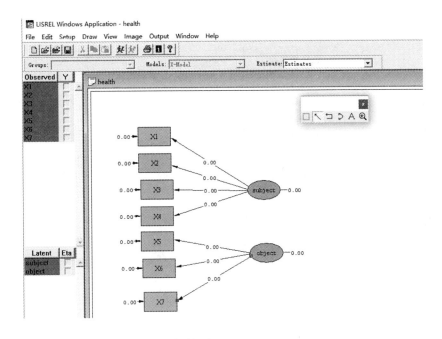

（3）设定参数，生成语法，运行结果

下图是由绘制的路径图转变而成的语法程序。

Setup—Build LISREL System

将弹出的语法窗口语法全部选中，点击 （Run LISREL）

View – Estimations – Standardized Solution

Output – Fit Indices

```
health

TI
DA NI=7 NO=50 MA=CM
LA
X1 X2 X3 X4 X5 X6 X7
CM FI='C:\Users\desert-mini\Desktop\health\health.cov' SY
MO NX=7 NK=2 TD=SY
LK
subject object
FR LX(1,1) LX(2,1) LX(3,1) LX(4,1) LX(5,2) LX(6,2) LX(7,2)
PD
OU
```

下图是最为重要的结果。

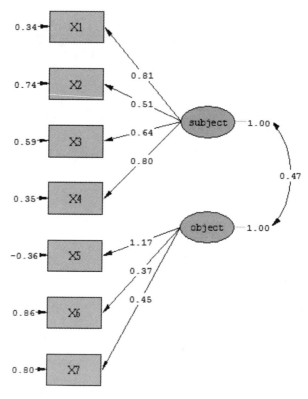

Chi-Square=18.08, df=13, P-value=0.15435, RMSEA=0.089

这是验证性因子分析最重要的结果图,比如显变量 X1(对自己健康状况的满意程度),残差值为 0.34,因子载荷为 0.81,两个潜变量 subject(主观认识因子)和 object(客观感受因子)之间的相关系数为 0.47。因子载荷指该变量在公因子中的相对重要性,一般介于 0~1,绝对值越接近 1,代表重要性越强。从图上可以看出,潜变量 subject(主观认识因子)所对应的 X1~X4 中,X1(对自己健康状况的满意程度)的因子载荷为 0.81,X2(是否需要调养身体)的因子载荷为 0.51,X3(身体不适或者不舒服的感觉)的因子载荷为 0.64,X4(有生病的感觉)因子载荷为0.80;潜变量 object(客观感受因子)所对应的显变量 X5~X7 中,X5(有紧张情绪和压力感)的因子载荷为 1.17,超过 1,属于"违反估计现象",见本节注意事项;X6(晚间休息感到不能很快入睡)的因子载荷为 0.37,X7(吃饭有时觉得胃口不好)的因子载荷为 0.45,可见 X6 和 X7 的因子载荷都没超过 0.6,相对重要性不强。

下方是模型的拟合优度指标,$\chi^2 = 18.08$,RMSEA(root mean square error of approximation,近似误差均方根)为 0.089,下表给出了更详细的拟合优度参数。

再选中 Fit Indices(拟合参数),计算出的结果如下。

Degrees of Freedom = 13

Minimum Fit Function Chi – Square = 18.97 (P = 0.12)

Normal Theory Weighted Least Squares Chi – Square = 18.08 (P = 0.15)

Estimated Non – centrality Parameter (NCP) = 5.08

90 Percent Confidence Interval for NCP = (0.0 ; 20.45)

Minimum Fit Function Value = 0.39

Population Discrepancy Function Value (F0) = 0.10

90 Percent Confidence Interval for F0 = (0.0 ; 0.42)

Root Mean Square Error of Approximation (RMSEA) = 0.089

90 Percent Confidence Interval for RMSEA = (0.0 ; 0.18)

P – Value for Test of Close Fit (RMSEA < 0.05) = 0.24

Expected Cross – Validation Index (ECVI) = 0.98

90 Percent Confidence Interval for ECVI = (0.88 ; 1.29)

ECVI for Saturated Model = 1.14

ECVI for Independence Model = 3.09

Chi – Square for Independence Model with 21 Degrees of Freedom = 137.19

Independence AIC = 151.19

Model AIC = 48.08

Saturated AIC = 56.00

Independence CAIC = 171.58

Model CAIC = 91.76

Saturated CAIC = 137.54

Normed Fit Index (NFI) = 0.86

Non – Normed Fit Index (NNFI) = 0.92

Parsimony Normed Fit Index (PNFI) = 0.53

Comparative Fit Index (CFI) = 0.95

Incremental Fit Index (IFI) = 0.95

Relative Fit Index (RFI) = 0.78

Critical N (CN) = 72.52

Root Mean Square Residual (RMR) = 0.048

Standardized RMR = 0.093

Goodness of Fit Index (GFI) = 0.90

Adjusted Goodness of Fit Index (AGFI) = 0.79

Parsimony Goodness of Fit Index (PGFI) = 0.42

要检验模型是否与数据拟合,需要比较再生协方差举证 E 和样本协方差举证 S 的差异($E-S$),这两个举证的差异可用一个综合数字(拟合优度指标)来表示,因此,出现了多达 40 多种指标,大部分是以 χ^2 为基础(即 χ^2 的函数),只是加以各种各样的修正,以下就是几种常见的拟合优度指标。

- **拟合优度的卡方检验**(χ^2 goodness – of – fit test): χ^2 是最常报告的拟合优度指标,与自由度一起使用可以说明模型正确性的概率,χ^2/df 是直接检验样本协方差矩阵和估计方差矩阵之间的相似程度的统计量,其理论期望值为 1。χ^2/df 越接近 1,表示模型拟合越好。在实际研究中,χ^2/df 接近 2,认为模型拟合较好,样本较大时,5 左右也可接受。本例中 $\chi^2/df = 18.08/13 = 1.39$,表示拟合优度较好。

- **近似误差均方根**(root – mean – square error of approximation, RMSEA): RMSEA 是评价模型不拟合的指数,如果接近 0 表示拟合良好;相反,离 0 越远表示拟合越差。一般认为,如果 RMSEA = 0,表示模型完全拟合;RMSEA < 0.05,表示模型接近拟合;$0.05 \leqslant \text{RMSEA} \leqslant 0.08$,表示模型拟合合理;$0.08 < \text{RMSEA} < 0.10$,表示模型拟合一般;RMSEA $\geqslant 0.10$,表示模型拟合较差。本例 RMSEA = 0.089,表示拟合优度一般。

- **比较拟合指数**(comparative fit index, CFI):该指数在对假设模型和独立模型比较时取得,其值在 0 ~ 1,越接近 0 表示拟合越差,越接近 1 表示拟合越好。一般认为,CFI $\geqslant 0.9$ 认为模型拟合较好。本例 CFI = 0.95,表明拟合优度较好。

- **均方根残差**(root of the mean square residual, RMR):该指数通过测量预测相关和实际观察相关的平均残差,衡量模型的拟合程度。如果 RMR < 0.1,则认为模型拟合较好。本例 RMR = 0.048,表明拟合优度较好。

- **拟合优度指数**(goodness – of – fit index, GFI)和调整拟合优度指数(adjusted goodness – of – fit index, AGFI):这两个指数值在 0 ~ 1,越接近 0 表示拟合越差,越接近 1 表示拟合越好。目前,多数学者认为,GFI $\geqslant 0.90$,AGFI $\geqslant 0.8$,提示模型拟合较好(也有学者认为 GFI 的标准为至少 > 0.80 或 $\geqslant 0.85$)。本例 GFI = 0.90,AGFI = 0.79,表明拟合优度较好。

(四)注意事项

1. 本量表及其数据只起到演示作用,首先进行探索性因子分析时,量表应该是完整成熟的量表,而《硕士研究生健康调查量表》(见 334 页)显然不是;其次用作探索性因子分析和验证性因子分析的数据需要同一人群的两部分不同的数据,而本次这是采用了同一组数据。

2. "违犯估计"问题:所谓违犯估计是指结构模型或测量模型中统计所输出的估计系数超出可接受的范围。

(1)违犯估计通常有三种情况:①误差出现负值;②标准化系数 > 0.96,即接近或超过了 1;③标准误过大。

（2）导致这种情况出现的原因是多样的,主要有:①样本量小;②潜变量指标过少,导致模型不稳定,一般指标要求 4 个左右最为稳定;③抽样的问题;④模式的界定,这种错误是初学者最容易犯的,即模型本身的界定有问题;⑤(异常值)的影响,应先对异常值进行处理;⑥缺失值的不当处理。

第五篇

Meta 分析

Meta 分析概述

Meta 分析是对具有相同研究目的的多个独立的研究结果进行系统分析、定量综合的一种研究方法。该方法源于 Fisher 1920 年提出的"合并 P 值"的思想,1976年心理学家 Glass 进一步将其发展为"合并统计量",并首次命名为"Meta - analysis",国内也称为"荟萃分析"。经过多年发展,Meta 分析已经成为循证医学对文献资料进行系统综述的基本统计方法。

一、Meta 分析的目的

1. 增加统计学检验效能。有时候单个研究结果没有统计学意义可能是样本量偏小,检验效能偏低所致。通过对同一研究目的的多个小样本的综合,可扩大样本含量,提高检验效能。

2. 定量估计研究效应。对有争议甚至矛盾的同类研究进行 Meta 分析可以得出比较明确的结论,对效应的估计也更加准确。

3. 发现既往研究的不足之处。

二、Meta 分析的方法和步骤

(一) 选题

Meta 分析十分适用于针对同一主题的 RCT(随机对照试验)的综合分析,因为这类试验严格遵循随机化原则,处理组和对照组之间的可比性好,分析结果比较可靠,所以针对 RCT 的 Meta 分析最为常见。近年来,Meta 分析也广泛应用于非试验研究中。

(二) 文献检索

由于 Meta 分析是对某一主题已有的研究进行综合分析,所以尽可能全面、系统地收集相关文献是进行文献检索的基础。

(三) 文献纳入和排除

在正式选择文献前需要指定合格文献的纳入和排除标准,采用的标准需要根据研究目的和专业意义来确定,其制订标准时需要考虑的因素有研究设计类型、文献发表年限和语言、样本量和随访期限、结局测量指标、重复发表以及信息的完整性。

(四) 文献质量评价

用于评价文献质量的方法很多,大多是针对某一种特定的研究类型而设计的,如目前用得最多的 CONSORT 声明,就是针对临床实验文献而言的。

(五) 数据以及相关信息提取

1. 文献的基本信息,包括发表刊物、文献名称、作者姓名、发表年代等。

2. 研究类型和方法学特征,如观察性研究还是试验性研究。

3. 研究对象特征,如研究人群的特征和种族等基本特征、患者的诊断标准及对照的选择标准等。

4. 干预措施和结局测量指标。

5. Meta 分析的效应指标,有的需要经过对文章数据进行计算获得。

6. 样本含量等。

(六) 异质性分析

异质性产生的原因分为方法学上的异质性和生物效应间的异质性。方法学上的异质性是指同一主题的研究方法不同,选择对照不同或者资料收集方法不同造成的。生物学效应异质性是由于研究人群的特征不同而造成的,如年龄、性别和种族。对同质性较好的采用固定效应模型,对存在明显异质性的采用随机效应模型合并。也有认为应均采用随机效应模型,这样计算的可信区间较大,结果更加保守。如果异质性过大,则不宜采用 Meta 分析,而采用描述性系统评价或者使用亚组分析等。

(七) 效应量选择

研究中常用的效应量指标包括以下几种。

1. **二分类资料**效应指标有 OR(odds ratio,比值比)、RR(relative risk,相对危险度)、RD(risk difference,率差)。

2. **连续性变量资料**有 WMD(weighted mean difference,加权均数差)和 SMD(standardized mean difference,标准化均差)。

3. 若为**等级资料**或**多分类资料**,需要转换成上面两种形式。

4. **生存资料**的效应指标为危险比(hazard ratio,HR),有时也可当作二分类变量来处理,采用 RR、OR 或 RD。

(八) 发表偏倚分析

发表偏倚是 Meta 分析最常见的系统误差,由于阳性结果比阴性结果更容易发表,因此,形成了为数不少的"抽屉文件",根据发表的文献所做的综合分析有可能歪曲了真实效应。对发表偏倚的识别通常通过**漏斗图**(funnel plots)来实现。

三、结局指标的选择

(一)结局指标为二分类资料

	OR (odds ratio)	RR (relative risk)	RD (risk difference)
名称	优势比、比值比	相对危险度	风险差、率差
定义	病例组与对照组的暴露率之比	干预组与对照组的结局发生率之比	干预组与对照组的结局发生率之差
公式	(A/B)/(C/D)	[A/(A+B)]/[C/(C+D)]	A/(A+B) − C/(C+D)
使用范围	病例对照研究(回归性的病因学分析)	队列研究、随机对照试验	随机对照试验(前瞻性)

1. 如果是随机对照试验(RCT)的 Meta 分析,二分类变量首选 RR,只有当干预组和对照组的事件发生率较低(一般认为≤20%,更保守≤10%)时,OR 与 RR 的差异较小,此时也可以选用 OR。

2. 如果纳入病例对照研究,就只能选择 OR 作为效应指标。

(二)结局指标为连续变量

加权均数差(weighted mean difference,WMD)用于 Meta 分析中所有研究具有相同连续性结局变量(如体重)和测量单位时。计算 WMD 时,需要知道每个原始研究的均数、标准差和样本量。每个原始研究均数差的权重(例如每个研究对 Meta 分析合并统计量的影响大小)由其效应估计的精确性决定,例如 RevMan 统计软件中设定计算 WMD 的权重为方差的倒数。

标准化均数差(standardized mean difference,SMD)为两组估计均数差值除以平均标准差而得。由于消除了量纲的影响,因而结果可以被合并。计算 SMD 时,也需要知道每个原始研究的均数、标准差和样本量。每个原始研究均数差的权重由其效应估计的精确性决定,一般由方差或者标准差等来决定的。SMD 属于一个相对指标,不受基线风险的影响,具有较好的一致性。但某些情况下相对指标并不能反映关注事件的真实风险情况,容易夸大效应。

对于连续性变量,当测量指标的单位(有的需要转换为相同单位)或者工具相同时,我们选用 WMD。但是对于以下情况要选用 SMD:测量工具不一样,测量的时间点不一致,还有就是纳入的研究间均数或者标准差相差≥10 倍以上时。

四、异质性检验

系统评价中不同研究中的变异称为异质性,异质性主要有两种:临床异质性和方法学异质性。异质性使每个研究获得的效应量不同,Review Manager 软件对于异质性检验主要提供了 Q 统计量和 I^2 统计量。

1. Q 统计量　最常用的异质性检验方法为 Q 检验法,本质为卡方检验,为 Co-chrane Handbook 所推荐,也是 RevMan 默认的计算方法。在研究数目少的情况下, Q 检验法的检验效能过低;而在研究数目很多的情况下, Q 检验法的检验效能又过高。

2. I^2 统计量　为了消除研究数目对统计量检验效能的影响,通过对 Q 统计量进行转换,获得 I^2 统计量。一般认为 I^2 值超过 25%、50% 和 75% 时,分别提示研究间具有低度、中度及高度异质性;当 $I^2 \geqslant 50\%$ 时,提示存在实质性的异质性。

五、森林图

是以统计指标和统计分析方法为基础,用数值运算结果绘制出的图形。在平面直角坐标系中,以一条垂直的无效线(横坐标刻度为 1 或 0)为中心,用平行于横轴的多条线段描述了每个被纳入研究的**效应量**和**可信区间**(confidence interval,CI),用一个棱形(或其他图形)描述了多个研究合并的效应量及可信区间。它非常简单和直观地描述了 Meta 分析的统计结果,是 Meta 分析中最常用的结果表达形式。

六、漏斗图

通常阳性结果较阴性结果更容易发表,因此,我们有必要进行发表偏倚的评估,常用方法有漏斗图、Egger 法、Begg 法、Trim 法及计算安全系数等。**漏斗图**是一种以视觉观察来识别是否存在发表偏倚的方法,也是 Cochrane Handbook 推荐使用的方法。此方法以治疗效应为**横坐标**、样本量为**纵坐标**做散点图,通过视觉观察是否对称。如果漏斗图显示大部分研究处于"倒漏斗"的上部而基部研究少,且左右大致对称,则提示发表偏倚不明显;反之则提示存在明显的发表偏倚。这种方法具有直观、简单的特征,但无法对图形的对称性做出精确检验。

分类资料的 Meta 分析

第一节　比值比 OR 的 Meta 分析

一、研究数据

纳入 Meta 分析的各项研究的主要信息

研究编号	作者	发表时间	试验组			对照组		
			死亡数	存活数	总人数	死亡数	存活数	总人数
1	Lu	2003	11	41	52	26	30	56
2	Wang	2001	2	28	30	8	22	30
3	Shen	2003	13	29	42	21	19	40
4	Gu	2004	26	34	60	39	21	60
5	Ma	1999	20	30	50	33	17	50

二、操作步骤和结果解释

(一)新建文献评价文件

菜单 file 下选择 New,在弹出的"New Review Wizard"中点击"Finish",则出现新建文件窗口。

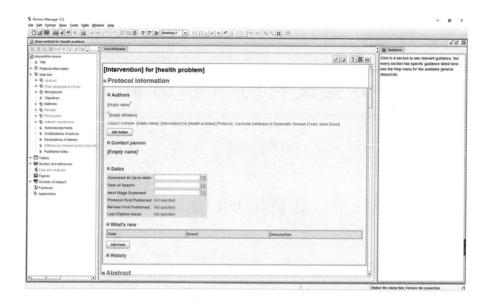

（二）添加纳入研究

右键点击"Characteristics of included studies"，在弹出的菜单中选择第一项"Add Study"。

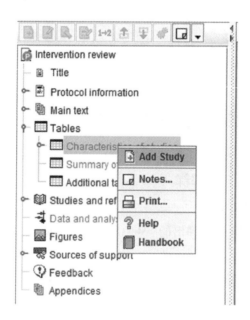

弹出"New Study Wizard"，选择第一项"Included studies"，点击"Next"。

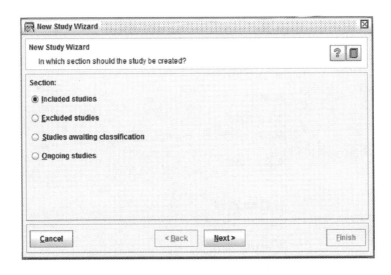

填入第一个研究文献"Lu 2003",点击"Finish",则已经纳入了一个研究。

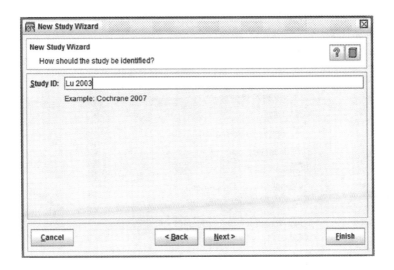

再次重复以上操作,逐一添加"Wang 2001""Shen 2003""Gu 2004""Ma 1999",共计五个研究,则可见右窗口 included studies 条目下已经包括了这五个研究。

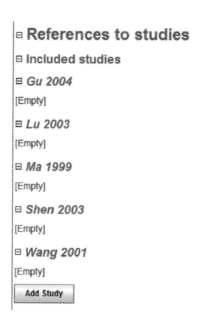

（三）添加比较

右键单击"Data and analyses"，在弹出的菜单中选择第一项"Add Comparison"。

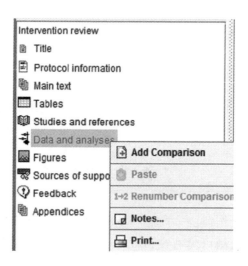

在弹出的"New Comparison Wizard"窗口"Name"中输入比较的名称"试验组
VS 对照组"，点击"Finish"完成。

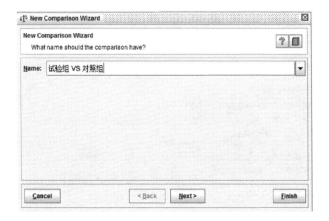

(四)添加结局指标

在右窗口"试验组 VS 对照组"上单击右键,在弹出的菜单中选择第一项"Add Outcome"。

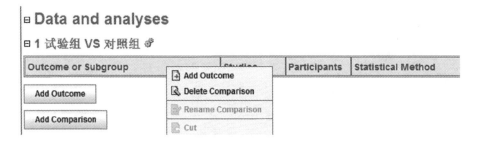

在弹出的"New Outcome Wizard"窗口中选择"Data type",此处选择"Dichoto-mous"(二分类变量),点击"Next"。

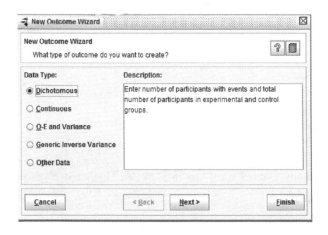

在"Name"处输入结局指标名称"死亡率",点击"Finish",完成该结局指标的添加。

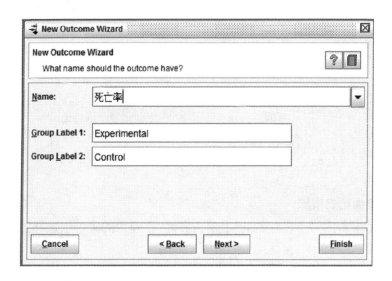

此时出现了"死亡率"视图窗口。

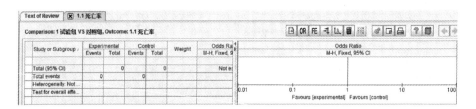

(五)将纳入的研究添加入表中

右键点击结局指标"死亡率",在弹出的菜单中选择第二项"Add Study Data"。

□ **Data and analyses**
□1 试验组 VS 对照组 🐾

Outcome or Subgroup	Studies	Participants	Statistical Method
1.1 死亡率	0	0	Odds Ratio (M-H, Fixed, 95% CI)

- Add Subgroup
- Add Study Data
- Edit Outcome
- Delete Outcome

弹出"New Study Data Wizard"向导窗口,在"Included Studies"栏中选择"Lu 2003",点击"Finish"。

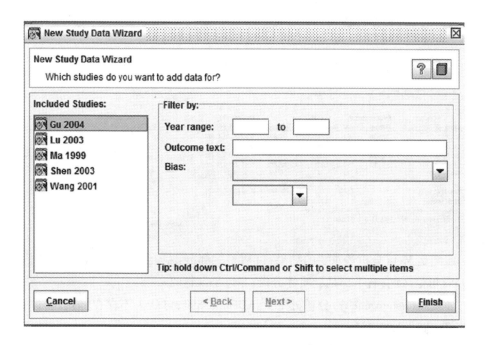

然后再次右键点击结局指标"死亡率",进行重复操作,将"Wang 2001""Shen 2003""Gu 2004""Ma 1999"共五项研究加入表格中。

(六)在表中添加数据,并选择效应量和统计模型

1. 在表格中填写相应的数据。

2. 点击表格上方的 OR,可在 RR 和 RD 之间选择统计量,选择 OR。

3. 点击表格上方的 FE,可转变为 RE,选择固定效应模型 FE。

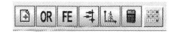

Comparison: 1 试验组 VS 对照组, Outcome: 1.1 试验组 vs 对照组

Study or Subgroup	Experimental		Control		Weight	Odds Ratio
	Events	Total	Events	Total		M-H, Fixed, 95% CI
☑ Gu 2004	26	60	39	60	26.3%	0.41 [0.20, 0.86]
☑ Lu 2003	11	52	26	56	23.5%	0.31 [0.13, 0.72]
☑ Ma 1999	20	50	33	50	23.6%	0.34 [0.15, 0.78]
☑ Shen 2003	13	42	21	40	17.7%	0.41 [0.16, 1.00]
☑ Wang 2001	2	30	8	30	8.9%	0.20 [0.04, 1.02]
Total (95% CI)		234		236	100.0%	0.35 [0.24, 0.52]
Total events	72		127			
Heterogeneity: Chi² = 0.84, df = 4 (P = 0.93); I² = 0%						
Test for overall effect: Z = 5.18 (P < 0.00001)						

三、结果解释

分别点击 ⊣（Frost plot）和 ⊥（Funnel plot），则弹出森林图和漏斗图。

（一）森林图

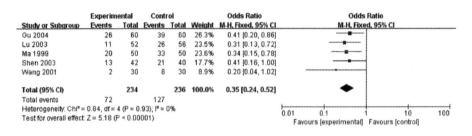

该图是 Meta 分析最重要的结果，包括了三部分：左上部是原始数据、OR 值及其 95% 可信区间；右下部是异质性分析；左边是森林图。

异质性（heterogeneity）分析可见 $I^2 = 0\% < 25\%$，可认为不存在异质性，因此，模型采用固定效应模型。

表格左上部从左到右包括研究名称（study or subgroup）、试验组（experimental）的结局事件（events）死亡人数和总人数（total）、对照组（control）的结局事件（events）死亡人和总人数（total）、权重（weight）、OR 值及其 95% 可信区间。

图中第一行研究"Gu 2004"，其试验组共 60 人，死亡 26 人；试验组共 60 人，死亡 39 人。OR 值（优势比、比值比）定义为病例组中暴露人数与非暴露人数的比值除以对照组中暴露人数与非暴露人数的比值。病例组（此处为试验组）的暴露人数为 26 人，非暴露人数为 60 – 26 = 34 人；对照组的暴露人数为 39 人，非暴露人数为 60 – 39 = 21 人，则 OR = (26/34) / (39/21) = 0.41，其含义为试验组发生死亡的风险是对照组的 0.41 倍，也就是该试验组为保护因素。

权重（weight）就是该研究在 Meta 分析中所占的比重。一般说来，一项研究中例数越多，权重越大。

之后是 OR 值的 95% 可信区间（95% CI, confidence interval）为（0.20，0.86）。可信区间是指真实值可能存在的范围，反映了结果的精确度，范围越窄，说明结果越精确。

该表五个研究之下就是合并的结果，合并 OR 值为 0.35，其 95% 可信区间（95% CI, confidence interval）为（0.24，0.52）。

左边的森林图就是对表格数据的图形化，中线 OR = 1，代表试验因素没有意义；OR < 1，代表为保护因素；OR > 1，表示为危险因素；此处 OR < 1。每一条线代表了一个研究的可信区间，线段中间的小方块代表了该研究的 OR 值。最下方的菱

形代表合并 OR 值及其可信区间,菱形中点位置代表 OR 合并值 OR =0.35,菱形的左右两端代表95%可信区间(0.24,0.52)。如果短线或菱形与中线 OR =1 相交或接触,则代表差异无统计学意义。

（二）漏斗图

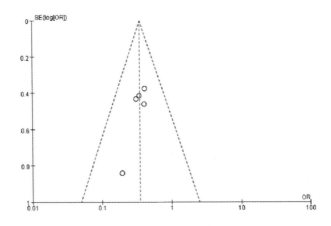

从漏斗图可以看出,五个小圆圈代表五个研究,可见只有一个研究处于基部,其余四个研究处于倒漏斗上部,且左右大致对称,则提示发表偏倚不明显。

第二节　相对危险度 RR 的 Meta 分析

一、研究数据

纳入 Meta 分析的各项研究的主要信息

研究编号	作者	发表时间	试验组			对照组		
			有效数	无效数	总人数	有效数	无效数	总人数
1	Blondal	1989	37	55	92	24	66	90
2	Campbell	1991	21	86	107	21	84	105
3	Fagerstrom	1982	30	20	50	23	27	50
4	Fee	1982	23	157	180	15	157	172
5	Garcia	1989	21	47	68	5	33	38

二、操作步骤和结果解释

（一）新建文献评价文件

菜单 file 下选择 New，在弹出的"New Review Wizard"中点击"Finish"，则出现新建文件窗口。

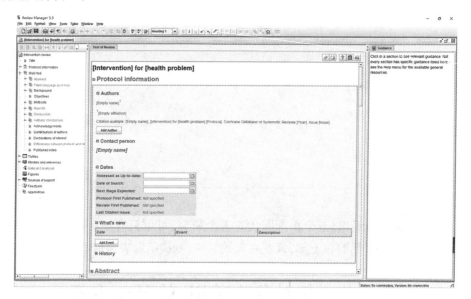

（二）添加纳入研究

右键点击"Characteristics of included studies"，在弹出的菜单中选择第一项"Add Study"。

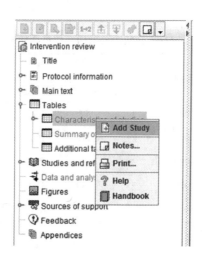

弹出"New Study Wizard"，选择第一项"Included studies"，点击"Next"。

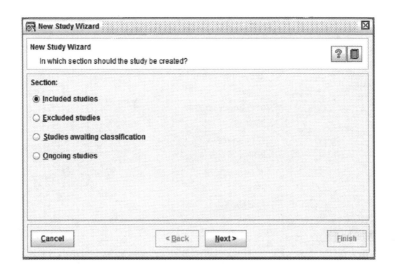

填入第一个研究文献"Blondal 1989",点击"Finish",则已经纳入了一个研究。

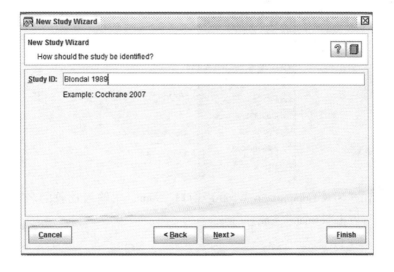

再次重复以上操作,逐一添加"Campbell 1991""Fagerstrom 1982""Fee 1982""Garcia 1989",共计五个研究,则可见右窗口 included studies 条目下已经包括了这五个研究。

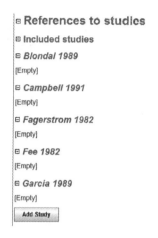

(三)添加比较

右键单击"Data and analyses",在弹出的菜单中选择第一项"Add Comparison"。

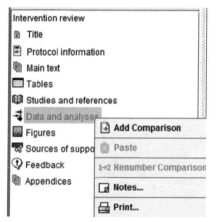

在弹出的"New Comparison Wizard"窗口"Name"中输入比较的名称"试验组VS 对照组",点击"Finish"完成。

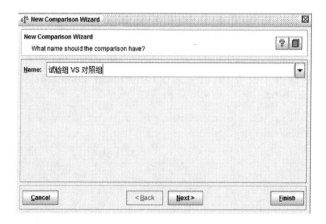

(四)添加结局指标

在右窗口"试验组 VS 对照组"上单击右键,在弹出的菜单中选择第一项"Add Outcome"。

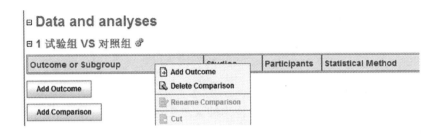

在弹出的"New Outcome Wizard"窗口中选择"Data type",此处选择"Dichotomous"(二分类变量),点击"Next"。

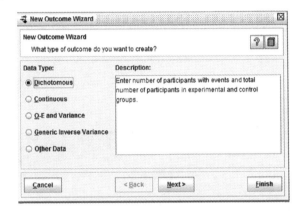

在"Name"处输入结局指标的名称"有效率",点击"Finish"完成该结局指标的添加。

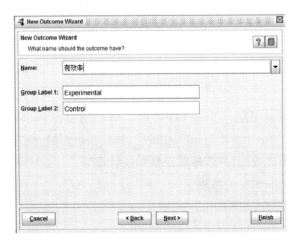

此时出现了"有效率"视图窗口。

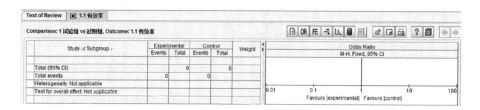

（五）将纳入的研究添加入表中

右键点击结局指标"有效率"，在弹出的菜单中选择第二项"Add Study Data"。

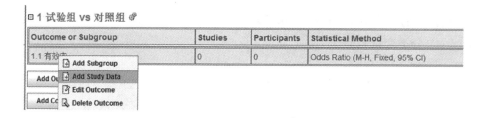

弹出"New Study Data Wizard"向导窗口，在"Included Studies"栏中选择"Blondal 1989"，点击"Finish"。

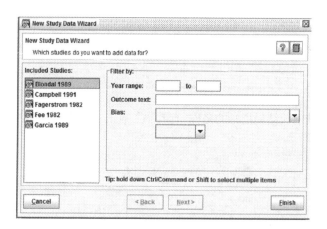

然后再次右键点击结局指标"有效率"，进行重复操作，将"Campbell 1991""Fagerstrom 1982""Fee 1982""Garcia 1989"，共五项研究加入右边的表格中。

（六）在表中添加数据，并选择效应量和统计模型

1. 在表格中填写相应的数据。

2. 点击表格上方，选择 RR。

3. 点击表格上方，选择固定效应模型 FE。

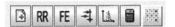

Comparison: 1 试验组 vs 对照组, Outcome: 1.1 有效率							
Study or Subgroup	Experimental		Control		Weight	Risk Ratio	
	Events	Total	Events	Total		M-H, Fixed, 95% CI	
☑ Blondal 1989	37	92	24	90	26.9%	1.51 [0.99, 2.30]	
☑ Campbell 1991	21	107	21	105	23.5%	0.98 [0.57, 1.69]	
☑ Fagerstrom 1982	30	50	23	50	25.5%	1.30 [0.90, 1.90]	
☑ Fee 1982	23	180	15	172	17.0%	1.47 [0.79, 2.71]	
☑ Garcia 1989	21	68	5	38	7.1%	2.35 [0.96, 5.72]	
Total (95% CI)		497		455	100.0%	1.38 [1.10, 1.74]	
Total events	132		88				
Heterogeneity: Chi² = 3.19, df = 4 (P = 0.53); I² = 0%							
Test for overall effect: Z = 2.78 (P = 0.005)							

三、结果解释

分别点击 ⊣（Frost plot）和 ⊮（Funnel plot），则弹出森林图和漏斗图。

（一）森林图

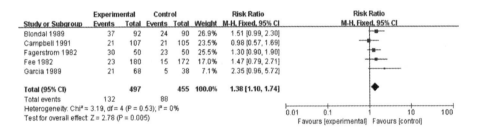

这幅图是 Meta 分析最重要的结果，包括了三部分：左上部是原始数据、RR 值及其 95% 可信区间；左下部是异质性分析；右边是森林图。

异质性（heterogeneity）分析可见 $I^2 = 0\% < 25\%$，可认为不存在异质性，因此，模型采用固定效应模型。

表格从左到右包括研究名称（study or subgroup）、试验组（experimental）的结局事件（events）有效人数和总人数（total）、对照组（control）的结局事件（events）有效人数和总人数（total）、权重（weight）、RR 值及其 95% 可信区间。

第一行研究"Blondal 1989"，其试验组共 92 人，有效 37 人；对照组共 90 人，有效 24 人。RR 值（相对危险度）定义为试验组中的暴露率（此处为有效率）是对照组中暴露率的倍数。试验组的总人数为 92，有效人数（暴露人数）为 37，则暴露率为 37/92；对照组的总人数为 90，有效人数（暴露人数）为 24，则暴露率为 24/90，则 RR =（37/92）/（24/90）= 1.51，其含义为试验组有效的可能性是对照组的 1.51 倍。

权重(weight)就是该研究在 Meta 分析中所占的比重。一般说来,一项研究中例数越多,权重越大。

之后是 RR 值的 95% 可信区间(95% CI, confidence interval)为(0.99,2.03)。可信区间是指真实值可能存在的范围,反映了结果的精确度,范围越窄,说明结果越精确。

该表五个研究之下就是合并的结果,合并 RR 值为 1.38,其 95% 可信区间(95% CI, confidence interval)为(1.10,1.74)。

右边森林图就是对表格数据的图形化,中线 RR = 1,代表试验因素没有意义;RR < 1,代表为降低了有效率;RR > 1,表示提高了有效率;此处 RR > 1。每一条线代表了一个研究的可信区间,线段中间的小方块代表了该研究的 RR 值。最下方的菱形代表合并 RR 值及其可信区间,菱形中点位置代表合 RR = 1.38,菱形左右两端代表 95% 可信区间(1.10,1.74)。如果线段或菱形与中线 RR = 1 相交或接触,则代表差异无统计学意义。此处五个研究均穿过 1,很可能是原始研究样本量不够造成的。

(二)漏斗图

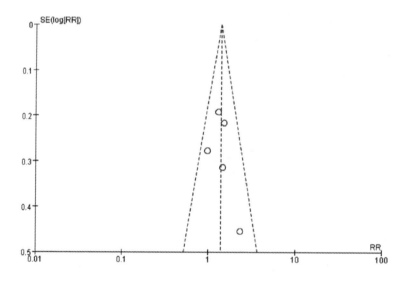

从漏斗图可以看出,五个小圆圈代表五个研究,可见只有一个研究处于基部,其余四个研究处于倒漏斗上部,且左右大致对称,则提示发表偏倚不明显。

第三节　率差 RD 的 Meta 分析

一、研究数据

纳入 Meta 分析的各项研究的主要信息

研究编号	作者	发表时间	试验组			对照组		
			死亡数	存活数	总人数	死亡数	存活数	总人数
1	Hartman	1998	37	45	82	46	36	82
2	AHS	1998	76	105	181	101	80	181
3	ATBC	2001	21	25	46	20	27	47
4	CARET	2003	69	73	142	63	81	144
5	Weinstein	2005	43	61	104	40	66	106

二、操作步骤和结果解释

(一)新建文献评价文件

菜单 file 下选择 New,在弹出的"New Review Wizard"中点击"Finish",则出现新建文件窗口。

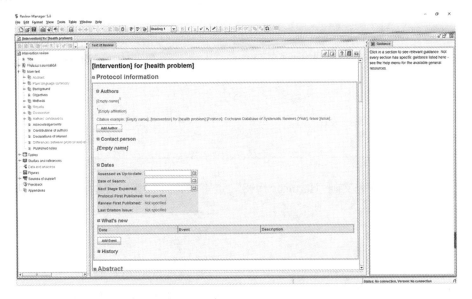

（二）添加纳入研究

右键点击"Characteristics of included studies"，在弹出的菜单中选择第一项"Add Study"。

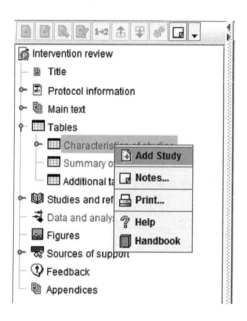

弹出"New Study Wizard"，选择第一项"Included studies"，点击"Next"。

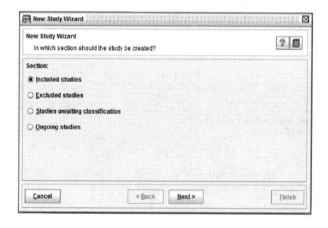

填入第一个研究文献"Hartman 1998"，点击"Finish"，则已经纳入了一个研究。

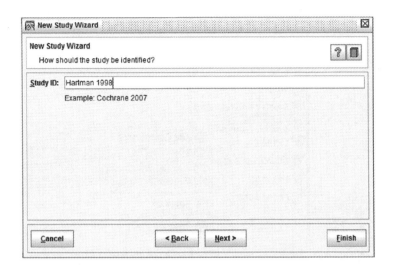

再次重复以上操作,逐一添加"AHS 1998""ATBC 2001""CARET 2003""Weinstein 2005",共计五个研究,则可见右窗口 included studies 条目下已经包括了这五个研究。

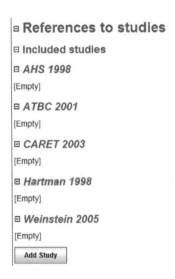

（三）添加比较

右键单击"Data and analyses",在弹出的菜单中选择第一项"Add Comparison"。

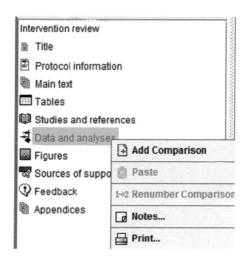

在弹出的"New Comparison Wizard"窗口"Name"中输入比较的名称"试验组 vs 对照组",点击"Finish"完成。

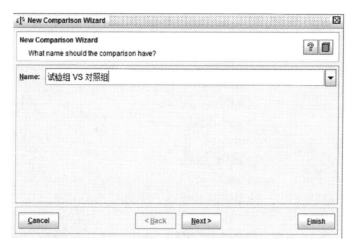

（四）添加结局指标

在右窗口"试验组 vs 对照组"上单击右键,在弹出的菜单中选择第一项"Add Outcome"。

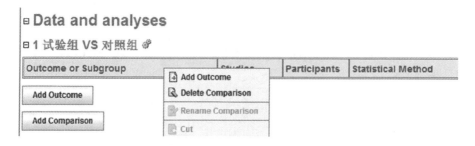

在弹出的"New Outcome Wizard"窗口中选择"Data type",此处选择"Dichoto-mous"(二分类变量),点击"Next"。

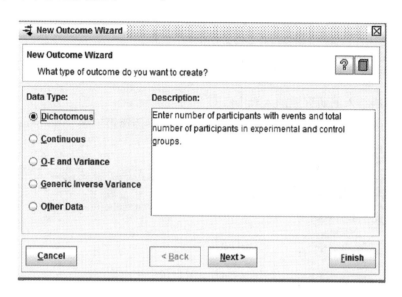

在"Name"处输入结局指标的名称"死亡率",点击"Finish"完成该结局指标的添加。

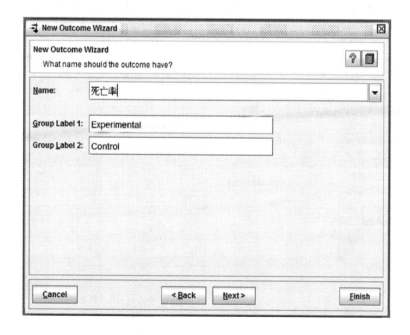

此时出现了"死亡率"视图窗口。

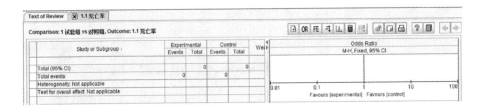

(五)将纳入的研究添加入表中

右键点击结局指标"死亡率",在弹出的菜单中选择第二项"Add Study Data"。

❏ 1 试验组 vs 对照组 ✍

Outcome or Subgroup	Studies	Participants	Statistical Method
1.1 死亡率	0	0	Odds Ratio (M-H, Fixed, 95% CI)

- ➕ Add Subgroup
- ➕ Add Study Data
- 📝 Edit Outcome
- 🔍 Delete Outcome

Add Out...

Add Com...

弹出"New Study Data Wizard"向导窗口,在"Included Studies"栏中选择"Hartman 1998",

点击"Finish"。

然后再次右键点击结局指标"死亡率",进行重复操作,"AHS 1998""ATBC 2001""CARET 2003""Weinstein 2005",共五项研究加入右边的表格中。

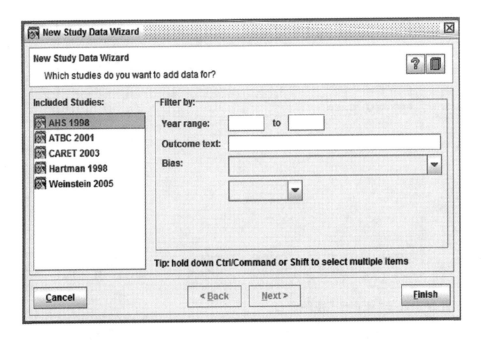

（六）在表中添加数据，并选择效应量和统计模型

1. 在表格中填写相应的数据。

2. 点击表格上方，选择 RD。

3. 点击表格上方，选择随机效应模型 RE。

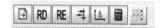

Comparison: 1 试验组 vs 对照组, Outcome: 1.1 死亡率							
Study or Subgroup	Experimental Events	Experimental Total	Control Events	Control Total	Weight	Risk Difference M-H, Random, 95% CI	
☑ AHS 1998	76	181	101	181	25.6%	-0.14 [-0.24, -0.04]	
☑ ATBC 2001	21	46	20	47	12.6%	0.03 [-0.17, 0.23]	
☑ CARET 2003	69	142	63	144	23.3%	0.05 [-0.07, 0.16]	
☑ Hartman 1998	37	82	46	82	17.9%	-0.11 [-0.26, 0.04]	
☑ Weinstein 2005	43	104	40	106	20.6%	0.04 [-0.10, 0.17]	
Total (95% CI)		555		560	100.0%	-0.03 [-0.12, 0.05]	
Total events	246		270				
Heterogeneity: Tau² = 0.01; Chi² = 8.36, df = 4 (P = 0.0...							
Test for overall effect: Z = 0.73 (P = 0.47)							

三、结果解释

分别点击 ⊣（Frost plot）和 ⊿（Funnel plot），则弹出森林图和漏斗图。

（一）森林图

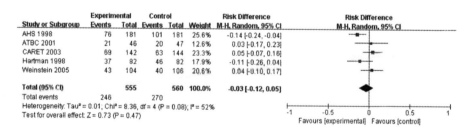

这幅图是 Meta 分析最重要的结果，包括了三部分：左上部是原始数据、RD 值及其 95% 可信区间；左下部是异质性分析；右边是森林图。

异质性（heterogeneity）分析可见 $I^2 = 0\% > 50\%$，可认为存在中度异质性，因此，模型采用随机效应模型。

表格从左到右包括研究名称（study or subgroup）、试验组（experimental）的结局事件（events）死亡人数和总人数（total）、对照组（control）的结局事件（events）死亡人数和总人数（total）、权重（weight）、RD 值及其 95% 可信区间。

第一行研究"AHS 1998"，其试验组共 181 人，死亡 76 人；对照组共 181 人，死亡 101 人。RD 值(风险差)指试验组中的暴露率(此处为死亡率)与对照组暴露率的差值。试验组的总人数为 181,死亡人数(暴露人数)为 76,则暴露率为 76/181;对照组的总人数为 181,死亡人数(暴露人数)为 101,则暴露率为 101/181,则RD =(76/181) – (101/181) = – 0.14,其含义为试验组与对照组相比,两者的发生率的差值为 – 0.14。

权重(weight)就是该研究在 Meta 分析中所占的比重。一般说来,一项研究中例数越多,权重越大。

之后是 RD 值的 95% 可信区间(95% CI,confidence interval)为(– 0.24,– 0.04)。可信区间是指真实值可能存在的范围,反映了结果的精确度,范围越窄,说明结果越精确。

该表五个研究之下就是合并的结果,合并 RD 值为 – 0.03,其 95% 可信区间(95% CI,confidence interval)为(– 0.12,0.05)。

右边的森林图就是对表格数据的图形化,中线 RD = 0,代表试验因素没有意义;RD < 0,代表为降低了发生率;RD > 0,表示提高了发生率;此处 RD < 0。每一条线代表了一个研究的可信区间,线段中间的小方块代表了该研究的 RD 值。最下方的菱形代表合并 RD 值及其可信区间,菱形中点位置代表合并 RD = – 0.03,菱形左右两端代表 95% 可信区间(– 0.12,0.05)。如果短线或菱形与中线 RD = 0相交或接触,则代表差异无统计学意义。此处五个研究有四个均穿过 0,很可能是原始研究样本量不够造成的。

(二)漏斗图

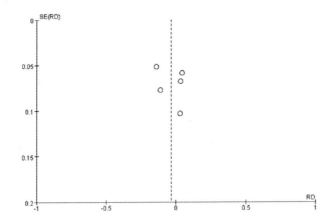

从图上可以看出,五个小圆圈代表五个研究,均处于上部,且左右大致对称,则提示发表偏倚不明显。

第二十三章

连续变量资料的 Meta 分析

第一节 加权均数 WMD 的 Meta 分析

一、研究数据

纳入 Meta 分析的各项研究的主要信息

研究编号	试验组			对照组		
	总人数	平均值	标准差	总人数	平均值	标准差
1	134	5.96	4.24	113	4.72	4.72
2	175	4.74	4.64	151	5.07	5.38
3	137	2.04	2.59	140	2.51	3.22
4	184	2.70	2.32	179	3.20	2.46
5	174	6.09	4.86	169	5.81	5.14

二、操作步骤和结果解释

(一)新建文献评价文件

菜单 file 下选择 New,在弹出的"New Review Wizard"中点击"Finish",则出现新建文件窗口。

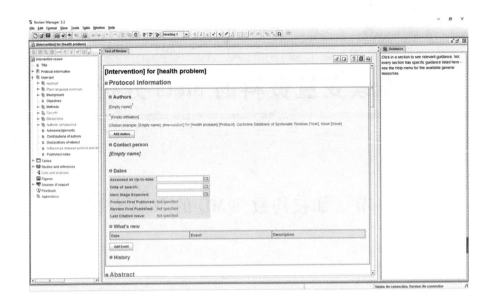

（二）添加纳入研究

右键点击"Characteristics of included studies"，在弹出的菜单中选择第一项"Add Study"。

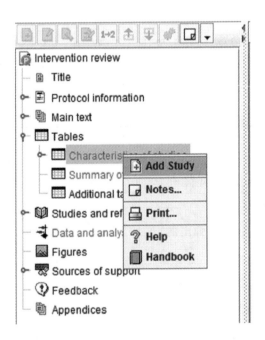

弹出"New Study Wizard"，选择第一项"Included studies"，点击"Next"。

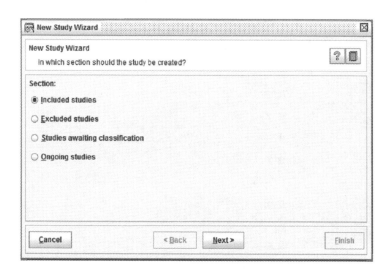

填入第一个研究文献"1",点击"Finish",则已经纳入了一个研究。

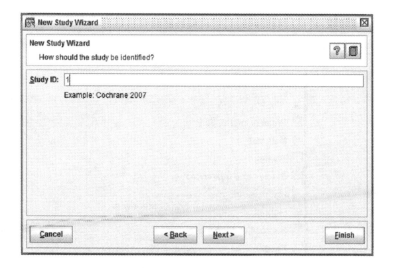

再次重复以上操作,逐一添加"2""3""4""5",共计五个研究,则可见右窗 Included studies 条目下已经包括了这五个研究。

⊟ References to studies

⊟ **Included studies**

⊟ *1*

[Empty]

⊟ *2*

[Empty]

⊟ *3*

[Empty]

⊟ *4*

[Empty]

⊟ *5*

[Empty]

Add Study

(三)添加比较

右键单击"Data and analyses",在弹出的菜单中选择第一项"Add Comparison"。

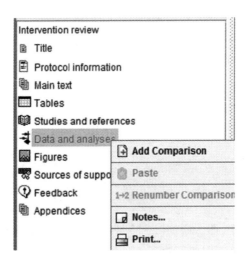

在弹出的"New Comparison Wizard"窗口"Name"中输入比较的名称"试验组 vs 对照组",点击"Finish"完成。

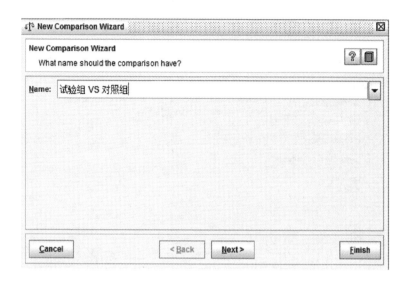

（四）添加结局指标

在右窗口"试验组 vs 对照组"上单击右键,在弹出的菜单中选择第一项"Add Outcome"。

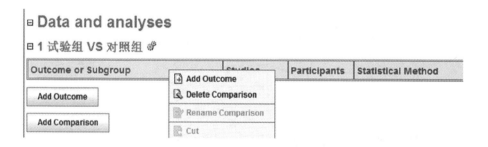

在弹出的"New Outcome Wizard"窗口中选择"Data type",此处选择"Continuous"（连续变量）,点击"Next"。

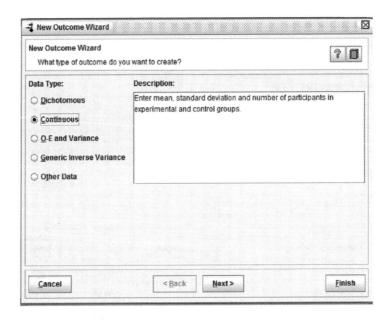

在"Name"处输入结局指标名称"测量值 A",点击"Finish"完成该结局指标的添加。

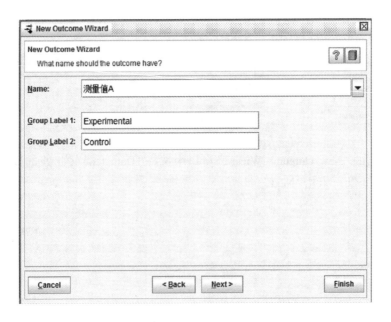

此时出现了"测量值 A"视图窗口。

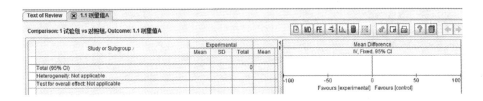

（五）将纳入的研究添加入表中

右键点击结局指标"测量值 A"，在弹出的菜单中选择第二项"Add Study Data"。

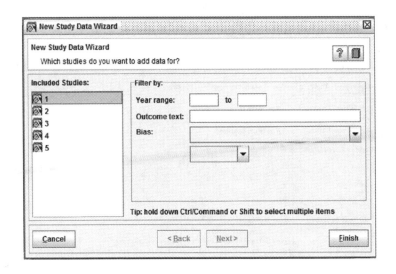

弹出"New Study Data Wizard"向导窗口，在"Included Studies"栏中选择"1"，点击"Finish"。

然后再次右键点击结局指标"测量指标 A"，进行重复操作，选入"2""3""4""5"，共五项研究加入右边的表格中。

（六）在表中添加数据，并选择效应量和统计模型

在表格中填写相应的数据。

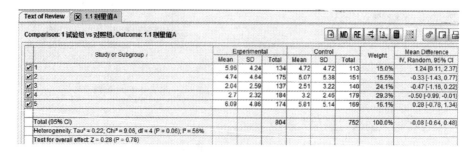

选择 MD 和 RE,表示随机效应模型的合并效应量加权均数标准差 MD。

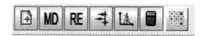

需要对图片的坐标轴进一步设置,点击 Properties(设置)按钮。

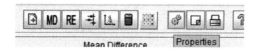

弹出"Outcome Properties"(结果设置窗口),选中"Graph",在 Scale(标尺)处填入数字"5",即将 X 轴的刻度长度设为 5,这样图片的比例更加美观。

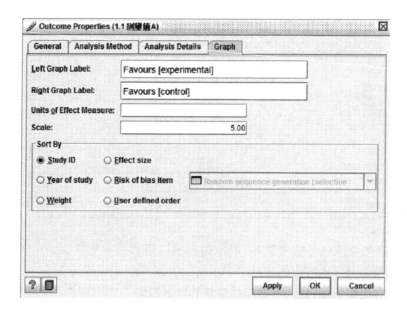

三、结果解释

分别点击 ⚐（Frost plot）和 ⛰（Funnel plot），则弹出森林图和漏斗图。

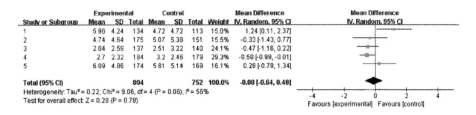

（一）森林图

这幅图是 Meta 分析最重要的结果，包括了三部分：左上部是原始数据、MD 值及其 95% 可信区间；左下部是异质性分析；右边是森林图。

异质性（heterogeneity）分析可见 $I^2 = 56\% > 50\%$，可认为存在中度异质性，因此模型采用随机效应模型。

表格从左到右包括研究名称（study or subgroup）、试验组（experimental）的均数（mean）、标准差（SD）和总人数（total），对照组（control）的均数（mean）、标准差（SD）和总人数（total），以及权重（weight）、均数差（mean difference）及其 95% 可信区间。

第一行研究"1"，其试验组共 134 人，均数为 5.96，标准差为 4.24；对照组共 113 人，均数为 4.72，标准差为 4.72，则两组的均数差 MD = 5.96 − 4.72 = 1.24。

权重（weight）就是该研究在 Meta 分析中所占的比重。一般说来，一项研究中例数越多，权重越大。

之后是 MD 值的 95% 可信区间（95% CI, confidence interval）为 [0.11, 2.37]。可信区间是指真实值可能存在的范围，反映了结果的精确度，范围越窄，说明结果越精确。

该表五个研究之下就是合并的结果，合并 MD 值为 − 0.08，其 95% 可信区间（95% CI, confidence interval）为 [− 0.64, 0.48]

右边的森林图就是对表格数据的图形化，中线 MD = 0，代表均数差为 0。每一条线代表了一个研究的可信区间，线段中间的小方块代表了该研究的 MD 值。最下方的菱形代表合并 MD 值及其可信区间，菱形中点位置代表合并 MD = − 0.08，菱形的左右两端代表 95% 可信区间 [− 0.64, 0.48]。如果中线或菱形与中线 MD = 0 相交或接触，则代表差异无统计学意义。此处五个研究有三个均穿过 0，很可能是原始研究样本量不够造成的。

（二）漏斗图

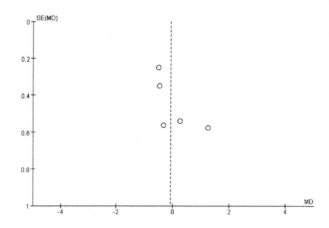

从图上可以看出,五个小圆圈代表五个研究,均处于上部,且左右大致对称,则提示发表偏倚不明显。

第二节　标准均数差 SMD 的 Meta 分析

一、研究数据

纳入 **Meta** 分析的各项研究的主要信息

研究编号	作者	发表时间	试验组			对照组		
			样本	均数	标准差	样本	均数	标准差
1	Cabrera	1996	31	2.9	6.0	32	7.7	9.8
2	Cello	1997	24	20.8	3.2	25	20.1	4.6
3	Jalan	1997	31	23.2	15.0	27	31.2	19.0
4	Rossle	1997	61	27.0	17.0	65	34.0	28.0
5	Garcia	1999	22	20.9	20.2	24	14.3	18.7

二、操作步骤和结果解释

（一）新建文献评价文件

菜单 file 下选择 New,在弹出的"New Review Wizard"中点击"Finish",则出现新文件窗口。

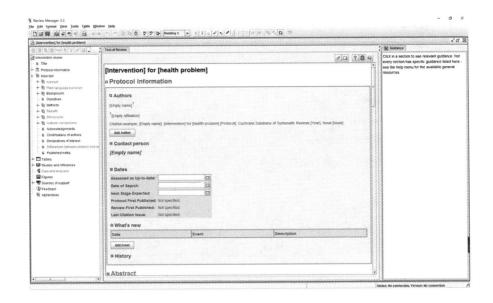

(二)添加纳入研究

右键点击"Characteristics of included studies",在弹出的菜单中选择第一项"Add Study"。

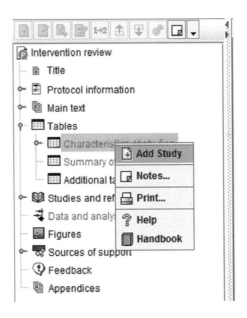

弹出"New Study Wizard",选择第一项"Included studies",点击"Next"。

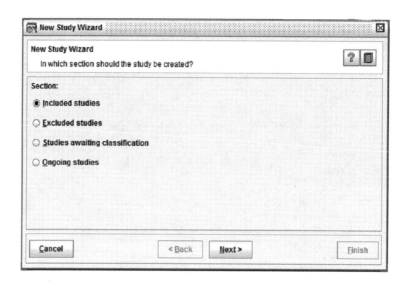

填入第一个研究文献"Cabrera 1996"点击"Finish",则已经纳入了一个研究。

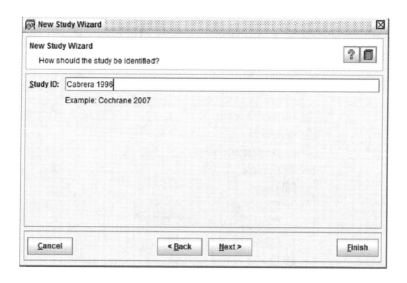

再次重复以上操作,逐一添加"Cello 1997""Jalan 1997""Rossle 1997""Garcia 1999",共计五个研究,则可见右窗口中 Included studies 条目下已经包括了这五个研究。

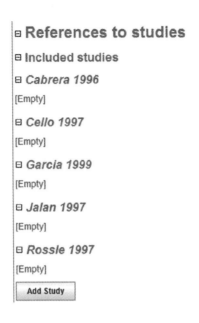

(三)添加比较

右键单击"Data and analyses",在弹出的菜单中选择第一项"Add Comparison"。

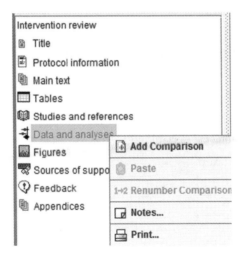

在弹出的"New Comparison Wizard"窗口"Name"中输入比较的名称"测量值 B",点击"Finish"完成。

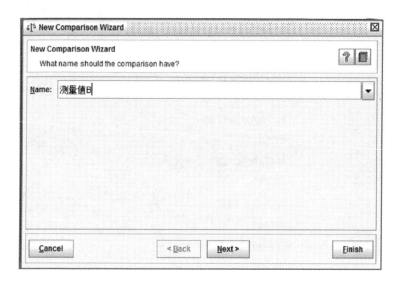

(四)添加结局指标

在右窗口"测量值 B"上单击右键,在弹出的菜单中选择第一项"Add Out-come"。

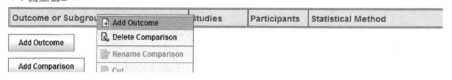

在弹出的"New Outcome Wizard"窗口中选择"Data type",此处选择"Continu-ous"(连续变量),点击"Next"。

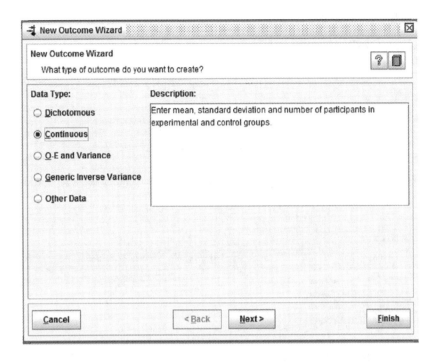

在"Name"处输入结局指标的名称"测量值 B",点击"Finish"完成该结局指标的添加。

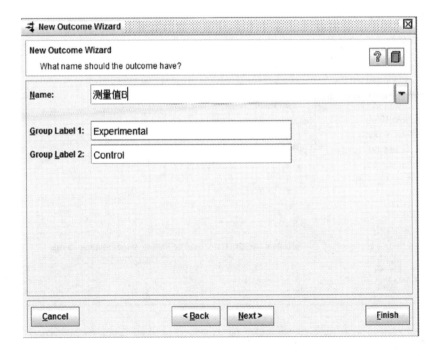

此时出现了"测量值 B"视图窗口。

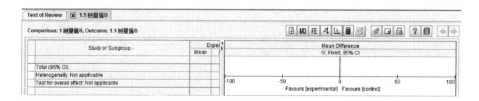

（五）将纳入的研究添加入表中

右键点击结局指标"测量值 B"，在弹出的菜单中选择第二项"Add Study Data"。

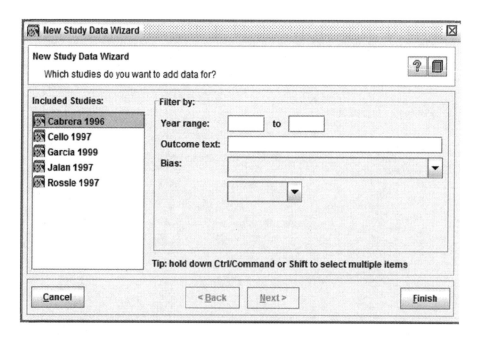

弹出"New Study Data Wizard"向导窗口，在"Included Studies"栏中选择"Cabrera 1996"，点击"Finish"。

再次右键点击结局指标"测量值 B"，进行重复操作，选入"Cello 1997""Jalan

1997""Rossle 1997""Garcia 1999",共五项研究加入右边的表格中。

(六)在表中添加数据,并选择效应量和统计模型

在表格中填写相应的数据。

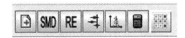

Study or Subgroup	Experimental			Control			Weight	Std. Mean Difference
	Mean	SD	Total	Mean	SD	Total		IV, Random, 95% CI
☑ Cabrera 1996	2.9	6	31	7.7	9.8	32	19.8%	-0.58 [-1.09, -0.08]
☑ Celio 1997	20.8	3.2	24	20.1	4.6	25	17.7%	0.17 [-0.39, 0.73]
☑ Garcia 1999	23.2	15	31	31.2	19	27	19.1%	-0.46 [-0.99, 0.06]
☑ Jalan 1997	27	17	61	34	28	65	26.5%	-0.30 [-0.65, 0.05]
☑ Rossle 1997	20.9	20.2	22	14.3	18.7	24	17.0%	0.33 [-0.25, 0.92]
Total (95% CI)			169			173	100.0%	-0.20 [-0.51, 0.12]
Heterogeneity: Tau² = 0.07; Chi² = 8.35, df = 4 (P = 0.08); I² = 52%								
Test for overall effect: Z = 1.20 (P = 0.23)								

点击表格上方,选择 SMD。

点击表格上方,选择随机效应模型 RE。

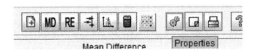

需要对图片的坐标轴进一步设置,点击 Properties(设置)按钮。

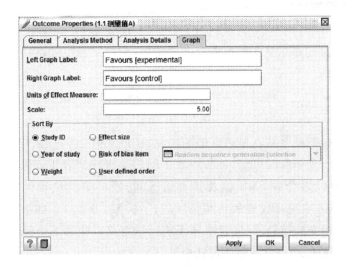

弹出"Outcome Properties"(结果设置窗口),选中"Graph",在 Scale(标尺)处填入数字"5",即将 X 轴的刻度长度设为 5,这样图片的比例更加美观。

三、结果解释

分别点击 ⇥ (Frost plot) 和 ⛰ (Funnel plot)，则弹出森林图和漏斗图。

(一)森林图

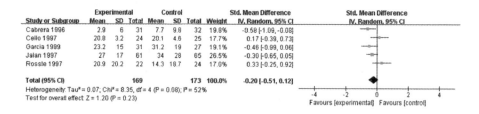

这幅图是 Meta 分析最重要的结果，包括了三部分：左上部是原始数据、SED 值及其 95% 可信区间；左下部是异质性分析；右边是森林图。

异质性(Heterogeneity)分析可见 $I^2 = 52\% > 50\%$，可认为存在中度异质性，因此，模型采用随机效应模型。

表格从左到右包括研究名称(study or subgroup)、试验组(experimental)的均数(mean)、标准差(SD)和总人数(total)，对照组(control)的均数(mean)、标准差(SD)和总人数(total)以及权重(weight)、标准均数差(standard mean difference)及其 95% 可信区间。

第一行研究"Cabrera 1996"，其试验组共 31 人，均数为 2.9，标准差为 0.6；对照组共 32 人，均数为 7.7，标准差为 9.8，则两组的标准均数差(SEM)为两者的均数差除以合并标准差，得到 −0.58。

权重(weight)就是该研究在 Meta 分析中所占的比重。一般说来，一项研究中例数越多，权重越大。

之后是 SMD 值的 95% 可信区间(95% CI, confidence interval)为(−1.09, −0.08)。可信区间是指真实值可能存在的范围，反映了结果的精确度，范围越窄，说明结果越精确。

该表五个研究之下就是合并的结果，合并 SMD 值为 −0.20，其 95% 可信区间(95% CI, confidence interval)为(−0.51, 0.12)。

左边的森林图就是对表格数据的图形化，中线 SMD = 0，代表均数差为 0。每一条线代表了一个研究的可信区间，线段中间的小方块代表了该研究的 SMD 值。最下方的菱形代表合并 SMD 值及其可信区间，菱形中点位置代表合并 MD = −0.20，菱形的左右两端代表 95% 可信区间(−0.51, 0.12)。如果中线或菱形与中线 SMD = 0 相交或接触，则代表差异无统计学意义。此处五个研究有四个均穿过 0，很可能是原始研究样本量不够造成的。

（二）漏斗图

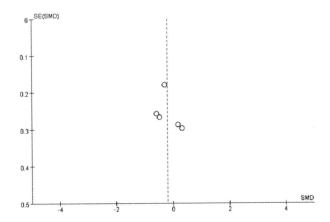

从图上可以看出,五个小圆圈代表五个研究,均处于上部,且左右大致对称,则提示发表偏倚不明显。

附 录

EpiData、SPSS、GraphPad Prism、LISREL、RevMan 介绍

《论语·卫灵公》中有句名言"工欲善其事,必先利其器",不同的软件也具有自身的特点,因此,本书采用 EpiData 进行数据录入、SPSS 进行统计分析、GraphPad Prism 绘制图形、LISREL 完成验证性因子分析联合使用各种软件,又快又好地完成数据处理。

一、EpiData 简介

作为"事故预防项目"的一个部分,芬兰的 Jens M. Lauritsen 博士开始设想开发 EpiData,EpiData 软件由世界各地的志愿者翻译成各地版本,其中包括中文版本。Epidata 软件具有如下特点。

1. 免费,全中文界面。

2. 与调查表的格式非常近似,为了录入的方便,最好的录入软件界面应当尽量保持与纸质调查表一致的效果,这样才能保证录入的速度和质量。

3. 双录入功能,双录入是数据录入中质量控制的一个重要环节。

4. 丰富的数据导出格式,可以导出成世界流行的统计分析软件 SAS、SPSS 和 Stata 等数据格式,实现从数据录入到统计分析的无缝链接。

公司官方网址:http://www.epidata.dk/cn/index.htm

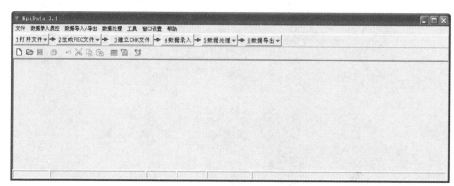

EpiData 采用流行的线性流程操作,具体分为 6 步:①打开文件;②生成 REC 文件(问卷文件);③建立 CHK 文件(检查文件);④数据录入;⑤数据处理;⑥数据导出。第 3 步建立 CHK 文件为质量控制设置,第 5 步数据处理是为了进行双录入检测,这两个步骤可以省略,其他步骤一般都是必需的。

二、SPSS 简介

1968 年,美国斯坦福大学的三位专业背景截然不同的研究生 Norman H. Nie、C. Hadlai(Tex) Hull 和 Dale H. Bent 开发了最早的统计软件系统,称为"Statistical Package for the Social Sciences(社会科学统计软件包)",简称 SPSS,意图解决社会调查分析的统计问题。2010 年,随着 SPSS 公司被 IBM 收购,现公司旗下的四个主要产品为统计分析产品 SPSS statistics(原 SPSS)、数据挖掘产品 SPSS Modeler(原 Clementine)、数据收集产品 SPSS Data Collection family(原 Dimensions)、企业应用服务 SPSS Collaboration and Deployment Services(原 Predictive Enterprise Services)。其中 SPSS 中文版具有如下特点。

1. 全中文的图形化界面,亲切易懂。虽然 SPSS 18 的中文版翻译和我们平常的统计术语略有差别,可能是由繁体中文版进化过来的,但是中文界面能帮助大家突破语言上的障碍。

2. 统计结果权威,在学术界和商业界,SPSS 和 SAS、STATA 并称为世界三大统计软件,其统计结果全球公认。

3. 统计方法丰富,SPSS 包括了如数据汇总、计数、交叉分析、分类、描述性统计分析、因子分析、回归和聚类分析等基本统计方法,以及线性回归模型和广义线性模型等高级统计方法,在科研、商业、农业、经济预测中发挥很大的作用。

公司官方网址:http://www.spss.com.cn

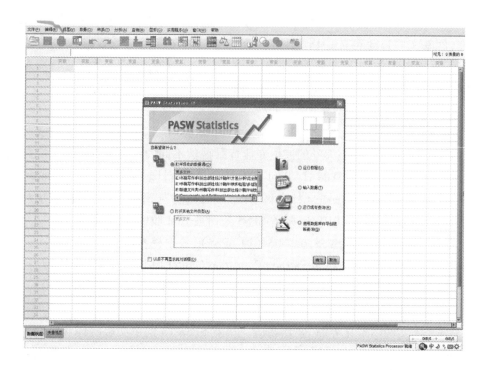

当打开 SPSS 软件后,出现的欢迎界面让你选择打开已有的数据库或者新建数据库,然后进入数据编辑窗口(又分为变量视图和数据视图),在变量视图窗口设置变量,然后在数据视图进行数据录入。在点击数据(D)下拉菜单选用相应窗口进行统计分析后,弹出结果窗口,显示统计分析结果。

三、GraphPad Prism 简介

GraphPad 软件公司的创始人 Harvey Motulsky 博士首先在加州大学药学院从事 α 和 β 肾上腺素受体对人体血细胞的调节作用研究,同时教授生物统计学。最新的 GraphPad Prism 5 已经演变成集数据分析、图形绘制和回归分析于一体的综合性软件。该公司还发展出一系列产品,如简易的统计软件 GraphPad InStat、样本计算软件 GraphPad StatMate、在线免费统计软件 GraphPad QuickCalcs。GraphPad Prism 具有如下特点。

1. 以统计方法为线索,绘制相应的统计图。

2. 出版级模板,只要你选择相应的图表类型,输入数据,自动生成的图形只需稍做修改即达到出版要求。

3. 灵活多变的图形修改方法,你可以在图形上任意绘制直线、添加文字,以满足特定的需求。

4. 简洁的排版功能,以符合出版要求。

5. 丰富的图形导出格式,可以导出成位图或矢量图,并且位图可以按照杂志要求,设定相应的 dpi。

6. 一键发布至 word 文档和 ppt 文档,与 office 文档无缝链接。

公司官方网址:www. graphpad. com

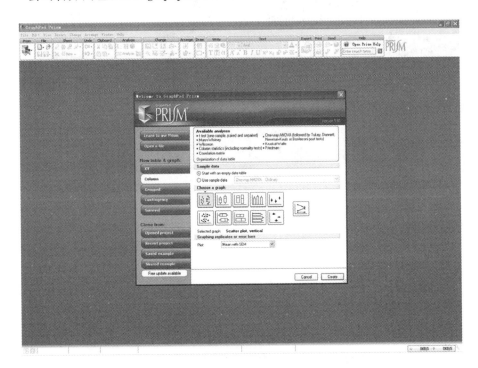

软件开始的欢迎界面,在这个界面上,将对统计类别、数据输入格式和图形表达进行设定,也就是"模板",所以大大简化操作过程。

四、LISREL 简介

LISREL（linear structural relations）是由 K. G. Joreskog 和 D. Sorbom 所发展的结构方程模型（structural equation modeling）软件。LISREL 被公认为最专业的结构方程模块（structural equation modeling, 简称 SEM）分析工具,其权威性不容其他类似软件取代。

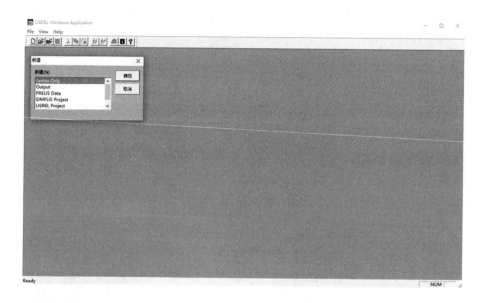

官网地址:http://www.ssicentral.com/lisrel/index.html

五、RevMan 简介

RevMan 软件是国际 Cochrane 协作网制作和保存 Cochrane 系统评价的一个程序,由北欧 Cochrane 中心制作和更新。其主要特点有:

1. 可以制作和保存 Cochrane 系统评价的计划书和全文。

2. 可以对录入的数据进行 Meta 分析并以森林图的形式展示结果。

3. 可对 Cochrane 系统评价进行更新。

4. 可根据读者的反馈意见不断修订和完善。

官网地址:http://community.cochrane.org/

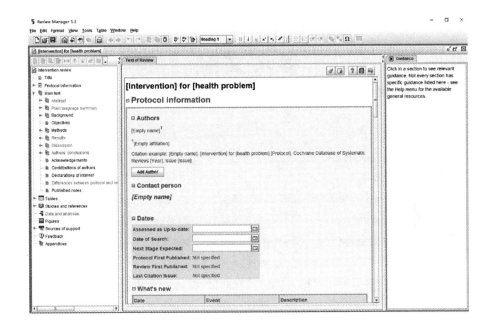

参考文献

[1] Agresti A. An introduction to categorical data analysis. New York：Wiley – Inter – Science Publication，1996.

[2] Beth DS, Robert GT. Basic Clinical Biostatistics. 2nd ed. Appleton and Lange，1994.

[3] Li C. Introduction to Experimental Statistics. New York：McGraw – Hill Book Company，1964.

[4] Chinns S. The assessment of methods of measurement. Statistics in Medicine，1990，9：351.

[5] Crower MJ, Hand DJ. Analysis of repeated measures. London：Chapman and Hall，1990.

[6] Fleiss JL. Statistical Methods for Rates and Proportions. 2nd ed. John Wiley & Sons，1981.

[7] Hosmer DW Jr, Listicemeshow S. Applied Logistic Regression. New York：John Wiley & Sons，1989.

[8] Kendall M, Gibons JD. Rank correlation methods. 5th ed. New York：Oxford University Press，1990.

[9] Lawless JF. Statistical Models and Methods for Lifetime Data. New York：John Wiley & Sons，1982.

[10] Lee ET. Statistical Methods for survival Data Analysis. New York：John Wiley & Sons，1992.

[11] Kendall M, Gibbons JD. Rank correlation methods. 4th ed. London：Edword Arnold，1990.

[12] Rosner B. Foundations of Biostatistics. New York：Harvard university Duxburg Press，1982.

[13] SPSS Inc. SPSS Advanced Model 18. 0. USA 2007.

[14] SPSS Inc. SPSS BASE 18. 0. USA 2007.

[15] Vonesh EF, Chinchilli VM. Linear and nonlinear models for the analysis of repeated measurements. New York：Marcel Deker Inc，1997.

[16] Motulsky HJ. Intuitive Biostatistics. 2nd ed. Oxford：Oxford University Press，2010.

[17] GraphPad Software Inc. GraphPad Prism help Document. 2009.

[18] Kleinbaum DG，Kupper LL, Muller KE，等. 应用回归分析和其他多元方法（英文版）[M]. 第 3 版. 北京：机械工业出版社，2003.

[19] 曹素华. 实用医学多因素统计方法[M]. 上海：上海医科大学出版社，1998.

[20] 陈峰. 应用多元统计分析方法[M]. 北京：中国统计出版社，2001.

[21] 方积乾，陆盈. 现代医学统计学[M]. 北京：人民卫生出版社，2002.

[22] 方积乾. 卫生统计学[M]. 第 6 版. 北京：人民卫生出版社，2006.

[23] 胡良平. 现代统计学与 SAS 应用[M]. 北京：军事医学科学出版社，1996.

[24] 蒋知俭. 医学统计学[M]. 北京：人民卫生出版社，1997.

［25］ 谭红专. 现代流行病学［M］. 北京：人民卫生出版社，2001.

［26］ 孙振球. 医学统计学［M］. 第 2 版. 北京：人民卫生出版社，2008.

［27］ 张文彤，闫洁. SPSS 统计分析基础教程［M］. 北京：高等教育出版社，2004.

［28］ 张文彤. SPSS 统计分析高级教程［M］. 北京：高等教育出版社，2004.

［29］ 宇传华，颜杰. Excel 与数据分析［M］. 北京：电子工业出版社，2002.

［30］ 许军. EpiData 3.02 数据管理软件实用教程［M］. 北京：军事医学科学出版社，2006.

［31］ 吴明隆. 结构方程模型：AMOS 的操作与应用［M］. 第 2 版. 重庆：重庆大学出版社，2010.

［32］ 吴明隆. 问卷统计分析实务：SPSS 操作与应用［M］. 重庆：重庆大学出版社，2010.